El mito de los antidepresivos

La gran mentira de la serotonina

JOANNA MONCRIEFF

EL MITO DE LOS ANTIDEPRESIVOS

La gran mentira de la serotonina

PRÓLOGO DE CHRIS VAN TULLEKEN

Traducción de Carmen Moreno Paz

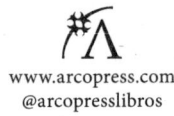

www.arcopress.com
@arcopresslibros

© Joanna Moncrieff, 2025

Published in agreement with The Andrew Lownie Literary Agency, and Casanovas & Lynch Literary Agency

No part of this book may be used or reproduced in any manner for the pur-
pose of training Artificial Intelligence technologies or systems. In accordan-
ce with Article 4(3) of the Digital Single Market Directive 2019/790, the author
and publisher expressly reserve this work from the text and data mining.

© TRADUCCIÓN: CARMEN MORENO PAZ
© EDITORIAL ALMUZARA S. L., 2025

Primera edición: octubre, 2025

ARCOPRESS • SALUD Y BIENESTAR
Dirección editorial: PILAR PIMENTEL
Diseño de cubierta: FERNANDO DE MIGUEL

Parque Logístico de Córdoba. Ctra. Palma del Río, km 4
C/8, Nave L2, nº 3. 14005 - Córdoba
info@almuzaralibros.com

Imprime: Liber Digital
ISBN: 978-84-10354-44-9
Depósito Legal: CO-1759-2025

Impreso en España/*Printed in Spain*

Contenido

Prólogo de Chris Van Tulleken

En 1998, en mi segundo año de carrera en Medicina, asistí a un ciclo de seminarios sobre la depresión. El profesor de Farmacología que los impartía empezó explicando que había muy pocas pruebas de que los antidepresivos mejoraran la vida de la mayoría de las personas que los tomaban, y que se sabía muy poco sobre sus efectos en el cerebro y en el cuerpo. Reacio a creer esto, pasé semanas revisando la bibliografía existente en busca de pruebas que respaldaran la teoría del desequilibrio químico de la depresión. En su lugar, me encontré con ensayos clínicos inadecuados, experimentos malinterpretados y enormes lagunas en la lógica. Fue mi primera toma de contacto con la brecha que existe entre lo que nos dice la ciencia y lo que ocurre en la práctica. Así que me quedé desconcertado. ¿Cómo había sobrevivido y se había extendido esta teoría de que la depresión es un desequilibrio químico con un remedio químico hasta convertirse en una de las ideas culturales más dominantes de la última mitad del siglo?

Mi confusión se disipó por fin más de dos décadas después al leer este libro, que tan elegantemente describe la historia de la industria que coopta a la ciencia y a los científicos en contra de los intereses de los pacientes y de la sanidad pública para vender fármacos que no funcionan, para curar enfermedades que no entendemos.

Con todo, para mí, leer este libro no solo ha supuesto dar con la pieza del puzle que me faltó en mis trabajos de universidad, sino que ha resultado en una profunda reconsideración de lo que son la mente y el cerebro.

En mi cuarto año de carrera, tuve un episodio de lo que todo el mundo a mi alrededor llamaba «depresión». Mis clases de Farmacología hicieron que me negara a tomar antidepresivos, así que, como algunos de los personajes que aparecerán en las páginas que siguen, en su lugar me vi obligado a aprender algunas cosas sobre mí mismo y mis emociones, y me las tuve que arreglar para improvisar unas cuantas estrategias básicas que me ayudaran a afrontar el dolor, la pérdida y la tristeza. Estas estrategias me han resultado útiles a lo largo de los años, pero seguí sintiéndome vulnerable, como si, en el fondo, fuera una persona enferma; como si fuera alguien con «depresión», una enfermedad del cerebro que podía reaparecer de repente en cualquier momento. A pesar de todo lo que había leído, la teoría del desequilibrio químico había calado en mí e influido en la idea que tenía de mí mismo.

Al terminar este libro, me había liberado poco a poco de esta vulnerabilidad. Terminé de leerlo y me di cuenta de que había sido sustituida por una comprensión mucho más matizada de mí mismo y de mi manera de estar en el mundo. Me ha dejado fortalecido, con más y mejores herramientas para afrontar los retos que la vida me pone en el camino.

Muy pocos escritores podrían lograr este efecto, pero Joanna escribe con claridad, honestidad y compasión, fruto de los años de trabajo atendiendo a personas que tienen dificultades para lidiar con sus emociones. Esta experiencia se refleja en cada una de las páginas, así que, en esencia, este libro es, para mí, profundamente terapéutico. Espero que usted disfrute de la misma experiencia.

Prefacio

En el verano de 2022, publiqué un artículo en el que demostraba que no hay pruebas convincentes de que la depresión esté causada por una anomalía de la serotonina, una sustancia química del cerebro[1]. El artículo consistía en una revisión sistemática de las principales investigaciones en las áreas pertinentes, y yo dirigí el equipo que llevó a cabo dicha revisión. La teoría de que la depresión está causada por una falta de serotonina lleva décadas circulando, y la mayoría de la gente creía que estaba demostrada. Nosotros evidenciamos que, a pesar de todo, no estaba respaldada por pruebas científicas.

Este resultado se sospechaba desde hacía años en la comunidad científica, pero la noticia conmocionó y escandalizó a la opinión pública. Puso patas arriba todo lo que la gente creía saber sobre la depresión. Esto me hizo darme cuenta de cómo la visión de la depresión como un trastorno cerebral había llegado a ser aceptada como la verdad, y que muy pocos eran conscientes de sus turbios orígenes y sus cuestionables fundamentos científicos.

A los médicos se les da bien hacer declaraciones como si estuvieran seguros al cien por cien de lo que dicen, y los medios de comunicación amplifican estas declaraciones. Así, durante décadas, se nos ha dicho que la depresión es una enfermedad de origen biológico y que los antidepresivos «funcionan» y «salvan vidas», como si fueran hechos indiscutibles. Pero no lo son. Como demostraré en este libro, estas creencias forman parte de un mito: un mito que se construyó y se mantiene para favorecer diversos intereses particulares, pero que tiene muy poco que ver con la realidad científica.

La publicación de nuestro artículo de revisión desató un movimiento de cuestionamiento que empezó a desmontar este mito. La sociedad quería enterarse de si se les había transmitido una idea equivocada sobre la depresión. Se preguntaban por qué debían tomar antidepresivos si no había pruebas de una anomalía de la serotonina, y les preocupaba la razón de por qué se les había engañado durante tanto tiempo. Querían saber qué hacen exactamente los antidepresivos.

Este libro pretende intentar responder a estas preguntas, y hacerlo presentando las pruebas científicas y las preocupaciones filosóficas pertinentes para que la gente pueda llegar a sus propias conclusiones. Es una invitación a participar en un importante debate que tiene implicaciones no solo en la forma de comprender y tratar la depresión, sino también en la manera en que pensamos sobre nosotros mismos y en lo que significa ser humanos.

* * *

Los antidepresivos son algunos de los medicamentos más utilizados en el mundo. Se han presentado al gran público como sofisticadas y eficaces armas farmacéuticas, pero hay un número considerable de investigaciones académicas que cuestionan este punto de vista, y se han planteado preguntas científicas legítimas sobre su naturaleza y eficacia. Dado que la mayoría de personas no es consciente de esto, no están en disposición de tomar la decisión con el debido conocimiento de causa sobre si tomar antidepresivos o no, o, si ya los están tomando, sobre si continuar o no con el tratamiento.

En las páginas que siguen hay muchas críticas a los antidepresivos, porque los datos existentes sugieren que apenas aportan efectos beneficiosos y sí algunos efectos adversos preocupantes que solo recientemente están recibiendo la atención que merecen. No obstante, no es mi intención evitar que la gente tome antidepresivos o que empiecen a tomarlos si así lo desean. Lo que pretendo es asegurarme de que sepan exactamente lo que están haciendo y qué riesgos conlleva. Si algún lector está tomando antidepresivos y decide dejar de tomarlos, es importante que lo haga poco a poco y con precaución, preferiblemente siguiendo las indicaciones de un médico o profesional prescriptor bien informado, porque los efectos graves provocados por la abstinencia son uno de los peligros subestimados del uso de estos fármacos.

Estudié medicina y luego me especialicé en psiquiatría. Llevo más de veinte años trabajando como psiquiatra experta en el National Health Service, el servicio nacional de salud de Reino Unido, paralelamente a mi labor investigadora y académica, y disfruto siendo psiquiatra. Prescribo tratamientos farmacológicos en algunas circunstancias, y sé que todos los que trabajamos en los servicios de salud mental deseamos sinceramente mejorar la vida de nuestros pacientes.

No cabe duda de que algunas personas tienen problemas de salud mental y necesitan atención médica y, a veces, tratamiento. Sin embargo, la idea de que los problemas de salud mental son «como cualquier otra enfermedad» nunca me ha parecido convincente. A raíz de mi propia experiencia (tanto personal como profesional) y de la lectura de críticas a la psiquiatría escritas por científicos, filósofos y psiquiatras, llegué a la conclusión de que existe una diferencia fundamental entre lo que en ocasiones denominamos «trastornos mentales» y las afecciones médicas generales, como la artritis o la gripe. Cuando era una joven psiquiatra todavía en formación, esta visión podía resultar difícil de defender, pero sabía que no era la única. De hecho, hay una larga tradición de críticas a la psiquiatría dentro de la propia profesión, y muchos psiquiatras, del pasado y del presente, piensan lo mismo. Por esta razón, fundé la Critical Psychiatry Network.

Los miembros de esta red, que ahora incluye a cientos de psiquiatras de todo el mundo, tienen opiniones muy diversas. La mayoría comparte el escepticismo ante las afirmaciones de que los trastornos mentales como la depresión se deben a simples causas biológicas que pueden combatirse con fármacos u otras intervenciones médicas. Eso no significa que no estén de acuerdo con la prescripción de fármacos en todas las situaciones. Muchos «psiquiatras críticos» adoptan el enfoque «centrado en fármacos» al que me refiero en la bibliografía científica y que expongo en este libro. Esto proporciona una nueva forma de entender lo que hacen los fármacos psiquiátricos, lo que implica un enfoque más informado y cauteloso a la hora de utilizarlos.

Tras la publicación de nuestro artículo, algunos psiquiatras de la corriente dominante intentaron acabar con el debate y restablecer el *statu quo*. Una parte de la opinión pública también se mostró consternada por las cuestiones que planteaba nuestra publicación. Cuando los expertos expresan puntos de vista divergentes, puede resultar desconcertante, sobre todo si algunos de ellos cuestionan una postura que se ha tomado como un hecho. Por eso he presentado las pruebas tal y como son, de forma que resulten digeribles, para que la gente pueda entender la fundamentación de mis argumentos y formarse su propia opinión.

Muchas áreas de la ciencia no están consolidadas, y la historia que voy a contar ilustra lo que puede ocurrir cuando se induce a la gente a creer erróneamente que sí lo están. El cuestionamiento y el debate son esenciales para avanzar y evitar errores en la ciencia y en la medicina, como en el resto de la vida. Este libro pretende asegurarse de que no se repriman y de que todo el mundo pueda participar.

PARTE I
Las cuestiones fundamentales

1

Cómo ha cambiado nuestras vidas la teoría del desequilibrio químico

Los problemas de salud mental, como ahora se los llama, están por todas partes a nuestro alrededor. Ya sea depresión, ansiedad o trastorno por déficit de atención e hiperactividad (TDAH), probablemente usted o alguien que conoce padece uno. Por lo general, eso significa que la persona en cuestión ha ido al médico y le han diagnosticado una de estas enfermedades, y lo más probable es que el médico le haya recomendado tomar medicación. Esto pone de relieve el hecho de que la forma predominante de entender estos problemas hoy en día es como afecciones médicas, y la forma predominante de tratarlas es con fármacos. Este punto de vista médico implica la idea de que los problemas de salud mental se deben a un mal funcionamiento del cuerpo, y en particular del cerebro, al igual que ocurre con otras enfermedades.

Con frecuencia, se ha señalado que el origen de esta disfunción se encuentra en un desequilibrio químico que se produce en el cerebro, de modo que se propone un tratamiento farmacológico para corregir dicha disfunción y restablecer la composición química normal del cerebro. En el caso concreto de la depresión, se ha difundido ampliamente la idea de que la anomalía en cuestión reside en un desequilibrio o deficiencia de la serotonina.

Este mensaje ha calado profundamente en la cultura occidental. Los medios de comunicación e internet están plagados de reportajes, documentales y artículos sobre la importancia de contar con un diagnóstico y tratamiento médico, y sobre cómo nuestro cerebro está relacionado con nuestros problemas[1]. Se hacen canciones, representaciones de teatro y obras de arte que expresan estas ideas: «Me falta serotonina. El desequilibrio químico me hace tergiversar las cosas. Los medicamentos me estabilizan», canta en inglés una joven cantante sueca en una canción llamada *Serotonin*[2]. También se puede comprar diversa parafernalia de temática relacionada con los antidepresivos en la que se bromea sobre la normalidad de su consumo. En Redbubble hay una colección de cojines de Prozac, por ejemplo, y Etsy vende camisetas, llaveros, imanes de nevera y bolsas con eslóganes como «Si eres feliz y lo sabes, dale las gracias a tu medicación» y «El buen humor de hoy está patrocinado por los antidepresivos». A pesar del sentido irónico, estos productos demuestran hasta qué punto la idea de que tenemos un desequilibrio químico que tiene que arreglarse con medicamentos se ha convertido en parte de nuestra psique.

¿Qué es lo que está pasando aquí? ¿Siempre ha habido tantas personas enfermas y no lo hemos sabido hasta ahora, o es que ha surgido una enfermedad misteriosa de la nada? ¿O podría haber otra manera de entender estos problemas y, con ello, otra forma de ayudar y dar apoyo a las personas?

Este libro revelará que la idea del desequilibrio químico es un mito. El principal argumento para esta creencia —la teoría de que la depresión está causada por un nivel bajo de serotonina— no está respaldado por pruebas científicas concluyentes ni fiables. Como en el cuento, el traje nuevo del emperador no existe y está desnudo, y esto es importante, porque el uso generalizado que hacemos de los antidepresivos y de otros fármacos para los problemas de salud mental se basa en esta creencia.

Voy a centrarme principalmente en la depresión, ya que es en ella donde la idea del desequilibrio químico se ha manifestado con mayor claridad. No obstante, la depresión está estrechamente relacionada con la ansiedad, por lo que gran parte de lo que voy a exponer también se aplica a la ansiedad, tal y como la entendemos ahora. Se sabe que hay una superposición significativa entre la ansiedad y la depresión. La mayoría de personas que padecen depresión presentan síntomas de ansiedad y viceversa[3]. También se ha sugerido (de acuerdo con la historia en la que profundizaremos más adelante) que la mayoría de las personas que sufren malestar emocional presentan rasgos de ambas, y que el hecho de que se las diagnostique con ansiedad o depresión viene más bien determinado por el conjunto de fármacos que se están comercializando que por lo que las personas experimentan realmente[4].

Nuestra comprensión de la ansiedad se basa en la visión convencional de la depresión. Al igual que la depresión, en la actualidad se suele tratar sobre todo con antidepresivos, y estos se presentan implícitamente como si actuaran de la misma manera que con la depresión, es decir, reparando una anomalía cerebral subyacente, a pesar de que la naturaleza de dicha anomalía no se especifica a menudo en el caso de la ansiedad.

DEPRIMIRSE EN LOS AÑOS OCHENTA

Cuando era una precoz adolescente de catorce años, pasé por un periodo de lo que podría haberse llamado «depresión». Con esto, no quiero afirmar que fuera una situación verdaderamente grave, pero presentaba varios de los síntomas típicos: dificultad para dormir; incapacidad para sentir placer; sensación de angustia al despertarme cada mañana y darme cuenta de que tenía que afrontar otro día, y dudas sobre si realmente quería seguir viviendo. Me hacía una idea de lo que me estaba haciendo sentir así, pero no sabía qué podía hacer al respecto, y me preocupaba que pudiera ser propensa a la depresión de manera innata. Sentía que era rara y diferente. Me costaba encontrar gente que compartiera mis pasiones por la filosofía y la música punk, sobre todo en el colegio femenino y algo estirado al que iba, si bien es cierto que había cultivado intereses que mis compañeras no compartían. En retrospectiva, me doy cuenta de que era una adolescente bastante estereotipada: tenía un montón de preguntas acuciantes sobre el significado de la vida y me daba la impresión de que a nadie más le importaban, pero aun así estaba desesperada por tener amigos y compañía, como todo el mundo.

Nunca fui al médico por eso, y nadie me aconsejó que lo hiciera. Tal vez mis padres supieran con qué tipo de reacción se encontrarían: a mí me aterrorizaba que me dijeran que me tomara un medicamento que me nublaría la mente. A pesar de que no me sentía feliz siendo yo misma, no quería tomar nada que me impidiera seguir leyendo mis libros de filosofía y, lo que es más importante, que no me permitiera averiguar qué podía hacer para mejorar mi situación. Supongo que en mi renuncia influyó también el estoicismo general de mis padres.

Al final, me cambié de colegio, hice amigos con los que tenía más cosas en común y me eché un novio encantador, y volví a ser feliz de nuevo. Sin embargo, durante los años que siguieron me sentí vulnerable. Me preocupaba que pudiera recaer en un estado depresivo, que mi recuperación fuera frágil e incierta. No recuerdo en qué momento dejé de preocuparme por eso, pero lo hice.

Me ha costado escribir este relato autobiográfico porque sé que se me va a criticar por intentar generalizar a partir de mi situación. Y estoy de acuerdo en que ninguno puede hablar en nombre de nadie sobre la naturaleza de los sentimientos que experimentamos. Pero quería señalar algunos aspectos importantes. Uno de ellos es que la depresión es una experiencia casi universal. Tenemos la idea de que se puede diferenciar entre una tristeza o estado de ánimo bajo normal y corriente y otra cosa distinta que se denomina «depresión clínica» o «depresión mayor». Nos han enseñado que hay una diferencia entre estas dos situaciones, pero la realidad es que no existe una línea divisoria. No se puede hacer ninguna prueba que nos confirme quién tiene la versión «normal» y quién tiene el problema de salud «real». En Nueva Zelanda, por ejemplo, unos investigadores hicieron un seguimiento de un grupo de personas desde su nacimiento hasta que alcanzaron la madurez, y descubrieron que el 86 % cumplía los criterios diagnósticos oficiales de algún tipo de trastorno antes de cumplir los cuarenta y cinco años, y que el 70 % se correspondía con ansiedad o depresión[5].

No tener problemas emocionales en la vida es la excepción, no la norma.

Allá por los años ochenta, mi reacción ante las dificultades fue normal. Una investigación llevada a cabo en 1991 constató que la gente se mostraba reacia a acudir al médico por problemas emocionales y que la mayoría pensaba que la depresión estaba principalmente causada por acontecimientos adversos de la vida, como el desempleo o el divorcio. También compartían mi preocupación por tomar antidepresivos. No creían que la depresión debiera tratarse con fármacos, y les preocupaba que los antidepresivos fueran «adictivos» y «aliviaran los síntomas en lugar de resolver el problema»[6].

No obstante, se avecinaban cambios. En los años noventa, una oleada de campañas publicitarias que acompañó a la irrupción de los antidepresivos inhibidores selectivos de la recaptación de la serotonina (ISRS) empezó a transformar la idea que se tenía antes de la depresión. De hecho, ese era exactamente el objetivo de estas campañas publicitarias. Pero ¿de dónde procedían estos fármacos y qué pruebas demostraban que eran eficaces y útiles? ¿Por qué se invirtió tanto en promocionarlos, y por qué la teoría del desequilibrio químico resultaba tan crucial en este empeño?

DEPRIMIRSE EN EL SIGLO XXI

En los años noventa, un chaval un poco empollón al que se le daban muy bien las matemáticas sufría acoso escolar. Era un colegio solo de chicos, y resulta que él era el más joven y bajito de su curso. A pesar de desarrollar un agudo ingenio para escapar de los acosadores, la experiencia minó su confianza en sí mismo y le provocó un sentimiento de pesimismo y abatimiento que persistió cuando terminó el colegio y fue a la universidad a estudiar la carrera de Medicina. Su inclinación por la filosofía existencial le sembró aún más dudas sobre el rumbo de su vida y el camino que había elegido, y en 2002, cuando lo destinaron a una pequeña ciudad remota, lejos de su familia y amigos, empezó a experimentar una caída en picado. Como le daba demasiada vergüenza hablar con nadie sobre el estado en el que se encontraba, se llevó a escondidas algunos libros de la biblioteca del hospital sobre terapia cognitivo-conductual, en un intento furtivo de hacerse terapia a sí mismo.

Como yo, él también venía de una familia de profesionales sanitarios: su padre era médico, y su madre, farmacéutica. En su casa, los medicamentos abundaban tanto como los libros, según me dijo, de forma que buscar atención médica le pareció algo natural. Para cuando fue a ver a su médico de cabecera, estaba tan desesperado por sentirse mejor que no podía esperar a probar la caja de antidepresivos que el médico le propuso tomar.

Este fue el comienzo de una trayectoria de diecinueve años tomando medicación psiquiátrica, durante el transcurso de la cual llegó a probar cinco antidepresivos diferentes. Cuando posteriormente empezó a experimentar problemas de cansancio, concentración y memoria, probablemente como consecuencia de los antidepresivos, le prescribieron más medicación, incluyendo un estimulante para mantenerlo despierto y un tranquilizante para ayudarlo a dormir. En total, dependiendo de las épocas, le recetaron veinte medicamentos distintos, y en el punto álgido de su tratamiento llegó a tomar cinco fármacos al mismo tiempo. A pesar de estas dificultades, terminó la carrera, se hizo médico y, posteriormente, obtuvo un doctorado, pero estaba tan debilitado por los problemas de concentración y el cansancio que solo pudo trabajar a tiempo parcial durante gran parte de su trayectoria.

Este doctor es mi colega Mark Horowitz, uno de los coautores del artículo sobre la teoría de la serotonina en la depresión. Como estudiante de medicina, había asimilado y aceptado el mensaje de que algo andaba mal en su cerebro, y eso era lo que le estaba causando depresión. Él recuerda haberse sentido impresionado por algunas conferencias que trataban sobre cómo los antidepresivos compensaban las insuficiencias o alteraciones de diversas sustancias químicas del cerebro, incluida la serotonina, en personas con distintos tipos de depresión. Mientras investigaba para su doctorado, impartió conferencias en las que decía a los estudiantes que la serotonina estaba relacionada con la causa de la depresión.

Entonces, cuando experimentó graves síntomas de abstinencia al intentar dejar los antidepresivos, Mark empezó a recapacitar sobre los fármacos que había estado tomando durante tantos años y los mensajes que se había ido tragando con ellos. Le habían dicho que los antidepresivos eran seguros y fáciles de dejar, pero enseguida se dio cuenta de que no era el caso, al menos no para él. Esto lo llevó a preguntarse qué otras cosas le habían inducido a creer que tampoco eran ciertas.

También se acordó de que un psiquiatra le había preguntado en una ocasión en el pasado: «¿Cuándo empezó todo esto?». Por primera vez, se percató de que la pregunta tenía una respuesta evidente: «Cuando sufría acoso en el colegio». Poco a poco, la historia que se había estado contando a sí mismo —que era una persona con un cerebro que no funcionaba bien— se fue desmoronando. En su lugar, empezó a pensar en sí mismo como alguien que había reaccionado de una determinada manera, quizás de forma bastante natural, a un periodo difícil de su vida.

Pero, para entonces, Mark llevaba tanto tiempo tomando medicación que retirarla se había convertido en un proceso terriblemente difícil. Tenía que ir reduciéndola en minúsculas dosis para evitar los molestos e incapacitantes síntomas del síndrome de abstinencia, y estaba claro que dejar la medicación le llevaría años.

En los años ochenta, yo había conseguido superar mis problemas, entender lo que tenía que cambiar y seguir adelante con mi vida. Por su parte, Mark entró en una espiral de tratamientos farmacológicos que lo dejaron en peor estado del que estaba cuando empezó. Pasó de tener problemas existenciales, que tan solo mermaban ligeramente su capacidad para funcionar con normalidad, a presentar síntomas físicos importantes que le impedían trabajar a tiempo completo, destruyeron sus esperanzas de seguir una carrera convencional en medicina y no le permitieron disfrutar de muchas de las experiencias vitales propias de un adulto joven. Según me dijo: «Quince años de mi vida se han echado a perder por culpa de un tratamiento médico innecesario e ineficaz que, para empezar, nunca fue médico y que podría haberse arreglado —como así fue con el tiempo— creando mejores relaciones y encontrando un sentido a quién soy yo. Y, además, pasé otros cinco años más trastornado al intentar abandonar ese tratamiento».

* * *

Por supuesto, no todo el mundo que sigue un tratamiento con antidepresivos tiene una experiencia tan mala como la de Mark. Muchas personas sienten que los antidepresivos las han ayudado, aunque, por lo que parece, no está claro que estos sean realmente eficaces y útiles. No todo el mundo experimenta tampoco serias dificultades para dejarlos; pero mucha gente sí, junto con otras complicaciones, entre las que se incluye una disfunción sexual importante, que a veces persiste.

No obstante, el propósito de este libro no es hablar de lo malos que pueden ser los antidepresivos. No es un catálogo de efectos secundarios ni un reproche de cómo el uso masivo de antidepresivos ha abolido la tristeza, como ya se ha hecho en otras contribuciones críticas[7]. En cualquier caso, los efectos de los antidepresivos no son tan simples como implica esta idea. Mi objetivo es demostrar que la sociedad ha sido profundamente engañada a propósito de la naturaleza de los antidepresivos. Es más, ha habido un programa sistemático para engañar al público sobre el origen de la depresión y la acción de los antidepresivos. No solo no se ha demostrado nunca que los antidepresivos rectifiquen un desequilibrio químico o cualquier otra anomalía cerebral subyacente, sino que existe otra forma más intuitiva y respaldada por la ciencia de comprender lo que hacen. Esta visión alternativa resalta cómo alteran el estado normal del cerebro, al igual que el alcohol y otras sustancias psicotrópicas. Esto explica cómo pueden llegar a provocar los raros, pero potencialmente devastadores, efectos secundarios que ahora están empezando a salir a la luz.

No tengo ningún problema con que la gente decida tomar antidepresivos, y sé que entre las personas que lean este libro habrá muchas que lo hagan, pero quiero que la sociedad esté bien informada sobre lo que está tomando. Este libro revelará que no basta con confiar en los médicos o en supuestos expertos científicos: todo el mundo tiene que saber documentarse.

En los últimos veinte años, también he emprendido un periplo para tratar de entender la auténtica naturaleza de fármacos como los antidepresivos y, en particular, su potencial para causar daños irreversibles, con el consiguiente sufrimiento, en algunos casos. Las mejores pruebas de ello proceden de personas como Mark, que consumen o han consumido antidepresivos. Estoy profundamente en deuda con todos aquellos que tan valientemente han compartido sus experiencias sobre los daños causados por los fármacos, y, si este libro logra algo, espero que sea reducir el número de víctimas futuras.

La historia que voy a contar recuerda a la manera en la que la industria farmacéutica engañó a la gente sobre la naturaleza no adictiva de OxyContin con el fin de crear un mercado de consumo masivo para un fármaco sumamente adictivo, lo que desencadenó la crisis de los opioides en Estados Unidos en el siglo XXI[8]. En el caso de los antidepresivos, el mito de que normalizan una disfunción cerebral subyacente ha propiciado la exitosa comercialización de una serie de fármacos muy lucrativos, cuyo espectro completo de efectos nocivos nunca se ha investigado como es debido. Este libro cuenta la historia de cómo la búsqueda de riqueza y prestigio profesional, la arrogancia de la comunidad científica y la desesperación silenciosa de tantas personas se conjugaron para crear uno de los engaños más extendidos y dañinos de los últimos tiempos: la idea de que los problemas emocionales pueden resolverse con una pastilla.

2

Justificar los antidepresivos: el propósito de la teoría del desequilibrio químico

La primera parte del siglo XXI ha sido testigo de una oleada creciente en el uso de antidepresivos y otros fármacos recetados para problemas psicológicos; entre ellos, la depresión y la ansiedad. Los datos existentes en Inglaterra revelan que el número de recetas de antidepresivos ha ido en aumento año tras año desde hace ya más de tres décadas. La cifra casi se duplicó entre 2011 y 2022, y se ha multiplicado por más de ocho desde 1990[1].

En 2022, 8,6 millones de personas en Inglaterra tomaban algún antidepresivo: casi el 19 % de la población adulta y el 23 % de las mujeres adultas[2]. Ese mismo año, en Estados Unidos, el 23 % de la población había consumido algún tipo de fármaco para distintos problemas de salud mental en las últimas cuatro semanas[3]. En 2021, el 17 % de los estudiantes universitarios estadounidenses tomaban antidepresivos[4].

Es probable que el número de personas que han ingerido antidepresivos en algún momento de su vida sea aún mayor. Se sabe también que cada vez más hombres y mujeres toman antidepresivos a largo plazo, a menudo durante años sin interrupción[5]. El 18 % de la gente que empieza un tratamiento con algún antidepresivo en Inglaterra continúa con él durante más de un año, pero dos tercios de los que ya están tomando antidepresivos y empezaron en un momento dado los llevan consumiendo desde hace más de un año[6]. El uso de otros fármacos recetados para otros problemas psicológicos también ha aumentado[7].

La postura oficial es que estos fármacos tratan una serie de enfermedades que antes no se diagnosticaban y que afectan a una proporción considerable de la población. La información pública proveniente de las compañías farmacéuticas y las organizaciones médicas le ha transmitido a la gente que la depresión se debe, o es probable que se deba, a una alteración en la composición química del cerebro, es decir, que está causada por un desequilibrio químico. Este mensaje ha incentivado a la sociedad para que tome antidepresivos y otros medicamentos sujetos a prescripción médica diseñados para modificar su estado de ánimo y emociones, algo para lo que quizás se habría mostrado reticente en otras circunstancias.

Mi equipo y yo empezamos a trabajar en el artículo de revisión sobre la serotonina en 2019, y se publicó en julio de 2022 en la revista académica *Molecular Psychiatry*[8]. En este artículo demostramos que, a pesar de que durante varias décadas se han llevado a cabo investigaciones que han contado con una importante financiación, no existen pruebas convincentes de que la serotonina guarde relación con la depresión. En concreto, no hay evidencias que confirmen la hipótesis de que la depresión esté causada por un nivel bajo de serotonina. El artículo ha llegado a ser uno de los más leídos e influyentes de los últimos tiempos (Altmetric, un rastreador del impacto social en línea, lo sitúa entre el 5 % de los artículos científicos más leídos hasta la fecha, y entre el 1 % de los artículos publicados en la misma fecha)[9]. El interés que suscitó este trabajo en todo el mundo revela hasta qué punto la gente estaba convencida de que se había demostrado científicamente la relación entre la depresión y la serotonina. Algunos se quedaron verdaderamente atónitos al descubrir que no era cierto: «Te quedas de piedra», dijo una presentadora en el programa *This Morning*, de la cadena británica ITV[10].

El artículo sobre la serotonina fue noticia porque la idea de que la depresión está causada por una insuficiencia de los niveles de serotonina, o algún otro tipo de desequilibrio químico, ha estado estrechamente ligada a la justificación del uso de antidepresivos. A millones de personas les han dicho sus médicos que tienen un desequilibrio químico en el cerebro y que necesitan un antidepresivo para regularlo.

El revuelo que suscitó la publicación del artículo me dejó claro que hay información sobre los antidepresivos que la comunidad psiquiátrica y algunos medios de comunicación no quieren que se conozcan. Desde el principio, varios psiquiatras de reconocido prestigio hicieron frente común para declarar públicamente que nosotros no teníamos derecho a poner en duda los antidepresivos. Afirmaban que estos funcionaban y que no importaba cómo. Le restaron importancia al artículo y, cuando eso no funcionó, intentaron desacreditarlo. Algunos insistían en que, de todos modos, nadie creía en la teoría de la serotonina para explicar la depresión, mientras que otros sostenían que la serotonina sí que tiene que ver con la depresión, pero no podían especificar de qué modo[11]. Nos acusaron de disuadir irresponsablemente a la gente para que buscase tratamiento, de ponerla en riesgo de recaída y de provocar que se suicidara[12]. Algunos medios de comunicación afines a esta postura sugirieron que estábamos poniendo a «millones de personas en peligro» y trataron de retratarnos como extremistas de derecha y partidarios de teorías conspirativas[13].

Los principales representantes de la profesión psiquiátrica se pusieron a la defensiva. En realidad, nadie contradijo nuestras conclusiones, pero no les gustaron. La estrategia consistió en acallar el mensaje y poner en duda a los emisores.

Estos intentos de manipular la información que llega al público son solo la punta del iceberg. Durante muchos años, se ha difundido una intrincada red de ideas equivocadas, empezando con la visión excesivamente optimista de que comprendemos las relaciones entre las sustancias químicas del cerebro y las emociones, lo que incluye la presunción injustificada de que los fármacos como los antidepresivos actúan sobre la base biológica subyacente de la depresión y otros estados mentales no deseados. Al revelar que la teoría del desequilibrio químico de la depresión no está suficientemente respaldada, se empezó a desenmarañar este entramado. Cuestiona la idea de la depresión como un trastorno cerebral y pone en tela de juicio el uso que hacemos de los antidepresivos. También plantea la cuestión de qué nos están haciendo exactamente los antidepresivos, si no es regular un desequilibrio químico.

Antes de continuar, quiero recalcar que no estoy en contra del uso de fármacos para tratar problemas psicológicos bajo ningún concepto. Creo que algunos psicofármacos (fármacos que se prescriben para el tratamiento de trastornos psiquiátricos o psicológicos) pueden ser útiles en algunas situaciones. Sin embargo, la manera en la que actualmente se describe su funcionamiento es absolutamente incorrecta. Y, por este motivo, no se han investigado adecuadamente y, por ende, no conocemos plenamente todas las consecuencias que conlleva su uso.

EL LADO NEGATIVO DE LOS ANTIDEPRESIVOS

Huelga decir que hay que tener mucho cuidado con el uso de sustancias químicas que modifican el estado normal del cerebro, que es lo que hacen los antidepresivos. Como mínimo, necesitamos información de calidad sobre todas las consecuencias que conlleva tomar un medicamento concreto durante el periodo en el que habitualmente se hace; es decir, meses y años en el caso de los antidepresivos. A pesar de ello, no se llevó a cabo ninguna investigación de este tipo antes de que los antidepresivos modernos salieran al mercado y pronto se convirtieran en uno de los medicamentos más recetados de su generación. Lo que sí se hicieron fueron ensayos clínicos a corto plazo, que por lo general duraban ocho semanas. Ha habido poco interés en determinar los efectos adversos de estos fármacos, más allá de garantizar que no matan o incapacitan con lesiones graves de forma inmediata.

Los antidepresivos modernos son más seguros que las generaciones anteriores de estos fármacos, en el sentido de que es más difícil morir por una sobredosis. Sin embargo, tienen efectos nocivos para el organismo. Se sabe que los inhibidores selectivos de la recaptación de la serotonina (ISRS) prolongan el tiempo de sangría y se han relacionado con un aumento de las hemorragias, las complicaciones en el parto y los accidentes cerebrovasculares (que pueden estar causados por hemorragias)[14]. Las pruebas existentes también apuntan a que reducen la densidad mineral ósea, lo que provoca osteoporosis y fracturas[15]. En las personas más jóvenes, los antidepresivos pueden producir un estado de agitación e impulsividad que se ha relacionado con la conducta suicida y la agresividad[16].

En los últimos años, han salido a la luz otras complicaciones alarmantes. Las reacciones de abstinencia graves y prolongadas son una de ellas. Aunque se conocía desde hace décadas la existencia de un síndrome de abstinencia para los antidepresivos, se pensaba que era leve y de corta duración. Se tendía a pensar que el cerebro volvía rápidamente a la normalidad después de que las personas dejaran de tomar cualquier sustancia que estaban tomando, pero cada vez está más claro que no es así. Los antidepresivos, y en particular las benzodiazepinas, provocan síntomas de abstinencia que pueden durar meses y, a veces, incluso años una vez que se dejan de tomar, lo que causa un sufrimiento y una incapacitación considerables. En la actualidad, existen muchísimas comunidades virtuales de gente que, al igual que Mark, lucha por dejar estos fármacos; muchas de estas personas han perdido sus empleos, han arruinado sus carreras, han pasado por rupturas sentimentales y han desarrollado conductas suicidas como consecuencia de las reacciones de abstinencia graves y prolongadas[17]. Sin embargo, a pesar de todo, la comunidad médica no ha reconocido todavía de forma generalizada la existencia del síndrome de abstinencia persistente.

La gravedad de este problema me quedó patente cuando Ed White, un ejecutivo e investigador en tecnologías de la información con el que colaboraba, lamentablemente se quitó la vida de forma trágica en 2021, a la edad de cincuenta y siete años. Llevaba experimentando síntomas de abstinencia graves e incapacitantes desde que dejó los antidepresivos unos años antes. A pesar de ello, había dedicado gran parte de su tiempo a ayudar a otras personas que se encontraban en su misma situación, además de contribuir a la investigación dedicada a mejorar nuestra comprensión del síndrome de abstinencia prolongado[18].

Otra complicación potencialmente devastadora que está empezando a surgir es la disfunción sexual persistente. Se sabe desde hace tiempo que los antidepresivos, y en particular los inhibidores selectivos de la recaptación de la serotonina, causan disfunción sexual mientras se toman, pero se daba por hecho que los problemas se resolvían cuando se dejaban de consumir[19]. Sin embargo, cada vez hay más pruebas que apuntan a que los efectos secundarios sexuales perduran en algunas personas. Ciertos grupos de apoyo en internet han hecho campañas para concienciar sobre este problema con hombres y mujeres que han compartido sus experiencias en las redes sociales. Un mensaje particularmente triste de un joven reza: «Sin amor, sin sexo, sin sentimientos»[20].

En la actualidad, nadie sabe con exactitud hasta qué punto es habitual que la población experimente un síndrome de abstinencia grave y prolongado o una disfunción sexual persistente. Sin embargo, hoy en día hay millones de personas que toman antidepresivos, por lo que, aunque estos trastornos solo afecten a una pequeña minoría de aquellos que los consumen, siguen representando un tremendo problema de salud pública y una gran cantidad de tragedias individuales. Ya no se deberían prescribir antidepresivos a nadie sin advertirle sobre estos efectos de la manera más contundente posible, pero aun así la comunidad médica no se ha apresurado a divulgarlos.

MAQUILLAR LA REALIDAD

Desde hace más de tres décadas, se ha dado información engañosa a la gente sobre el origen de la depresión y el funcionamiento de los antidepresivos. A juzgar por las reacciones a nuestro artículo, algunos psiquiatras y una parte de los medios de comunicación están interesados en que esta situación siga así. Quieren reemplazar la idea de que la depresión está causada por unos niveles bajos de serotonina por propuestas vagas como que la depresión está causada por una compleja interacción de múltiples sustancias químicas y mecanismos cerebrales, entre las que se incluye la serotonina, pero ya no exclusivamente. O bien pretenden convencer a la gente de que la depresión tiene que ver con anomalías en la generación de nuevas células nerviosas y conexiones neuronales, o que está relacionada con la alteración de otras sustancias químicas cerebrales. Sin embargo, ninguna de estas teorías, ni otras similares, se sustentan en pruebas concluyentes.

Básicamente, todas estas teorías son maneras de persuadir a la gente para que tome fármacos sujetos a prescripción médica. En la actualidad, se está desarrollando y promoviendo toda una panoplia nueva de sustancias derivadas o relacionadas con las drogas recreativas para el tratamiento de la depresión y los trastornos de ansiedad. Entre ellas se encuentran la ketamina y su pariente cercano, la esketamina, pero también medicamentos psicodélicos, fármacos similares a las benzodiazepinas e incluso opioides. En todos los casos, se sostiene que estos medicamentos contrarrestan una anomalía o deficiencia biológica subyacente, y a menudo son personas vinculadas a las empresas que los comercializan las que lo aseguran.

Con independencia de los matices, el mensaje es el mismo: la depresión está en el cerebro y puede combatirse con medicación. La industria farmacéutica y sus aliados necesitan que el negocio siga funcionando como hasta ahora. Hay que convencer a la gente de que algo falla en sus cerebros y de que los antidepresivos y otros medicamentos que se prescriben para los problemas más comunes de salud mental rectifican de algún modo la naturaleza biológica del trastorno. De esa forma, el mercado se mantendrá a flote y la gente no se detendrá a pensar que están introduciendo sustancias químicas extrañas en su organismo; sustancias de las que sabemos muy poco y que es bastante improbable que sean inocuas, sobre todo si se toman un día tras otro durante años.

Volveré sobre estos temas, pero la cuestión es que hemos actuado con demasiada indiferencia ante el uso de los antidepresivos. No hemos valorado todas las implicaciones de tomar fármacos que alteran el estado normal del cerebro, en parte porque no hemos sido conscientes de que eso es lo que hacen medicamentos como los antidepresivos. No pretendo alarmar a la gente, pero es fundamental que todo el mundo sepa exactamente lo que está haciendo cuando toma un antidepresivo, o cualquier otro fármaco recetado para un problema de salud mental. Por decirlo sin rodeos, están jugando con el cerebro de formas que no alcanzamos a comprender del todo, y al manipular nuestro cerebro lo hacemos por nuestra cuenta y riesgo.

LOS MENSAJES SOBRE EL DESEQUILIBRIO QUÍMICO

Me propuse llevar a cabo el artículo de revisión sobre la serotonina porque era consciente de que la mayor parte de la sociedad había llegado a creer que los vínculos causales entre la serotonina y la depresión constituían un hecho científicamente comprobado. Esto me quedó claro cuando hice una presentación en 2014 en un seminario organizado por el Centre for German Studies de la University College London. El público —compuesto por profesores, catedráticos y estudiantes de doctorado del centro de estudios alemanes— se quedó muy sorprendido cuando señalé que todavía no se había determinado la causa biológica de la depresión. Creían que la ciencia estaba segura y que se había demostrado claramente que las anomalías bioquímicas, incluidas aquellas en las que la serotonina estaba implicada, desempeñaban un papel de causalidad en la depresión. Sin embargo, yo sabía que las personas que estaban familiarizadas con la investigación existente reconocían que eso no era cierto.

Unas encuestas realizadas en Estados Unidos en torno a 2006 y en Australia en 2011 revelaron que casi el 90 % de la gente creía que la depresión estaba causada por un desequilibrio químico[21]. Esta idea se menciona con frecuencia en la prensa y en internet como si fuera un hecho. En 2014, un presentador de radio británico dijo que la depresión se producía cuando «todo lo bueno se expulsa del cerebro [y tienes que] recargarlo de vez en cuando; por eso son necesarias las medicinas»[22]. Una bloguera de internet lo expresó así: «Literalmente, nosotros, las personas con depresión, no tenemos las sustancias químicas "de la felicidad" con las que funciona el resto del mundo»[23].

No es de extrañar que la gente piense así. La industria farmacéutica lleva décadas bombardeando a la sociedad occidental con la idea de que la depresión es el resultado de un desequilibrio químico. En Estados Unidos, donde las empresas farmacéuticas pueden hacer publicidad directamente al público (a diferencia de la mayor parte del resto del mundo), los anuncios de televisión difundieron este mensaje en los propios hogares, ilustrando sus afirmaciones con imágenes de aspecto científico de neuronas y moléculas de serotonina. En un tristemente famoso anuncio de televisión del antidepresivo Zoloft (sertralina), aparecía una criatura triste con forma de masa que tomaba Zoloft y milagrosamente se animaba. Una voz en *off* les decía a los espectadores: «La depresión puede estar relacionada con un desequilibrio de las sustancias químicas presentes naturalmente entre las neuronas. Zoloft, sujeto a prescripción médica, actúa corrigiendo este desequilibrio»[24].

Los sitios web creados por las empresas farmacéuticas transmitían el mismo mensaje al resto del mundo, como ilustran los ejemplos que figuran en el Apéndice 1. Una y otra vez, se repetía al público que las personas que padecían depresión tenían un desequilibrio químico en el cerebro que afectaba a la serotonina y a veces a otras sustancias químicas (dependiendo del medicamento que se publicitara), y que necesitaban tomar antidepresivos para «restablecer el equilibrio químico en el cerebro»[25].

Las instituciones médicas también han estado muy ocupadas difundiendo esta idea. En 2024, dieciocho meses después de que se publicara nuestro artículo, la asociación estadounidense de psiquiatría (la American Psychiatric Association) todavía seguía afirmando que «las diferencias en ciertas sustancias químicas del cerebro pueden contribuir a los síntomas de la depresión»[26]. En abril de 2023, la entonces presidenta de la asociación, la psiquiatra Rebecca Brendel, le dijo a un entrevistador: «Sabemos que la serotonina está estrechamente relacionada con la depresión» y que los antidepresivos «actúan sobre los neurotransmisores, las sustancias químicas de nuestro cerebro, para reequilibrar los niveles relativos»[27].

Hasta el año 2022, el Real Colegio de Psiquiatras de Australia y Nueva Zelanda (The Royal Australian and New Zealand College of Psychiatrists) informaba de que la medicación «actúa reequilibrando las sustancias químicas del cerebro. Diferentes tipos de medicación intervienen en distintas rutas químicas». Posteriormente, la página se eliminó para su «revisión». La información pública del Real Colegio de Psiquiatras de Reino Unido (The UK Royal College of Psychiatrists) sobre los antidepresivos se ha vuelto más circunspecta en los últimos años, debido a las presiones para que moderara sus afirmaciones por parte de académicos y de personas que habían experimentado los efectos nocivos de los antidepresivos[28]. No obstante, en el pasado ya había hecho afirmaciones similares, y en la información que proporciona sobre los antidepresivos se sigue dando a entender que rectifican un desequilibrio químico sin declararlo explícitamente. Según dice: «No se sabe con seguridad, pero los antidepresivos influyen en la actividad de ciertas sustancias químicas del cerebro llamadas neurotransmisores [...]. Los neurotransmisores en los que más actúan los antidepresivos son la serotonina y la noradrenalina»[29]. En el Apéndice 1 se ofrece una selección más exhaustiva de las numerosas instituciones que han promovido la teoría del desequilibrio químico de la depresión.

LA POSTURA DE LOS PROFESIONALES

Desde hace tiempo, cuando se les ha cuestionado, los psiquiatras más prominentes han admitido que no hay pruebas sólidas que respalden la teoría de que la depresión está causada por un nivel bajo de serotonina ni por cualquier otra anomalía química. Sin embargo, esto no lo dicen en público, y al mismo tiempo son incapaces de desechar por completo la teoría y, en su lugar, reiteran que es cierta, o que es probable que sea cierta, o que ocurre algo similar.

En 2005, dos académicos estadounidenses publicaron un artículo titulado «Serotonina y depresión: desconexión entre la publicidad y la bibliografía científica»[30]. En él se señalaba que los mensajes de los anuncios y los sitios web promocionales de las empresas farmacéuticas no se correspondían con las opiniones de los expertos científicos, que admitían que no había suficientes pruebas para defender el desequilibrio químico de la depresión.

El artículo acaparó la atención porque era la primera vez que los medios de comunicación se enteraban del rumor de que era posible que la teoría de la serotonina no estuviera respaldada por pruebas. Como ocurrió con nuestro artículo, provocó una reacción defensiva de los profesionales de la psiquiatría, que insistieron al mismo tiempo en que nadie creía en la teoría de la serotonina de todas maneras, aunque seguía siendo cierta de alguna forma. Aunque no fuera verdad, dijeron, era útil.

Por ejemplo, Wayne Goodman, psiquiatra académico y entonces presidente del comité psicofarmacológico de la Food and Drug Administration de Estados Unidos (la FDA, o la Administración de Alimentos y Medicamentos), reconoció a un periodista que las pruebas de una insuficiencia química en personas con depresión eran «difíciles de conseguir». Sin embargo, describió la idea del desequilibrio químico como una «metáfora útil» que representaba un «atajo razonable» para describir cómo la depresión «es un problema químico o de origen cerebral y que los medicamentos normalizan las funciones»[31]. Se le olvidó mencionar que la base de estas suposiciones dependía de las mismas pruebas del desequilibrio químico que estaba en cuestión.

En 2011, Ronald Pies, otro destacado psiquiatra estadounidense, escribió un artículo en una revista muy leída por los profesionales, *Psychiatric Times* (de la que había sido jefe de redacción hasta 2010), en el que tachaba la teoría del desequilibrio químico de la depresión de «leyenda urbana». Pies declaró que ningún psiquiatra debidamente preparado creía que esta teoría fuera cierta[32]. Unos meses más tarde, cuando los lectores le escribieron para decirle que, de hecho, sus médicos les habían dicho que tenían un desequilibrio químico, tuvo que retractarse de sus palabras.

En un artículo posterior, admitió que quizás los psiquiatras les transmitían esto a sus pacientes, pero que no lo creían realmente. Solo lo decían para hacerles sentir mejor o para ahorrar tiempo. Dedicó el resto del artículo a asegurar a los lectores que había numerosas «teorías modernas y sofisticadas» sobre la causa biológica de la depresión, entre las que se incluía la idea de que «ciertas enfermedades psiquiátricas probablemente están relacionadas con anomalías en las sustancias químicas específicas del cerebro». Llegó incluso a presentar la «hipótesis de las aminas biógenas» de la depresión (más comúnmente conocida como la «hipótesis de las monoaminas»)[33] como un postulado creíble, a pesar de que, como veremos más adelante, esta es la teoría del desequilibrio químico que estaba tratando de desmentir[34].

Por lo tanto, al mismo tiempo que Goodman y Pies reconocían que la teoría del desequilibrio químico de la depresión no estaba demostrada, se apresuraron a transmitir al público mensajes tranquilizadores de que esto no cambiaba la narrativa sobre los orígenes biológicos de la depresión. Las figuras prominentes de la profesión psiquiátrica pretenden que la gente siga creyendo que la depresión es un trastorno cerebral, y desde luego no quieren que nadie se haga preguntas sobre la justificación científica del uso de antidepresivos.

UNA HISTORIA DISTINTA

Por consiguiente, además de examinar la ciencia propiamente dicha, este libro también trata de poner en evidencia a las instituciones y a los intereses particulares que distorsionan la ciencia de la medicina y cooptan a los medios de comunicación, de forma que el público solo se entera de una historia parcial y sesgada sobre la investigación en la biología de la salud mental. La mayoría de la gente ya es consciente a estas alturas de la influencia que tiene la industria farmacéutica, pero los intereses de las instituciones médicas y cómo se manifiestan están menos y peor documentados. Mi relato planteará interrogantes sobre si de verdad podemos confiar en que nuestros médicos y otras autoridades médicas sepan y recomienden lo que es mejor para nosotros. Porque, si bien no me cabe duda de que velan por lo que es mejor para los pacientes, la información a la que tienen acceso es ya de por sí parcial y está distorsionada, y, como todos nosotros, actúan de manera inconsciente con sesgos que los predisponen a adoptar una visión de color de rosa de las cosas que están en su mano.

En la actualidad, muchos médicos y ciudadanos dan por sentado que la depresión es un trastorno biológico, pero hay otras maneras de entenderla. Yo voy a plantear que, en lugar de algo que pasa en el cerebro, es mejor caracterizar las emociones y estados de ánimo como reacciones propias de criaturas inteligentes ante sus circunstancias; una visión que se ajusta a nuestra comprensión intuitiva de la naturaleza de los sentimientos humanos. También hay maneras más obvias de entender cómo los fármacos como los antidepresivos afectan a nuestros sentimientos. Como es natural, somos conscientes de que consumir sustancias para ahogar nuestras penas o hacer desaparecer nuestras preocupaciones es, en el mejor de los casos, una distracción temporal y, en el peor, un acto de autolesión.

La industria farmacéutica tuvo que reprimir activamente estas percepciones cuando empezó a promocionar su nueva gama de antidepresivos allá por los años noventa. Antes de esto, el escándalo de la prescripción masiva de benzodiazepinas (como el Valium) y el descubrimiento de sus propiedades adictivas habían desprestigiado el uso de fármacos para insensibilizar y reprimir las emociones.

Se necesitaba una nueva narrativa si se quería seguir comercializando fármacos para los problemas psicológicos. La teoría del desequilibrio químico fue esa narrativa. Permitió que los ISRS (inhibidores selectivos de la recaptación de la serotonina) y los antidepresivos que vinieron después se presentaran de forma que se adaptaran a los nuevos tiempos. No eran anestésicos emocionales, según el *marketing*, y no provocaban adicción. Se trataba de sofisticados medicamentos que actuaban contra una «enfermedad» subyacente: la depresión. Esta enfermedad era muy frecuente y estaba causada por un desequilibrio de las sustancias químicas presentes en el cerebro; lo que, gracias a una feliz coincidencia, podía solucionarse con estos nuevos fármacos. ¿Cómo podía la gente resistirse a este tipo de mensaje, sobre todo cuando no solo lo transmitían las empresas farmacéuticas, sino también las instituciones médicas nacionales y los propios médicos?

Y, sin embargo, esta narrativa es un mito, urdido para apoyar una visión particular de las emociones humanas; una visión que casualmente coincide con los intereses de la multimillonaria industria farmacéutica y de algunos profesionales de la medicina. Sencillamente, todo es pura invención.

3

Entonces, ¿qué es la depresión?

Cuando me entrevistaron sobre el artículo de la serotonina, a menudo me preguntaban: «Si no es la serotonina, ¿entonces qué es?». Cuando intenté explicar que no tenemos por qué pensar en la depresión como algo causado por un determinado mecanismo biológico, varios de mis entrevistadores se quedaron perplejos.

No es de extrañar. La idea de que la depresión es una enfermedad de origen biológico se ha presentado durante décadas como si fuera un hecho probado, y pocos de sus impulsores reconocen que no es una manera universal ni necesaria de entender la depresión. En 2008, el destacado psiquiatra e investigador David Nutt, actualmente defensor de los psicodélicos, declaró que el «origen» de la depresión y de otros trastornos psiquiátricos relacionados «se explica claramente por la alteración de las funciones cerebrales»[1]. En 2023, otro psiquiatra de prestigio manifestó en el programa de la BBC *Naked Scientist* que «hay diferentes anomalías subyacentes en el cerebro que pueden provocar síntomas de depresión, pero no sabemos exactamente cómo»[2].

Hay dos versiones de esta idea. La primera es que todo puede explicarse desde el punto de vista de la biología. Los seres humanos pueden entenderse como máquinas complejas y, en última instancia, todo lo que hacemos, decimos o sentimos está determinado por un proceso biológico concreto (aunque pueda estar desencadenado por otra cosa).

La segunda versión es que la depresión es diferente de los sentimientos normales. Es el resultado de algún tipo de disfunción cerebral. Este es el argumento de que la depresión es una enfermedad, al igual que lo son otras afecciones médicas. Tal y como lo resumió un psiquiatra: «La depresión es una enfermedad real, con causas físicas reales»[3].

La respuesta más sencilla a estas dos posturas es que no existen pruebas sólidas de la neurociencia o de la medicina que las respalden. De hecho, el propósito de este libro es demostrar la falta de pruebas científicas de que la depresión está relacionada con algún proceso o anomalía cerebral específicos. Pero, en primer lugar, me gustaría señalar que estas dos posturas se equivocan por completo en su intento de comprender la naturaleza de los sentimientos y el comportamiento humanos, y, en concreto, en su intento de explicar la depresión.

Un enfoque alternativo para comprender las características de la mente, incluyendo emociones como la depresión, reconoce que los seres humanos somos organismos biológicos y que nuestra configuración biológica determina el alcance y los límites de nuestras capacidades físicas y mentales. Sin embargo, es un error considerar que sentimientos como la felicidad, la tristeza, el orgullo, la decepción, el miedo, la culpa, los celos y la depresión —incluso la depresión grave— son estados del cerebro o del cuerpo. Son atributos de los seres humanos, y eso significa de los seres humanos en su conjunto, con sus historias individuales, personalidades, deseos y valores. No es mi cerebro el que se siente feliz porque hace un día soleado, o alicaído porque está lloviendo: soy yo.

Un cuadro, como el de la *Mona Lisa*, sirve bien como analogía. El cuadro no existiría sin los materiales empleados para crearlo, pero no podemos comprender la obra si solo analizamos el tipo de pintura o el lienzo utilizados. Reconocemos y comprendemos la imagen por lo que representa para nosotros como seres humanos, que vivimos nuestras vidas en un mundo que compartimos con otros seres humanos.

En los últimos años, he tenido el placer de conocer a la Dra. Cathy Wield, que trabaja en medicina de urgencias y emergencias, y cuya historia ilustra algunos de los aspectos que voy a tratar en este capítulo[4]. Cuando Cathy era médica residente en los años noventa, se sumió en una profunda depresión con tendencias suicidas y fue hospitalizada en varias ocasiones durante largos periodos a lo largo de siete años. Le administraron todos los tratamientos médicos posibles al alcance, incluidos varios antidepresivos de distinta clase, otros tipos de fármacos, terapia electroconvulsiva (TEC) y, en última instancia, neurocirugía (se sometió a una intervención que, al igual que la antes temida lobotomía, tiene por objetivo destruir pequeñas partes del cerebro). Ninguno de estos tratamientos tuvo un efecto duradero.

Al principio, Cathy había pensado que sus problemas estaban causados por una confluencia de circunstancias estresantes: trabajaba muchísimas horas, tenía cuatro niños en casa y la admisión de su hija en la Royal Ballet School le había traído recuerdos de su propia y «horrible» experiencia en el internado. Pero los médicos siguieron diciéndole que padecía una enfermedad grave que requería tratamientos físicos para corregir su cerebro disfuncional. Cathy y su familia aceptaron lo que les decían… ¿Y por qué no iban a hacerlo? Siguió los consejos de su médico, tomó los antidepresivos y, a pesar de algunos recelos, se acabó convenciendo de que su «depresión estaba causada por un fenómeno físico como un desequilibrio químico, que la ciencia todavía no había logrado esclarecer por completo»[5]. Según me contó en un correo electrónico, era difícil resistirse a este punto de vista, porque «el modelo de enfermedad biológica se fue reforzando a lo largo de todo ese tiempo». Decía también: «Es casi como si me hubiera condicionado para creer la opinión del momento. Me sentía sobrecogida por aquellos expertos que no paraban de decirme que yo tenía una depresión endógena [biológica] excepcionalmente grave».

Durante un periodo de remisión, Cathy aceptó un trabajo como médica en formación en el ala de psiquiatría de un hospital. Hasta entonces, los médicos le habían dicho que era inusualmente «resistente» al tratamiento, así que se llevó una sorpresa al descubrir que no era ni mucho menos la única. «Pocos, si es que alguno, de los pacientes de mi planta mejoraban», recuerda. Ese fue el comienzo de un proceso de cuestionamiento sobre el relato que le habían contado y de revisión de su pasado para, como ella misma afirma, «volver a aprender a verme a mí misma como una buena persona que tenía derecho a sentirse de esa manera»[6].

Al final, Cathy llegaría a ver su depresión como al principio: como una reacción comprensible, aunque extrema, a los acontecimientos de su vida. Comprender la depresión implica saber cómo reacciona cada persona cuando se enfrenta a los retos que la vida le pone delante. La historia de Cathy, como la de Mark y la mía, es la historia de una vida, no de un proceso cerebral ni de un diagnóstico.

LOS SERES HUMANOS NO SON SOLO MÁQUINAS COMPLEJAS

Un punto de vista moderno y común es que podemos entender a los seres humanos como si fueran máquinas sofisticadas, y que cada uno de nuestros pensamientos, sentimientos y acciones puede retrotraerse a una configuración particular de nuestra química o actividad cerebral. Esta idea la han promovido los neurocientíficos y los medios de comunicación, que con frecuencia afirman que una emoción u otra se ha relacionado con una sustancia química cerebral determinada[7]. También ha calado profundamente en nuestra cultura. Referirse a la serotonina y a la dopamina al hablar de nuestros sentimientos o hábitos es ahora el pan de cada día. En las redes sociales, la gente cuelga fotos de sus «momentos de serotonina», una expresión que se ha convertido en sinónimo de felicidad o serenidad (a pesar de que el origen del término *serotonina* no tiene nada que ver con *serenidad*)[8].

Aunque a muchas personas les disgusta el «reduccionismo» de esta perspectiva, pocas han tenido el valor de desafiarla. Uno de los que sí lo han hecho es el filósofo contemporáneo Peter Hacker, que formó equipo con el prestigioso neurocientífico Max Bennett para emprender un «ataque fulminante» a la base conceptual de la «neurociencia cognitiva» moderna (la neurociencia del pensamiento)[9]. He tenido la suerte de conocer recientemente a Peter Hacker, y la siguiente explicación se la debo en gran parte a él[10].

Como otros animales, los seres humanos funcionan atendiendo a principios biológicos. Sin embargo, nos distinguimos del resto de animales por tener un sistema nervioso especialmente complejo, en el que se incluye nuestro gran cerebro, que nos permite percibir y reaccionar ante el mundo que nos rodea. Y, lo que es más importante, tenemos la capacidad de desarrollar pensamiento racional y emociones sofisticadas, así como el lenguaje en el que estas se basan.

Los sentimientos que llamamos «emociones» y «estados de ánimo» son un reflejo de nuestra habilidad para evaluar el mundo, y eso implica que nos preocupen las cosas. Las emociones y estados de ánimo son una manifestación de nuestras reacciones ante acontecimientos o circunstancias que atañen al pasado, al presente o al futuro. Esto resulta fundamental para entender los conceptos de *emociones* y *estados de ánimo*, y queda patente en la manera en que usamos el vocabulario relacionado: «Estoy triste porque mi perro se ha escapado»; «Estoy contento de ver a mis amigos»; «Estoy decepcionado porque he suspendido los exámenes».

Concretamente, Hacker describe los estados de ánimo como «actitudes mentales» que influyen en todo lo que pensamos y hacemos, y que duran un periodo de tiempo considerable. Al igual que otros tipos de emociones, los estados de ánimo no son neutros, sino que constituyen, en líneas generales, una respuesta al mundo que nos rodea[11]. Los estados de ánimo y las emociones negativas, como la tristeza, la decepción, la ira, el miedo, la preocupación, la desesperación y la depresión son reacciones a circunstancias que amenazan nuestro bienestar, comodidad, esperanzas futuras y tranquilidad. También se relacionan con nuestras experiencias anteriores, que influyen en la manera en la que las circunstancias del presente nos afectan.

Las emociones y los estados de ánimo no son lo mismo que los pensamientos y acciones voluntarios. No elegimos sentirnos felices, tristes o deprimidos como elegimos dar un paseo. Aunque tenemos un cierto margen de control sobre ellos, no podemos sencillamente querer que aparezcan o desaparezcan. No obstante, las emociones no son equiparables a las sensaciones físicas, como el dolor, o los «apetitos» biológicos, como el hambre, la sed y el deseo sexual. No son reflejos biológicos. Son reacciones de un individuo concreto con una historia y carácter propios. Por este motivo, las emociones deben explicarse en términos de razonamiento y no de causas mecánicas, como los procesos cerebrales.

Pero las razones que motivan nuestras emociones pueden ser complejas. Están conectadas con nuestras necesidades y deseos actuales, pero también con las predisposiciones que hemos desarrollado en el transcurso de nuestra vida y, por lo tanto, indirectamente también con todo lo que nos ha pasado y, a su vez, con la historia de nuestra sociedad y cultura. En parte debido a su complejidad, no siempre somos conscientes de las razones por las que nos sentimos de una determinada manera, o bien podemos equivocarnos al respecto. A veces, solo nos damos cuenta de las razones más probables de nuestros sentimientos más tarde, cuando tenemos una perspectiva distinta de nuestra situación anterior. A diferencia de Cathy, que por lo menos tenía una idea sobre el origen de sus problemas, algunas personas no son capaces de averiguar por qué están deprimidas, especialmente cuando se encuentran sumidas en la desesperación más absoluta. Pero eso no significa necesariamente que no haya una razón.

Volviendo a la analogía de la *Mona Lisa*, no comprendemos el cuadro gracias a nuestro conocimiento de la composición química de la pintura, sino porque reconocemos la imagen en su conjunto, en relación con nuestra experiencia previa de cómo es una mujer, cómo es una sonrisa y, sobre todo, qué significa. Comprendemos el cuadro porque reconocemos a nuestros congéneres y hemos aprendido que sus expresiones manifiestan sus sentimientos sobre el mundo que los rodea. Mirar dentro del cerebro para entender la depresión es como diseccionar el lienzo en lugar de observar la imagen.

No niego que se produzca una actividad cerebral cuando sentimos algo, lo que sostengo es que lo que ocurre en el cerebro no explica esos sentimientos. De hecho, sabemos que emociones muy distintas pueden ir acompañadas de los mismos cambios biológicos. El miedo, la ira, el entusiasmo y la sorpresa, por ejemplo, están relacionados con el estado fisiológico de activación denominado «reacción de alarma», que se caracteriza, entre otras cosas, por la liberación de adrenalina. Sin embargo, son sentimientos muy diferentes, y su origen solo puede explicarse en función del contexto que los desencadenó.

Por lo tanto, argumentar que la depresión no se puede entender adecuadamente como un proceso cerebral no quiere decir que las experiencias y acciones humanas estén desconectadas del cuerpo, el cerebro y el mundo material. Es plantear que la depresión, junto con otras emociones y estados de ánimo, debe entenderse en relación con la persona entera, no con el cerebro. Nuestras emociones y estados de ánimo son un rasgo característico de la manera en la que seres inteligentes con cerebros grandes, como nosotros, responden al mundo. Son reacciones que se pueden comprender y que reflejan los deseos y preocupaciones individuales de cada uno de nosotros. Son una parte integral de lo que somos y tienen un significado.

Así es como se ha entendido la depresión durante la mayor parte de la historia de la humanidad. Es un reflejo de nuestra comprensión intuitiva de los estados de ánimo y las emociones, tal y como se expresa en la forma en la que usamos el lenguaje que los describe.

INFLUENCIAS FÍSICAS EN LAS EMOCIONES

Decir que las emociones son reacciones con sentido que dependen de nuestras circunstancias no significa que nuestra configuración física no influya en ellas en absoluto: nuestra personalidad tiene un componente biológico. Es nuestra biología individual, determinada por la interacción de nuestros genes con las circunstancias en las que crecemos y las elecciones que hacemos, la que da forma a la persona en la que nos convertimos. Y algunas personas, por una combinación de su herencia biológica y sus experiencias vitales, serán más propensas que otras a la depresión, la ansiedad y otros problemas de salud mental.

Además, a veces hay cosas que ocurren en nuestro cuerpo o cerebro que determinan nuestras emociones y estados de ánimo. Por ejemplo, podemos sentirnos tristes o irritables porque estamos cansados, y a menudo nos sentimos mejor después de hacer ejercicio. Hay fármacos como el interferón (utilizado para el tratamiento de la esclerosis múltiple y de enfermedades hepáticas) que pueden hacer que las personas se sientan deprimidas, y la abstinencia o «efecto de bajón» de algunas drogas (en especial de estimulantes como la cocaína) puede hacer lo mismo.

Algunas afecciones médicas también tienen un impacto en nuestras emociones. Las enfermedades cerebrales como la demencia o el Parkinson pueden provocar depresión, aunque por lo general las personas que las sufren se muestran más apáticas que tristes. Las enfermedades tiroideas también pueden hacer que se sienta pereza y depresión. Sin embargo, estas situaciones son excepciones de la naturaleza general de los estados de ánimo y las depresiones. Se pueden equiparar con que haya una marca en un cuadro que modifique la imagen.

En un informe muy influyente titulado *The Power Threat Meaning Framework* (*El marco conceptual de poder, amenaza y significado*), redactado por destacados psicólogos de Reino Unido, se afirmaba que «existen diferencias importantes entre las manifestaciones de angustia y de conductas negativas propiciadas e influidas por nuestra biología, como en cualquier experiencia humana», y los estados en los que «existen pruebas de un papel causal primario de los procesos biológicos de la enfermedad»[12].

Esta distinción resulta fundamental. La depresión está «propiciada e influida por nuestra biología», pero no causada por ella, como sí ocurre con los síntomas de la enfermedad de Parkinson, que se deben a una degeneración progresiva de ciertas partes del cerebro. Una reacción emocional lógica es distinta de los sentimientos o la conducta que se desarrollan por el mecanismo de una enfermedad o por cualquier otro proceso biológico específico (como en los estados inducidos por el consumo de drogas).

Por el contrario, la segunda perspectiva biológica que mencioné al principio de este capítulo trata de identificar la depresión como una enfermedad o un trastorno médico similar a una enfermedad. Aunque es posible que las personas que defienden este argumento puedan aceptar la versión de las emociones «normales» que acabo de presentar, señalan que la depresión tiene características distintivas y que se puede distinguir entre una forma médica de «depresión clínica» de una depresión o tristeza normales. Pero esto no es cierto.

Cuando un médico diagnostica una depresión, el proceso es radicalmente distinto del que se sigue cuando se diagnostica una enfermedad física, como la artritis reumatoide. En la artritis reumatoide, las articulaciones se inflaman y duelen, lo que indica que hay algún problema en alguna parte concreta del cuerpo. En esta situación, analizar la mecánica del cuerpo, como si fueran los pigmentos de un cuadro, sí tiene sentido. La combinación de los síntomas (las articulaciones dolorosas) con ciertas anomalías en las pruebas de laboratorio permite a los médicos identificar el proceso biológico subyacente, que distingue la artritis reumatoide de otras enfermedades que producen síntomas en las articulaciones. Esto es lo que significa, por lo general, el término *diagnosis* o *diagnóstico*: la identificación del origen del problema[13].

Nada de esto ocurre cuando un médico diagnostica una depresión, ni cualquier otro problema de salud mental, en realidad. El diagnóstico de la depresión se basa en lo que los pacientes refieren sobre cómo se sienten y cómo es su situación. Aunque la psiquiatría ha intentado que el proceso parezca científico, elaborando criterios que especifican el número y la duración de los síntomas necesarios para cumplir con los requisitos del diagnóstico, en la práctica el diagnóstico psiquiátrico es simplemente el acto de aplicar una etiqueta a lo que la persona manifiesta estar experimentando. Los criterios establecidos en los manuales de diagnóstico, como el *Manual diagnóstico y estadístico de los trastornos mentales* (*DSM*, por sus siglas en inglés) de la American Psychiatric Association[14], por ejemplo, especifican que un estado de ánimo depresivo que dura más de dos semanas se considera «depresión clínica», pero esto no está fundamentado en ninguna base científica. No hay pruebas de que la depresión que dura más de dos semanas sea diferente de la que dura menos tiempo, es decir, de que tenga características específicas o un origen físico. El periodo de dos semanas es simplemente un límite arbitrario, tras el cual los psiquiatras han acordado que ya no es razonable ni normal sentirse infeliz.

Muchas personas no se percatan, pero conceptos diagnósticos como «episodio depresivo», «depresión mayor», «depresión clínica» o «trastorno de ansiedad» no explican nada de la forma en que sí suelen hacerlo los diagnósticos médicos. No son la causa de los síntomas que experimenta una persona. Un diagnóstico psiquiátrico es como diagnosticar un dolor de cabeza. El término *cefalea* no dice nada sobre el problema subyacente, simplemente denomina el síntoma que la persona ha descrito. Del mismo modo, cuando un médico diagnostica una depresión (o ansiedad, o cualquier otro trastorno mental), lo que está diciendo realmente es algo así: «Me ha contado sus problemas, ahora vamos a ponerles este nombre». El diagnóstico no identifica el origen o la causa de los síntomas, simplemente es una etiqueta para designarlos.

A diferencia de la medicina, donde se suelen presentar signos físicos, como inflamación de las articulaciones o pruebas de laboratorio en las que basarse, aplicar una etiqueta diagnóstica a problemas emocionales o psicológicos es una decisión sumamente subjetiva que depende de cómo verbaliza el paciente sus problemas y también de cómo los interpreta el médico que hace el diagnóstico. Alguien que muestra sus emociones de forma ostensible puede parecer más deprimido que alguien más inhibido o estoico, por ejemplo, pero ¿quién puede asegurar que lo esté realmente? No podemos medir nuestras emociones o estados de ánimo con una regla o una balanza y trazar una línea nítida entre lo que es normal y lo que es un problema médico. La persona a la que se diagnostica depresión simplemente da la impresión de estar más angustiada de lo que un médico determinado considera normal en un día concreto.

Entender la depresión como una reacción emocional o «actitud mental» deja claro que se trata de un tipo de proceso diferente de la identificación de una enfermedad física, como la artritis reumatoide. Lo primero equivale a reconocer la imagen de la *Mona Lisa*; lo segundo es análogo a detectar una imperfección en el cuadro producida por un defecto de la pintura o del lienzo.

LA INVESTIGACIÓN BIOLÓGICA SOBRE LA DEPRESIÓN

La importancia de la teoría de la serotonina y otras interpretaciones biológicas de la depresión es que permiten presentar la depresión como una enfermedad o trastorno físico. Dan la impresión de que ya se ha identificado un proceso físico subyacente que causa la depresión, de la misma manera que se han identificado mecanismos biológicos que producen los síntomas de la artritis reumatoide, la enfermedad de Parkinson o las patologías tiroideas. Se ha convencido a la gente para que deseche su inclinación natural a ver la depresión como una respuesta significativa y emocional a las circunstancias de la vida y adopte en su lugar una concepción médica.

Por eso es tan importante aclarar que no se ha identificado ninguna disfunción biológica subyacente en el caso de la depresión, ni en el sistema de la serotonina ni en ningún otro sistema o proceso. Más adelante examinaremos las pruebas de la teoría de la serotonina y algunas de las demás teorías principales; pero, antes de eso, me gustaría hablar de un extenso trabajo de revisión publicado en 2019 acerca de las pruebas que existen sobre los mecanismos biológicos que se plantean para explicar la depresión. Los autores de la revisión buscaron estudios que exploraran específicamente si ciertos indicadores de anomalías biológicas («biomarcadores») precedían a la aparición de la depresión; es decir, si podían ser realmente la causa de la depresión, en lugar de solo una correlación. No consultaron las investigaciones sobre la serotonina porque en ninguna se había analizado si se habían producido cambios en el sistema de la serotonina de las personas antes de que se produjera la depresión. Identificaron setenta y cinco estudios en los que se habían examinado el volumen y el grosor de diferentes partes del cerebro, la «conectividad» cerebral (que se refiere a la correlación de la actividad en distintas regiones del cerebro), las sustancias químicas implicadas en la inflamación, aspectos relacionados con la actividad intestinal, diversas hormonas —incluyendo el cortisol, la hormona del estrés— y otras sustancias químicas. No encontraron ninguna evidencia de que las anomalías en cualquiera de estas áreas o sistemas pudieran ser la causa de la depresión, por lo que concluyeron lo siguiente: «No hay suficientes pruebas en las principales teorías biológicas que expliquen la aparición y persistencia de la depresión»[15].

LAS INFLUENCIAS SOCIALES EN LA DEPRESIÓN

A diferencia de la escasa investigación biológica existente, sí que hay abundantes pruebas de que la depresión está asociada con acontecimientos traumáticos o angustiosos y con condiciones sociales y económicas desfavorables, tal y como cabría esperar si la depresión fuera una respuesta lógica relacionada con las experiencias y el carácter de un individuo.

El sociólogo británico George Brown fue una de las primeras personas en investigar la relación entre la depresión y las condiciones sociales. En los años setenta y ochenta, Brown encuestó a mujeres de clase trabajadora de Londres y demostró que la depresión estaba estrechamente relacionada con la existencia de acontecimientos vitales estresantes, como la ruptura matrimonial o la pérdida de empleo. En una de sus encuestas, el 91 % de las mujeres que se deprimieron en el transcurso de un año habían experimentado un acontecimiento vital estresante, frente a solo el 23 % que no se deprimieron[16]. Otro estudio reveló que haber perdido a uno de los progenitores a edad temprana, no contar con amigos cercanos y tener hijos pequeños en casa hacía que las mujeres fueran más vulnerables a la depresión cuando se enfrentaban a un acontecimiento estresante[17].

Los hallazgos de Brown de que la depresión es una respuesta a acontecimientos vitales negativos, y que los acontecimientos pasados y las circunstancias actuales influyen en la propensión de las personas a padecer depresión, se han replicado en numerosas ocasiones. Hay estudios que han demostrado que los ingresos bajos, las dificultades económicas, el desempleo, la falta de apoyo social, la vida en soledad, las malas condiciones laborales, la precariedad de la vivienda o la exposición a la delincuencia incrementan las probabilidades de que las personas sufran depresión[18]. Ser víctima de malos tratos o abandono infantil, presenciar conflictos o violencia doméstica y sufrir acoso hacen que las personas sean más vulnerables a la depresión en etapas posteriores de la vida, y el efecto es acumulativo[19]. Cuantas más experiencias adversas se tienen en la infancia, más probabilidades existen de padecer depresión[20].

No hay ninguna controversia en afirmar que la salud mental está enormemente influenciada por las condiciones sociales de las personas. Un informe conjunto de la Organización de las Naciones Unidas (ONU) y de la Organización Mundial de la Salud (OMS) publicado en 2023 señalaba que «la salud mental y el bienestar están estrechamente relacionados con el entorno social, económico y físico, así como con la pobreza, la violencia y la discriminación»[21]. Sin embargo, lo que sí resulta más polémico es afirmar que, si la depresión es una reacción lógica a los acontecimientos y circunstancias (como otros estados de ánimo y emociones), no puede ser a la vez una enfermedad cerebral, en el sentido de que no es algo como el Parkinson, que está causado por un proceso cerebral concreto.

¿POR QUÉ LA DEPRESIÓN NO PUEDE SER AL MISMO TIEMPO BIOLÓGICA Y SOCIAL O PSICOLÓGICA?

Muchas personas reconocen el impacto de la adversidad social, pero creen que sigue existiendo un componente biológico en la causalidad de la depresión y otros problemas comunes de salud mental. Esta postura híbrida —que defiende que las causas son en parte biológicas, como en una enfermedad cerebral, pero en parte también psicológicas y sociales— se denomina a veces como el «modelo biopsicosocial».

El problema de esta postura —por muy llamativa que resulte— es que, cuando un proceso biológico es verdaderamente responsable de provocar los síntomas de la depresión, como cuando la depresión está causada por una enfermedad tiroidea o por Parkinson, prevalece sobre otras causas. Esto se debe a que, como escribí en un artículo sobre la naturaleza general de los trastornos mentales que se publicó en 2020, «los mecanismos fisiológicos están biológicamente programados de un modo sobre el que los seres humanos tienen un control limitado»[22].

Lo que ocurre en nuestros cuerpos y cerebros sigue las leyes de la ciencia biológica, no los intereses o valores de los seres humanos. Un infarto de corazón es el resultado predecible de la oclusión de los vasos sanguíneos que irrigan el corazón. Cuando las arterias se obstruyen hasta alcanzar un límite determinado, se produce un infarto agudo de miocardio, independientemente de cómo se sienta el individuo en esa situación. Podemos modificar nuestros cuerpos hasta cierto punto a partir de nuestra conducta, para bien o para mal, pero no podemos escapar a la inexorable lógica de la biología, que inevitablemente implica envejecer, enfermar y morir. Por desgracia, no es posible curarse del cáncer con pensamientos positivos.

En las raras ocasiones en las que sí se descubre que una enfermedad o problema físico es la causa de la depresión o de otro trastorno de salud mental, no es necesario buscar otras explicaciones. Si se detecta que una persona con depresión tiene una glándula tiroidea hipoactiva, se la tratará con un suplemento de hormona tiroidea y ya está. No nos preguntaremos sobre la situación de su matrimonio o si están contentos con su trabajo, como haríamos si pensáramos que se trata de un caso típico de depresión. Sería como si descubriéramos que la sonrisa ambigua de la *Mona Lisa* se debe a una grieta en el cuadro. Si ese fuera el caso, no reflexionaríamos —como sí lo hacemos— sobre las intenciones del artista y el estado de ánimo de la modelo.

Dado que los acontecimientos biológicos están principalmente determinados por las leyes de la biología, y no por las preocupaciones e intereses de los seres humanos, algo que surge como resultado directo de un proceso biológico no puede ser «psicológico», entendiendo esto como la manifestación del propio carácter. Tampoco puede ser social, en el sentido de constituir una respuesta comprensible a las circunstancias sociales de cada uno. Suena bien eso de que haya un término medio, donde los factores personales y biológicos se entremezclan por igual, pero, cuando los procesos biológicos constituyen la verdadera causa, anulan las inclinaciones humanas.

Puesto que no tenemos fundamentos para creer que la depresión y otros estados relacionados sean el resultado de una anomalía o variación biológica específica, se deduce que entonces deben ser reacciones emocionales con un sentido concreto; es decir, una de las diversas formas con las que los seres humanos dan sentido al mundo.

OPINIONES A FAVOR DE LA VISIÓN
ALTERNATIVA DE LA DEPRESIÓN

El planteamiento que he expuesto aquí no es nuevo. Existe una larga tradición de críticas al modelo «médico» de los problemas de salud mental[23] y, recientemente, algunos de los psicólogos más prominentes de Reino Unido han presentado postulados similares a los que he esbozado aquí en varios informes muy influyentes; entre ellos, el ya mencionado *Power Threat Meaning Framework* y, en 2019, un informe de la British Psychological Society (el organismo profesional de psicólogos de Reino Unido) titulado *Understanding Depression* (*Comprender la depresión*). En este último, se describe la depresión como «una experiencia, o conjunto de experiencias, más que como una enfermedad», y se sostiene que, «al igual que otras emociones, a menudo es una respuesta humana comprensible al mundo que nos rodea, que implica evaluaciones complejas de los acontecimientos»[24]. El relator especial de la ONU en materia de salud mental, Danius Puras, también ha expresado su preocupación por que se haga demasiado hincapié en el «modelo biomédico» de los trastornos mentales, lo que ha dado lugar «a la medicalización de las reacciones normales a las múltiples presiones de la vida»[25].

Algunos escritores conocidos, como Johann Hari, han sugerido que la depresión debería entenderse como una «señal» de que algo no va bien en la vida, y las circunstancias que generan esta señal en el mundo moderno consisten en la falta de relaciones sociales, de un trabajo que valga la pena, de valores compartidos, de seguridad y también en las experiencias traumáticas o de abuso[26].

Un aspecto crucial de todas estas críticas es el argumento de cómo la medicalización de los problemas de salud mental, como la depresión, desvía la atención de los factores sociales, económicos y ambientales, que son los que hacen, en primera instancia, que las personas sientan angustia e infelicidad. El informe conjunto de la OMS y la ONU, por ejemplo, señala que actualmente «la mayoría de los sistemas de salud mental se centran en el diagnóstico, la medicación y la reducción de los síntomas, descuidando los determinantes sociales que afectan a la salud mental de las personas»[27].

LA DEPRESIÓN GRAVE

A veces, las personas deprimidas acaban sumiéndose en un estado extremo de inactividad, retraimiento y negatividad. Puede que no sean capaces de levantarse de la cama, a veces dejan de comer y de beber, y algunas desarrollan delirios patológicos, como pensar que les faltan o no les funcionan determinadas partes del cuerpo, o que son culpables de cosas terribles que no han hecho. Este cuadro suele darse en ancianos, y hasta mediados del siglo XX se conocía como «melancolía involutiva» (melancolía senil). Algunos psiquiatras coinciden en que la mayoría de pacientes que actualmente reciben un tratamiento para la depresión no tienen una anomalía cerebral, pero sostienen que el reducido número de personas que sufren esta afección más grave sí la presentan. Se ha sugerido renombrar a esta situación «melancolía», para distinguirla de otras formas más frecuentes de depresión[28].

En ocasiones, una depresión grave de este tipo resulta ser el preludio de una enfermedad neurológica, como la demencia; pero, para la mayoría de la población, la forma más grave de depresión, e incluso los casos más leves, constituye una reacción a acontecimientos deprimentes, como la pérdida de seres queridos y la soledad. En las personas mayores, a menudo se desencadena tras el duelo por el fallecimiento de un ser querido o por la jubilación, y se relaciona con la experiencia de acontecimientos vitales estresantes en el pasado reciente y con haber sufrido adversidades o abusos en la infancia[29]. En otras palabras, aunque su manifestación sea extrema, la depresión grave también es, por lo general, una respuesta con sentido al propio transcurso de la vida y a las circunstancias personales. Como veremos más adelante, las pruebas existentes demuestran que los antidepresivos no son más eficaces en los casos graves de depresión de lo que lo son en los otros tipos.

¿POR QUÉ ES IMPORTANTE TODO ESTO?

La manera en la que pensamos sobre la depresión no es solo un ejercicio académico o filosófico. Afecta profundamente a cómo entendemos y gestionamos nuestras propias emociones, y a cómo reaccionamos a las emociones de otras personas. Y esto, a su vez, afecta a toda nuestra trayectoria vital.

Cathy, de quien hablábamos antes, se vio condicionada a pensar que tenía un problema cerebral. Su creencia de que las dificultades que experimentaba eran una reacción comprensible a sus experiencias previas quedó invalidada por las constantes afirmaciones de autoridad de que tenía un trastorno biológico, reforzadas a su vez por el acto diario de tomar pastillas. Le dijeron expresamente que, si interrumpía el tratamiento, podía sufrir una recaída, por lo que no se atrevió a dejarlo. «El miedo garantizaba mi sumisión», afirma[30]. ¿Cómo iba a desarrollar confianza en sí misma y resistencia ante semejantes mensajes?

Un experimento llevado a cabo por psicólogos e investigadores de la Universidad de Wyoming (Estados Unidos) puso de relieve la poderosa influencia que ejercen sobre las personas las ideas acerca del origen biológico o químico de la depresión. Para ello, reunieron a estudiantes que habían sufrido un episodio depresivo y les hicieron un test falso de sus niveles de serotonina. Después de someterse a la prueba, a la mitad de los estudiantes se les dijo que tenían una insuficiencia de serotonina y se les presentó un gráfico inventado que mostraba un nivel bajo de serotonina en comparación con otras sustancias químicas del cerebro. A la otra mitad se les dijo que todas sus sustancias químicas cerebrales tenían un valor normal. Aquellas personas que recibieron aleatoriamente la noticia de que tenían un desequilibrio en los niveles de serotonina se mostraron más pesimistas sobre sus posibilidades de recuperación y menos propensas a creer que podían hacer algo para mejorar su estado de ánimo por sí mismas[31].

Otro grupo de investigadores del McLean Hospital, en Boston, obtuvieron resultados similares con personas que se habían inscrito en un programa terapéutico para el tratamiento de la depresión. Los pacientes que creían que la depresión se debía a un desequilibrio químico tenían menos expectativas de recuperación y menos probabilidades de mejorar[32].

Las expectativas negativas y sus efectos en el resultado no son irremediables: muchas personas que creen que tienen un desequilibrio químico se recuperan y se encuentran bien. En el caso de Cathy, sin embargo, la idea de que sus problemas se localizaban en el cerebro pudo haber contribuido a que su depresión fuera más grave y prolongada de lo que habría sido en otras circunstancias.

Uno de los atractivos de la idea de que la depresión está causada por un proceso cerebral, tanto si se considera una enfermedad como una alteración del funcionamiento normal del cerebro, es que nos exime de la responsabilidad sobre nuestros sentimientos y acciones. Esto alivia la culpa que podríamos sentir por no ser capaces de cumplir con nuestras obligaciones habituales, por defraudar a otras personas o por hacerlas infelices a ellas o a nosotros mismos. Pero, aunque decirle a la gente que la depresión es un trastorno biológico pueda parecer lo más benévolo, la experiencia de Cathy y los resultados de la investigación de Wyoming sugieren lo contrario. Puede mitigar los sentimientos de culpa y vergüenza durante un periodo corto de tiempo, pero, a largo plazo, arrastra a las personas a un sentimiento de impotencia, destruye su confianza, debilita su autonomía, les da expectativas poco realistas sobre el poder de las medicinas y mina sus propios esfuerzos por cambiar sus vidas. Con el tiempo, Cathy llegó a la conclusión de que había sido «completamente engañada de la peor manera posible»[33].

Decir que la depresión está vinculada al carácter no significa culpar a las personas por cómo se sienten, sino darles la posibilidad de que se den cuenta de que los sentimientos tienen un significado. Son un barómetro de nuestras vidas: nos avisan de que algo tiene que cambiar. La gente que promueve el modelo biológico o de la enfermedad propone una falsa opción binaria entre culpar a la persona con depresión y culpar al cerebro. Pero no hace falta culpar a nadie: todos somos humanos, todos pasamos por momentos difíciles, todos necesitamos ayuda de vez en cuando. Por un sinfín de razones que todos podemos comprender, algunas personas pasan por más dificultades que otras.

Este capítulo ha sido un paréntesis para intentar convencer a los lectores de que no deben pensar en la depresión como la consecuencia de una determinada reacción química en el cerebro ni ningún proceso patológico. Lo que he defendido es que es más apropiado y útil pensar en ella como una respuesta emocional con sentido: una visión más intuitiva y duradera. Pero, por desgracia, este punto de vista ha sido reprimido por el modelo biológico de la depresión, cada vez más dominante, que despoja a la depresión de su significado y de su poder para ayudarnos a cambiar. En el resto del libro, explicaré cómo se ha llegado a esta situación y cuáles han sido sus consecuencias.

4

¿Qué son los antidepresivos?

Antes de proseguir con esta historia, es necesario hacer algunas aclaraciones; esta vez, sobre los antidepresivos. Al igual que hemos desarrollado una imagen inadecuada y engañosa de la depresión, estamos sumamente confundidos sobre la naturaleza de los antidepresivos.

Permítanme ilustrar las diferentes formas de explicar lo que hacen los antidepresivos. Por un lado, tenemos a la doctora Ellie Cannon, médica de familia y colaboradora habitual del programa *This Morning* en la cadena británica ITV, así como columnista del periódico *The Mail on Sunday,* que cree que los antidepresivos —que ella misma toma— son útiles porque corrigen un desequilibrio químico en el cerebro. Al menos, así es como lo explicó a los telespectadores de *This Morning* en 2021 y de nuevo en 2022. Según dijo, los antidepresivos actúan incrementando los niveles de «hormonas» en el cerebro, y solo funcionan si la persona tiene la enfermedad: «Si alguien que no tuviera depresión los tomara, no le harían nada»[1]. En otras palabras, los antidepresivos contribuyen a restablecer las sustancias químicas del cerebro que les faltan a las personas con depresión.

Por otro lado, tenemos a la periodista Annie Corcoran, que describió sus experiencias en 2018 en el periódico *The Independent,* y se quedó muy impactada por la forma en que tomar antidepresivos le provocó cambios mentales y físicos a ella misma.

Aunque en un principio aceptó de buen grado tomar las pastillas, solo después de dejarlas fue plenamente consciente de cómo le habían afectado. Llegó a la conclusión de que los cambios que producían no eran, en realidad, beneficiosos: «No me daba cuenta de que, en lugar de levantarme el ánimo, los antidepresivos solo me hacían sentirme atontada. Sinceramente, me sentía un poco como un zombi, que solo se dejaba llevar por la inercia». Dejó los antidepresivos, perdió el peso que había ganado mientras los tomaba y «volvió a sentir de nuevo». Sin embargo, la experiencia le preocupó. Le hizo darse cuenta de que los fármacos estaban afectando a su cuerpo y su cerebro de formas que no deberían «tomarse a la ligera»[2]. Aunque no todo el mundo tiene una experiencia tan desagradable como Annie al tomar antidepresivos, lo cierto es que a ella le hicieron sentirse diferente de lo habitual.

La doctora Ellie, como se la conoce, articula la opinión ampliamente extendida de que los antidepresivos son fármacos que revierten o mejoran un trastorno cerebral subyacente; una opinión que hace que suenen bienvenidos y necesarios. Llevo ya casi veinte años cuestionando esta postura y explicando que existe una interpretación alternativa de la acción de los fármacos como los antidepresivos, que se refleja en la experiencia de Annie y no los hace parecer tan benignos. Voy a resumir mi trabajo sobre este tema porque resulta fundamental para comprender la naturaleza de los antidepresivos y por qué su uso se ha vuelto tan acaloradamente controvertido[3].

EL MODELO DE ACCIÓN FARMACOLÓGICA CENTRADO EN LA ENFERMEDAD

Desde los años sesenta del siglo pasado, la idea convencional es que los antidepresivos y otros fármacos que se prescriben para los problemas psicológicos o psiquiátricos actúan sobre los mecanismos biológicos que producen el trastorno o los síntomas que se quieren tratar. Por lo tanto, se piensa que los «antidepresivos» contrarrestan los mecanismos que se supone que explican la depresión o los síntomas de esta; que los fármacos «ansiolíticos» modifican la base biológica de la ansiedad; que los «antipsicóticos» revierten los orígenes biológicos de la psicosis o la esquizofrenia[4], o que los fármacos para tratar el TDAH corrigen los supuestos mecanismos del TDAH.

En mis trabajos anteriores he llamado «modelo de acción farmacológica centrado en la enfermedad» a la idea de que los fármacos actúan sobre un proceso cerebral anormal que se supone que produce los síntomas de un trastorno o enfermedad. El modelo centrado en la enfermedad se basa en la manera en la que actúan los fármacos en la mayoría de los casos en el resto de la medicina. Algunos medicamentos actúan contra el origen mismo de la enfermedad, como los antibióticos. Muchos otros se corresponden con lo que podríamos denominar «tratamientos sintomáticos», pero estos también se centran en la enfermedad al actuar contra los mecanismos biológicos que producen los síntomas. Por ejemplo, el salbutamol, un medicamento común para el asma (probablemente, el que contiene su inhalador, si usted padece asma), no interviene en las causas originarias del asma, sino que actúa relajando las vías respiratorias obstruidas del pulmón y, de ese modo, contrarresta el mecanismo que produce el principal síntoma del asma: las sibilancias. Los analgésicos, como el paracetamol y la aspirina, también actúan modificando los procesos biológicos que provocan el dolor, pero no suelen combatir la causa principal del dolor.

No es casualidad que los medicamentos actúen centrándose en la enfermedad: están diseñados para tratar procesos patológicos identificados. Aunque no comprendamos del todo sus mecanismos de acción, como ocurre con el paracetamol, por ejemplo, podemos suponer más o menos que actúan de esta manera porque en la mayoría de casos no hay otra forma plausible de que se produzcan esos efectos. Pero este no es el caso de los medicamentos psiquiátricos, para los que sí que existe una alternativa.

Este enfoque centrado en la enfermedad sobre cómo funcionan los fármacos sirve para sustentar la manera en la que se presentan los medicamentos psiquiátricos en la bibliografía médica, el *marketing* y los medios de comunicación, y se utiliza para justificar el uso de estos fármacos en la mayoría de situaciones en las que se hace. A veces, el mensaje es explícito, como cuando se dice que los antidepresivos rectifican un desequilibrio químico subyacente, pero otras veces permanece implícito.

A lo largo de este libro examinaremos detenidamente las pruebas que hay de este enfoque sobre la acción de los antidepresivos, pero en mis trabajos anteriores he expuesto que no se ha demostrado que ningún fármaco psiquiátrico funcione de este modo. Asimismo, existe una forma alternativa de entender lo que hacen los antidepresivos y otros fármacos similares, que es plausible y está científicamente corroborada.

EL MODELO DE ACCIÓN FARMACOLÓGICA CENTRADO EN EL FÁRMACO

La otra manera de explicar los efectos de los fármacos psiquiátricos es lo que he denominado el «modelo centrado en el fármaco». Este modelo plantea que los medicamentos psiquiátricos, como los antidepresivos, afectan a nuestros sentimientos y comportamiento de la misma manera que el alcohol y las drogas recreativas. Hace hincapié en el hecho evidente de que los fármacos psiquiátricos son drogas, y que las drogas son sustancias químicas que alteran nuestra biología. Las sustancias que llegan a nuestro cerebro, como los psicofármacos y las drogas recreativas, alteran el estado normal del cerebro. Lejos de corregir un desequilibrio químico o anomalía subyacente, los fármacos psiquiátricos trastornan nuestra química cerebral normal, y eso influye en la manera en la que se comunican los nervios del cerebro y puede modificar la propia estructura y organización del cerebro mismo.

Estos cambios provocan alteraciones en nuestra actividad mental: trastocan nuestras sensaciones (la manera en la que percibimos las cosas) y la forma en que sentimos, pensamos y nos comportamos. Estos efectos se producen en cualquier persona que tome estas sustancias y, aunque siempre hay cierto grado de variación entre individuos, no se restringen a las personas que tienen un trastorno o diagnóstico concreto. Los efectos también pueden observarse en animales. La idea de la doctora Ellie de que los antidepresivos solo afectan a las personas con depresión es incorrecta.

En ocasiones, nos referimos a los fármacos que alteran nuestros estados mentales normales como sustancias químicas psicoactivas o psicotrópicas («que cambian el rumbo de la mente»). Aunque solemos aplicar este término a las drogas recreativas, también puede considerarse que los fármacos psiquiátricos tienen propiedades psicoactivas, lo que significa que producen alteraciones mentales características que difieren de nuestro estado mental habitual, es decir, cuando no estamos bajo la influencia de una droga. Cada sustancia que entra en nuestro cerebro, ya sea una droga recreativa o un medicamento recetado, produce sus propios efectos característicos que dependen de la manera en la que su composición química particular afecta al cerebro y al cuerpo.

Algunas sustancias psicoactivas provocan cambios más grandes que otros. Los efectos de la cafeína son relativamente leves, por ejemplo, mientras que el alcohol y la heroína tienen efectos más evidentes (aunque la dosis también influye). Al igual que las drogas recreativas, algunos fármacos psiquiátricos producen alteraciones sutiles, mientras que otras resultan más claras. Teniendo en cuenta que las personas tienen distintos gustos y preferencias, por definición, las drogas recreativas tienen efectos que algunas personas disfrutan, al menos a corto plazo. Muchos medicamentos que se prescriben para los problemas de salud mental también pueden producirlos, como las benzodiazepinas y la anfetamina, de ahí que también se usen con fines recreativos. Por el contrario, algunos fármacos psiquiátricos, incluyendo la mayoría de antidepresivos y de antipsicóticos, generan estados que pueden variar entre ligeramente desagradables a muy desagradables para la mayoría de personas[5].

Mientras que el modelo centrado en la enfermedad considera que los fármacos psiquiátricos alivian los problemas psicológicos al restablecer el funcionamiento normal del cerebro, el modelo centrado en el fármaco implica que las alteraciones producidas por los fármacos se superponen al estado mental del individuo, ya sea por depresión, ansiedad o cualquier otro sentimiento o pensamiento angustioso o no deseado. Al tomar el fármaco, se sustituye el estado emocional original por un estado inducido por sustancias químicas. Si la angustia y la perturbación subyacentes son graves, la persona que lo sufre o aquellas que intentan ayudarlo pueden considerar preferible que se encuentre en un estado inducido por estas sustancias.

Podemos entenderlo si pensamos en los conocidos efectos del alcohol. El alcohol altera nuestro estado mental y nuestro comportamiento habitual, y produce en líneas generales los mismos cambios característicos en todas las personas…, y también en los animales. Normalmente, el alcohol nos tranquiliza, nos relaja y nos desinhibe. Estos efectos pueden aliviar a alguien con una ansiedad extrema y ayudar a quienes son excesivamente tímidos, a los que se podría diagnosticar con un «trastorno de ansiedad social». El alcohol no alivia rectificando un desequilibrio químico subyacente, sino superponiendo sus efectos calmantes a la ansiedad del individuo, y estos efectos calmantes son una consecuencia de la forma en la que el alcohol interfiere en las funciones cerebrales normales. También sabemos que los efectos embriagadores del alcohol pueden reemplazar temporalmente los sentimientos subyacentes de tristeza o abatimiento. Existe una expresión para esta situación: «ahogar las penas».

LOS CAMBIOS QUE PRODUCEN LOS FÁRMACOS PSIQUIÁTRICOS

Con el modelo centrado en el fármaco, por ende, lo que nos interesa saber sobre un fármaco determinado es cómo altera nuestra biología y cómo afectan esos cambios a nuestros pensamientos y sentimientos. Solo cuando comprendamos en qué consisten estos cambios, podremos evaluar cómo podría influir dicho fármaco en alguien que se encuentra en una situación angustiosa y si es susceptible de resultar o no beneficioso. Sin embargo, de inmediato nos encontramos con la dificultad de que hay muy poca investigación relevante al respecto. Carecemos de estudios de calidad contrastada en animales, así como de estudios con voluntarios que no padecen problemas de salud mental, que puedan esclarecer en detalle cómo influyen en la actividad mental y en la conducta normales. Este hecho debería sorprendernos y preocuparnos. Significa que hay millones de personas tomando sustancias que afectan al cerebro sin que sepamos cómo repercuten sus efectos biológicos en nuestras funciones mentales.

Las alteraciones que producen algunos fármacos, como las benzodiazepinas, se conocen bien porque son inmediatas y evidentes. Esto hace que resulte relativamente fácil comprender sus efectos desde un enfoque centrado en el fármaco. Básicamente, las benzodiazepinas son fármacos tranquilizantes. De una forma similar al alcohol, reducen los niveles de agitación e inhiben la actividad del sistema nervioso, induciendo somnolencia y sueño, y ralentizando el tiempo de reacción. Actúan como relajantes musculares y producen una sensación de calma y relajación. Las personas que se sienten extremadamente ansiosas o agitadas suelen agradecer estos efectos.

Sabemos que las benzodiazepinas actúan potenciando la actividad de una sustancia química del cerebro denominada «ácido gamma-aminobutírico» (abreviada como GABA, del inglés). El GABA funciona como un inhibidor general de la actividad del cerebro y del sistema nervioso. No obstante, el organismo se adapta pronto para contrarrestar sus efectos y, por lo tanto, se vuelven más débiles. Estas adaptaciones son también las que dan lugar a los bien conocidos efectos del síndrome de abstinencia que se asocia a las benzodiazepinas.

Los efectos inmediatos de las benzodiazepinas y algunos de sus síntomas de abstinencia son predecibles a partir de sus efectos sobre el GABA, pero tienen otros efectos inexplicables tras un uso prolongado, como el deterioro cognitivo y otros efectos neurológicos y emocionales persistentes después de su retirada[6]. Esto ilustra cómo incluso los fármacos cuyas acciones se conocen relativamente bien pueden tener efectos impredecibles y sorprendentes, y no en el buen sentido.

LOS CAMBIOS QUE PRODUCEN LOS ANTIDEPRESIVOS

Sabemos bastante menos sobre los cambios mentales y conductuales producidos por los antidepresivos y sobre los mecanismos que hay detrás de esos cambios. En primer lugar, conviene explicar que los antidepresivos proceden de una gran variedad de clases de sustancias químicas; así que, a diferencia de las benzodiazepinas, que ejercen todas la misma acción básica, es imposible describir todo el conjunto de alteraciones que producen los antidepresivos.

Al igual que las benzodiazepinas y otros fármacos que afectan al cerebro, los antidepresivos modifican la acción de una clase de sustancias químicas cerebrales conocidas como «neurotransmisores». Los neurotransmisores, entre los que se incluyen la serotonina, el GABA y otras sustancias químicas como la noradrenalina, la dopamina y el glutamato, ayudan a transmitir los impulsos eléctricos que viajan por el cerebro de una neurona a otra. Cuando el impulso llega a la terminación nerviosa, el nervio libera la sustancia neurotransmisora a la hendidura conocida como «sinapsis», que se encuentra entre dos células nerviosas. La sustancia química atraviesa la sinapsis y activa un receptor en el nervio adyacente. La activación de este receptor propaga entonces el impulso eléctrico a esta segunda neurona o, como ocurre generalmente con el GABA, este proceso inhibe la transmisión del impulso.

Una vez que la sustancia neurotransmisora ha activado o inhibido la transmisión del impulso nervioso, vuelve a salir de la sinapsis (donde está activa) y se retira a la célula nerviosa (donde no lo está), y se almacena en la neurona hasta que se libera de nuevo en la sinapsis. Este proceso se conoce como «recaptación» y lo posibilitan unas proteínas denominadas «proteínas transportadoras», que literalmente transportan al neurotransmisor fuera de la sinapsis. Por ejemplo, la serotonina se vuelve a absorber en la neurona gracias a la proteína transportadora de serotonina (abreviada normalmente como SERT). La figura 1 ilustra este proceso en relación con la serotonina:

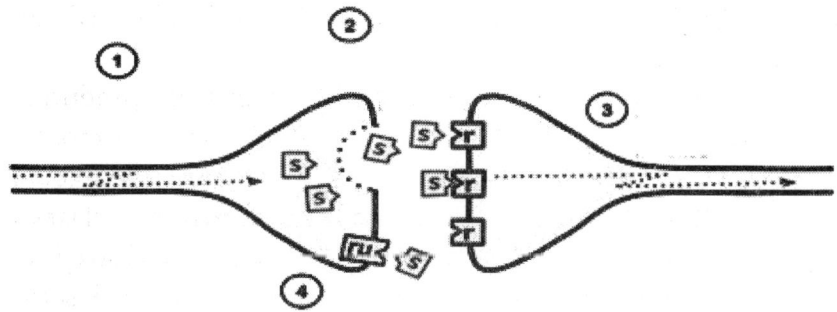

Figura 1: 1) Se produce un impulso eléctrico y se libera la serotonina;
2) la serotonina atraviesa la sinapsis y se une a los receptores;
3) un nuevo impulso puede desencadenarse o inhibirse;
4) las proteínas encargadas de la recaptación devuelven la serotonina a la neurona.

Los inhibidores selectivos de la recaptación de la serotonina (ISRS) son antidepresivos que inhiben la acción de la proteína transportadora de la serotonina, y este es el mecanismo por el que se cree que incrementan la cantidad de serotonina disponible en la sinapsis y aumentan la transmisión de impulsos nerviosos relacionados con la serotonina. Como veremos más adelante, todavía no se sabe con certeza cuáles son sus efectos finales en la actividad serotoninérgica. Además, aunque estén diseñados para actuar específicamente sobre la serotonina, los ISRS, al igual que otros tipos de antidepresivos, también afectan a otras sustancias químicas del cerebro, como la noradrenalina, el GABA, el glutamato y los opioides naturales del organismo (las endorfinas)[7].

El modelo de acción de los ISRS centrado en la enfermedad sugiere que corrigen una deficiencia subyacente de serotonina en la sinapsis. El modelo centrado en el fármaco, por el contrario, plantea que lo que necesitamos saber es cómo las alteraciones neuroquímicas inducidas por los ISRS y otros tipos de antidepresivos modifican nuestros niveles de estimulación, sensaciones, pensamientos, sentimientos y comportamiento en general; no cómo regulan una hipotética —no demostrada— anomalía química del cerebro (u otra disfunción biológica) y no simplemente cómo afectan al bajo estado de ánimo, o ansiedad, o cualquier otra afección.

ALTERACIONES COMUNES PRODUCIDAS POR LOS ANTIDEPRESIVOS

ANTIDEPRESIVO	ALTERACIÓN
ISRS (inhibidor selectivo de la recaptación de serotonina)	Somnolencia, fatiga y letargo de grado variable (dependiendo del agente individual y de la dosis); embotamiento emocional; disfunción sexual; agitación, especialmente en personas jóvenes; náuseas; mareos; aumento de peso; insomnio.
IRSN (inhibidor de la recaptación de serotonina y noradrenalina)	Somnolencia, fatiga y letargo; embotamiento emocional; disfunción sexual; agitación, especialmente en personas jóvenes; náuseas; mareos; aumento de peso; insomnio.
Mirtazapina	Somnolencia, fatiga y letargo; embotamiento emocional[8]; aumento significativo de peso; hipersomnia (aumento del sueño).
Bupropión	De efecto ligeramente estimulante, puede producir agitación en distintos grupos de edad, pérdida de peso (o ningún efecto sobre el peso), insomnio, ansiedad, convulsiones (en dosis altas)[9].
Vortioxetina	No está claro: se ha señalado somnolencia, embotamiento emocional, irritabilidad y agitación[10]. También disfunción sexual, náuseas, diarrea, vómitos, estreñimiento, picor, mareos, insomnio[11].
Antidepresivos tricíclicos (p. ej., la imipramina y la amitriptilina)	Somnolencia significativa, disminución de los tiempos de reacción y del rendimiento en pruebas cognitivas; el embotamiento emocional no está bien documentado; disfunción sexual (dependiendo del agente individual); aumento de peso; hipersomnia.
Agomelatina	Las alteraciones mentales son menos significativas que con otros antidepresivos. Puede provocar somnolencia y fatiga. Menos embotamiento emocional que con otros antidepresivos[12]. Ningún efecto, o efecto mínimo, sobre la función sexual. Náuseas, mareos, mínimo aumento de peso.
Reboxetina	De efecto ligeramente estimulante, puede producir agitación, mareos, náuseas, disminución del apetito (sin aumento de peso), insomnio.

En la tabla he resumido los cambios inducidos por diferentes clases de antidepresivos. No obstante, hay variaciones tanto entre las clases de antidepresivos como entre aquellos del mismo grupo, especialmente en el caso de los inhibidores selectivos de la recaptación de la serotonina. Algunos ISRS, como la fluoxetina (Prozac) y el citalopram, tienen unos efectos relativamente leves, y puede que las personas que los toman no se sientan particularmente diferentes de lo habitual, mientras que otros, como la sertralina, tienen efectos más evidentes.

Muchos antidepresivos hacen que la gente se sienta cansada y aletargada. Las personas que los toman dicen sentirse «groguis» o «adormiladas todo el rato», y experimentan «fatiga constante» y «apatía». Además de estos efectos, tienen problemas de concentración y falta de agudeza mental, y describen sensaciones de «embotamiento», «lentitud», «falta de claridad y pensamientos confusos»[13]. El centro médico Mayo Clinic advierte de que «la fatiga y la somnolencia son comunes, especialmente durante las primeras semanas del tratamiento con antidepresivos»[14]. Sin embargo, ni los ISRS ni los IRSN son sedantes como tal, y es más probable que causen insomnio que hipersomnia o aumento de sueño[15]. Los antidepresivos tricíclicos más antiguos y el fármaco más nuevo, la mirtazapina, tienen efectos sedantes de forma más habitual, y todos estos antidepresivos tienden a favorecer el aumento de peso (algunos más que otros)[16]. Por el contrario, dos antidepresivos, el bupropión y la reboxetina, poseen algunas propiedades estimulantes.

La experiencia de Mark sobre los efectos iniciales de los antidepresivos es bastante típica. Esto fue lo que me contó cuando empezó a tomarlos:

> La medicación me hacía sentir atontado y un poco desorientado, y fui dos veces al médico para probar con otro fármaco diferente porque los efectos me resultaban desagradables. Con el tercero también me sentí atontado y raro, pero acabé desistiendo de buscar uno que tuviera menos efectos secundarios y pensé que eso era lo mejor que podía esperar.

Sabemos que los inhibidores selectivos de la recaptación de la serotonina y muchos otros antidepresivos tienen con frecuencia efectos adversos en la función y el deseo sexual. También es sabido que pueden reducir la intensidad de las emociones en general. Las personas describen que se sienten menos tristes y ansiosas, pero también que dejan de sentir placer, felicidad, alegría o entusiasmo. Una persona que había consumido anteriormente antidepresivos describió la experiencia del siguiente modo: «Me "aplanan"... ni carcajadas ni llantos. [...] No me siento yo del todo». Otra persona afirmó: «Los medicamentos me hacen estar totalmente desconectada de todo y como sin vida»[17].

Los síntomas de abstinencia que pueden aparecer cuando se dejan de tomar antidepresivos, así como la disfunción sexual persistente que se ha identificado recientemente, reflejan cómo estos fármacos modifican múltiples mecanismos biológicos y que estas alteraciones pueden tardar mucho tiempo en volver a la normalidad cuando se dejan de tomar. Solo cuando somos conscientes de todas las maneras en las que un fármaco cambia nuestra actividad mental, emociones y funciones corporales, tanto a corto como a largo plazo, podemos evaluar si su consumo puede quizás merecer la pena. Volveremos sobre esta cuestión después de examinar con más detalle las pruebas de los ensayos clínicos con antidepresivos y la naturaleza de los cambios emocionales que producen. Pero, por ahora, es importante comprender el principio de que esto es lo que hacen los antidepresivos.

El modelo centrado en el fármaco tiene que constituir nuestra base fundamental para entender lo que hacen los psicofármacos, porque resulta innegable que alteran el estado normal del cerebro. Como consecuencia, influyen en los sentimientos y en la conducta de quienes los toman, del mismo modo que los alteran el consumo de alcohol y otras drogas recreativas. Sin embargo, la mayoría de los médicos no hablan así de los antidepresivos. Aunque se reconoce la existencia de alteraciones inducidas por los antidepresivos, se las designa como «efectos secundarios», lo que las hace parecer casuales y sin importancia.

Así pues, si le recetan un antidepresivo, es posible que le digan (dependiendo del tipo de antidepresivo que le prescriban) que puede provocarle cansancio y disfunción sexual, e incluso que es posible que atenúe sus emociones. Pero, como sigue predominando el modelo centrado en la enfermedad, lo más probable es que le presenten estos efectos como irrelevantes en comparación con el impacto previsto del fármaco en sus síntomas mentales y estado de ánimo, como algo que hay que aguantar mientras se espera a que la acción del fármaco surta efecto.

El modelo centrado en el fármaco constituye la forma más plausible de explicar los efectos de los antidepresivos y otros psicofármacos. La idea de que su funcionamiento se centra en la enfermedad, actuando contra un mecanismo subyacente, es una mera suposición que ignora la realidad de que se trata de fármacos que tienen efectos que alteran el estado mental normal y el cerebro, y además influyen de una forma u otra en el estado emocional subyacente de las personas.

REACCIONES

No soy yo la primera persona que expresa estas ideas sobre lo que realmente hacen los fármacos psiquiátricos. El psiquiatra estadounidense Peter Breggin lleva desde los años ochenta exponiendo la manera en la que estos fármacos alteran el funcionamiento normal del cerebro y la actividad mental. En su libro *Toxic Psychiatry* (*Psiquiatría tóxica*), publicado en 1991, afirmó que todos los fármacos psiquiátricos actúan produciendo una «disfunción cerebral»[18]. Un grado leve de disfunción cerebral merma las capacidades mentales más sofisticadas, como las emociones, la sensibilidad, la iniciativa y la creatividad. A propósito de los antidepresivos, señalaba que, lejos de corregir la deficiencia de serotonina, provocan «enormes desequilibrios en el sistema [de la serotonina]» y advertía que «no estamos en disposición de manipular con seguridad las actividades tan extraordinariamente complejas del cerebro»; unas palabras proféticas en vista de las complicaciones duraderas del tratamiento con antidepresivos que están saliendo ahora a la luz.

Un número cada vez mayor de psiquiatras en ejercicio se acogen a la explicación centrada en el fármaco de lo que hacen los medicamentos psiquiátricos. La utilizan como base para las conversaciones sobre el tipo de alteraciones mentales y físicas que los pacientes pueden esperar con un fármaco determinado; las consecuencias positivas y negativas de dichas alteraciones; los riesgos físicos asociados al consumo de una sustancia que altera el estado mental y el cerebro, y, por último, cómo se traducen estas consideraciones en la situación individual del paciente.

Por el contrario, los psiquiatras académicos y figuras prominentes de la profesión han ignorado deliberadamente este enfoque centrado en el fármaco. Incluso cuando apuntan que los fármacos psiquiátricos podrían no ser tan útiles como se afirma, no cuestionan la presunción de que estos fármacos funcionan al actuar sobre mecanismos biológicos[19]. En cambio, otros profesionales han incorporado el modelo centrado en el fármaco y, por ejemplo, se incluye en numerosos manuales, informes y asignaturas universitarias de psicología[20].

En un inusual ejemplo de implicación en el debate sobre la acción de los fármacos, dos psiquiatras británicos han intentado ofrecer una alternativa a los modelos centrados en la enfermedad y en los fármacos. A este enfoque lo denominaron el «modelo pragmático» o «de resultado de la acción farmacológica», y lo explicaron como aplicable cuando «la investigación ha demostrado la eficacia de ciertos medicamentos para determinadas indicaciones clínicas, pero no se sabe con certeza cómo se consigue este efecto». En una encuesta realizada entre sus colegas, descubrieron que la mayoría se decantaba por el modelo «centrado en el resultado» frente a los modelos centrados en la enfermedad o en el fármaco[21]. Este punto de vista también está implícito en las numerosas respuestas a nuestro artículo sobre la serotonina, que sugerían que no importa lo que hagan exactamente los antidepresivos, sino solo que se haya demostrado que funcionen.

Pero el modelo centrado en el resultado no es en absoluto un modelo de acción farmacológica. No aporta nada sobre la manera en la que los fármacos pueden modificar sentimientos, pensamientos o conductas no deseadas. Simplemente sirve para que los médicos puedan seguir actuando como si el modelo centrado en la enfermedad fuera cierto, a sabiendas de que en realidad no se puede corroborar. Pero la cuestión de cómo funcionan los fármacos psiquiátricos no puede dejarse de lado sin más, porque las distintas posibilidades que hay —los modelos centrados en la enfermedad y en el fármaco— tienen implicaciones radicalmente diferentes.

A las personas que se les recomienda tomar un medicamento sujeto a prescripción médica en el marco del modelo centrado en la enfermedad, tanto si se hace de manera explícita como si se deja implícito, se les está diciendo en el fondo que tienen una anomalía en su cerebro y que el medicamento les ayudará a remediarla. En esta situación, si no hay otros factores que tener en cuenta, tiene sentido tomarlo. ¿Quién podría rechazar lógicamente la oportunidad de corregir su anomalía cerebral si se le ofrece la herramienta para lograrlo?

El modelo centrado en el fármaco, por otra parte, pone de relieve que se trata de sustancias químicas que, lejos de devolver nada a la normalidad, inducen un estado físico y mental artificial al interferir en el funcionamiento normal del cuerpo y del cerebro. En ocasiones, esto será preferible a la situación de malestar por la que está pasando alguien, y a veces los beneficios superarán a las inevitables consecuencias negativas. Pero, a menudo, tomar un fármaco en esta situación hará más mal que bien, sobre todo si se ingiere día tras día durante años y años.

Consumir un medicamento que afecta al cerebro es un proceso intrínsecamente arriesgado, como ya señaló Peter Breggin. Cuando se introduce una sustancia química externa en un sistema químico y eléctrico sumamente complejo y delicadamente equilibrado, se desestabiliza. Esto provoca alteraciones inmediatas en las capacidades mentales y experiencias, y tiene efectos colaterales que pueden tardar semanas o meses en desarrollarse y que tal vez solo se manifiesten cuando se retira el fármaco.

El modelo centrado en el fármaco ofrece una explicación científica y de sentido común sobre lo que hacen los fármacos psiquiátricos. No hay por qué suponer que funcionan desde la perspectiva de un enfoque centrado en la enfermedad, y tampoco hay pruebas de que lo hagan. Por desgracia, hay mucha gente empeñada en mantener esta información al margen del dominio público.

PARTE II
La historia

El origen de la teoría del desequilibrio químico y los primeros antidepresivos

La idea de que los fármacos psiquiátricos alteran nuestros sentimientos y conductas normales —lo que he denominado el «modelo centrado en el fármaco»— es nuestra forma intuitiva de pensar en las sustancias farmacéuticas que afectan al cerebro. Esta idea nos resulta familiar si pensamos en la manera en la que el alcohol y otras drogas recreativas superponen sus efectos a nuestros pensamientos y sentimientos subyacentes, y la mayoría de la gente también entiende de este modo los efectos de los fármacos tranquilizantes, como las benzodiazepinas. Pero poca gente piensa así cuando se trata de los antidepresivos.

¿Cómo es posible que el modelo de acción farmacológica centrado en la enfermedad —es decir, la idea de que los fármacos actúan sobre desequilibrios químicos subyacentes u otras anomalías cerebrales— se haya convertido en la forma predominante de concebir fármacos como los antidepresivos? ¿Cómo ha podido esta forma de pensar eclipsar el modelo centrado en el fármaco, hasta el punto de que la mayoría de la gente —profesionales, académicos y la sociedad en general— ni siquiera se plantea que los antidepresivos son fármacos que alteran nuestra psique e, inevitablemente, nuestra manera de sentir? ¿Cómo hemos llegado a dar por sentado que funcionan actuando sobre el mecanismo de una hipotética enfermedad o anomalía cerebral?

Como veremos, el modelo centrado en la enfermedad se adoptó no porque hubiera pruebas científicas sólidas que indicaran que era acertado, sino porque satisfacía las ambiciones de los profesionales de la psiquiatría de ser como los demás médicos y ofrecer tratamientos parecidos a los del resto de la medicina. El éxito de este punto de vista atestigua el poder de la profesión, respaldada por el enorme apoyo financiero de la industria farmacéutica, para fijar los parámetros de nuestro conocimiento sobre los fármacos psiquiátricos.

La historia demuestra que el modelo centrado en la enfermedad no siempre fue la postura dominante. Su evolución es también la historia de la teoría del desequilibrio químico de los trastornos mentales y de los propios antidepresivos. Al menos, es la historia de cómo llegamos a considerar que ciertas sustancias químicas podían ser antidepresivas. Y explica cómo hemos llegado a la preocupante situación en la que ahora nos encontramos, en la que millones de personas recurren a sustancias químicas cuyos efectos no comprendemos del todo bien. Es también la historia de cómo la ciencia puede descarriarse por completo.

LA EVOLUCIÓN DE LAS IDEAS SOBRE LA ACCIÓN FARMACOLÓGICA

Antes de los años cincuenta del siglo xx, los medicamentos que se prescribían para los problemas de salud mental se entendían implícitamente según el modelo centrado en el fármaco. Los barbitúricos, identificados como fármacos sedantes, se comercializaban para tratar el insomnio y la ansiedad, y, a finales de los años treinta, se introdujo la anfetamina en el mercado. La anfetamina se consideraba un estimulante, y se sabía que aumentaba el estado de alerta, la energía y la felicidad o euforia. Se utilizaba como inhibidor del apetito, y también se recetaba para el cansancio y el bajo estado de ánimo[1].

En aquel momento, no hubo apenas reticencia a la hora de prescribir fármacos que produjeran alteraciones del estado mental, y los anuncios publicitarios mostraban con toda franqueza el tipo de cambios conductuales que podían producir los fármacos. Los anuncios de anfetaminas mostraban a hombres y mujeres elegantemente vestidos, seguros de sí mismos, alerta y listos para la acción[2]. Los anuncios de barbitúricos representaban a personas que se calmaban y se iban a dormir[3].

La iproniazida, el fármaco al que se suele hacer referencia como el primer antidepresivo, también se describió en un principio recurriendo al modelo centrado en el fármaco: es decir, atendiendo a cómo alteraba la actividad mental y la conducta en general. La iproniazida formaba parte de un grupo de fármacos que se utilizaban para la tuberculosis, que era todavía una enfermedad muy común a mediados del siglo XX. Los antiguos manicomios tenían pabellones especiales para enfermos de tuberculosis, y en ellos se observó que las personas que tomaban estos fármacos antituberculosos se mostraban más animadas y eufóricas. Según se cuenta, al parecer bailaban en los pabellones[4].

La década de 1950 fue una época de gran entusiasmo en el ámbito de la psiquiatría por la posibilidad de encontrar tratamientos para los problemas más graves de salud mental. Se había desarrollado una nueva línea de fármacos tranquilizantes para las personas con esquizofrenia, y había un ferviente deseo de descubrir fármacos que ayudaran también a las personas con depresión. Así que, cuando se observaron los efectos de los fármacos para la tuberculosis, algunos psiquiatras llegaron a la conclusión de que habían encontrado justo lo que estaban buscando, y empezaron a administrar estos medicamentos a los pacientes con depresión[5].

Las primeras menciones de los efectos de la iproniazida dejan claro que se trataba de una sustancia estimulante, además de un antibiótico. Los estudios describían su capacidad para aumentar la energía, reducir el cansancio y producir hiperactividad, insomnio y, algunas veces, paranoia, de forma similar a la anfetamina, y, como la anfetamina, podía provocar euforia[6]. La similitud se reconoció ya entonces, y la iproniazida se describió como un «fármaco con propiedades estimulantes»[7].

Sin embargo, las opiniones sobre los nuevos tipos de fármacos empleados en psiquiatría empezaron a cambiar rápidamente. Aunque en un principio se consideraron tranquilizantes, pronto se asumió que los fármacos que se utilizaban para el tratamiento de la esquizofrenia en los años cincuenta y sesenta no intervenían en un proceso general de relajación, sino que actuaban sobre el mecanismo subyacente de la enfermedad. Poco a poco empezaron a conocerse como «antipsicóticos», el término que seguimos usando todavía, lo que refleja la idea que se tenía de que combatían los síntomas psicóticos de la esquizofrenia desde un enfoque centrado en la enfermedad[8].

La misma transformación tuvo lugar con la iproniazida, que se fue posicionando cada vez más, no como un estimulante, sino como un fármaco exclusivo para la depresión. Los artículos académicos empezaron a dedicar secciones específicas para sus denominados «efectos terapéuticos» y sus «efectos secundarios» o «efectos nocivos». Se señalaba que los efectos terapéuticos consistían en una «mejora psicológica» vagamente definida, que ahora se desvinculaba del perfil genérico de fármaco estimulante, a lo que ya no se hacía alusión. Tan solo en la letra pequeña del apartado de los «efectos secundarios» se indicaba que la iproniazida generaba «sobreestimulación» e insominio[9]. Era una cortina de humo. Se describe el efecto del fármaco sobre el estado de ánimo; se sugiere que esto podría reflejar su acción sobre el mecanismo subyacente de la depresión; se olvida señalar los efectos estimulantes, que también podrían explicar sus efectos sobre el estado de ánimo, y, ¡abracadabra!, se consigue un antidepresivo.

Un destacado psiquiatra estadounidense de la época, Nathan Kline, sugirió que la iproniazida y otros fármacos similares diferían de los estimulantes convencionales porque podían estimular la mente de forma selectiva, sin estimular el cuerpo. Los denominó «psicoenergizantes»[10]. No había pruebas que respaldaran este punto de vista, pero contribuyó a reforzar la idea de que había fármacos que podían combatir problemas psicológicos o emocionales. También posibilitó que se trazara una línea divisoria entre los fármacos para la depresión (el término *antidepresivo* todavía no se había puesto de moda) y la anfetamina, que estaba empezando a ganarse una mala reputación debido a su popularidad en la floreciente escena de las drogas recreativas. Era bien sabido que la anfetamina provocaba alteraciones generales del funcionamiento mental y físico, por lo que posicionarla como un tratamiento médico específico era todo un reto.

LA IMIPRAMINA Y EL CONCEPTO DE *ANTIDEPRESIVO*

El psiquiatra suizo Roland Kuhn fue la primera persona en utilizar el término *antidepresivo* de una forma que acabó calando hondo. La formación de Kuhn estuvo influida por el psicoanálisis, popular en Suiza a principios del siglo XX, pero, cuando llegaron a la psiquiatría nuevos tratamientos físicos, como la terapia electroconvulsiva, Kuhn se convirtió en un defensor de los enfoques biológicos para explicar los trastornos mentales. A finales de la década de 1950, publicó dos artículos similares sobre un fármaco denominado «imipramina», que afirmó que tenía «notables propiedades antidepresivas» y una «potente acción antidepresiva»[11].

Desde el punto de vista químico, la imipramina es similar a un fármaco llamado «clorpromazina», que fue el primero de los nuevos fármacos tranquilizantes disponibles para las personas diagnosticadas de esquizofrenia. Lejos de tener propiedades estimulantes, la imipramina tiene efectos sedantes, como sus parientes tranquilizantes, aunque no es tan potente como estos. De hecho, Kuhn recibió en un principio la imipramina de la empresa farmacéutica Geigy para probarla con la esquizofrenia. Kuhn cambió la clorpromazina que sus pacientes estaban tomando por la imipramina, y el mito que se ha ido gestando desde entonces es que la imipramina no mejoraba los síntomas de la esquizofrenia, sino que hacía que los pacientes se sintieran eufóricos. Estos efectos inspiraron a Kuhn la idea de que podría ser útil para la depresión.

Sin embargo, la imipramina no produce euforia, y lo que parece que ocurrió, según las reflexiones posteriores de Kuhn y Alan Broadhurst, un químico de Geigy, es que la imipramina no era un tranquilizante tan eficaz como la clorpromazina. Por consiguiente, los pacientes que tomaban imipramina sentían agitación y, en algunos casos, sobreexcitación y psicosis, muy probablemente debido a la retirada de la clorpromazina y de sus efectos tranquilizantes[12].

Tras constatar que el fármaco no funcionaba en personas con esquizofrenia, Kuhn lo administró a pacientes con depresión. Describió sus efectos en términos muy elogiosos, junto con declaraciones de transformaciones y curas milagrosas, que recuerdan a los primeros informes sobre el Prozac, tres décadas más tarde.

Sin embargo, incluso para los estándares de la época, el enfoque de Kuhn resultaba insuficiente. Ninguno de sus dos primeros trabajos contenía cifras ni comparaciones sistemáticas, sino que estos se limitaban a las impresiones y opiniones personales de Kuhn, incluyendo afirmaciones improbables como que los pacientes que habían estado deprimidos durante años se curaban en cuestión de días. También alegaba que estas personas se habían curado casualmente de diversas afecciones físicas, como problemas sexuales y estreñimiento, lo que resulta improbable, ya que se trata de efectos secundarios asociados al fármaco. No obstante, según Kuhn, el medicamento apenas tenía efectos secundarios. El hecho de que varios pacientes sufrieran desmayos durante el tratamiento se mencionó tan someramente que fácilmente podría haber pasado desapercibido.

Aunque Kuhn no expuso de forma explícita en estos trabajos cómo creía que funcionaba la imipramina, dio a entender que actuaba sobre el mecanismo biológico subyacente de la depresión, o al menos de algunos tipos de depresión. Insistió en que, si se dejaba de tomar el fármaco, «la enfermedad reaparecía»[13], lo que sugería que, aunque era posible que el fármaco no curase la enfermedad de forma permanente, contrarrestaba los mecanismos defectuosos que producían los síntomas, recurriendo a un enfoque centrado en la enfermedad. En ninguna parte describió las alteraciones generales que produce la imipramina, como sus efectos sedantes, ni cómo podían repercutir en el estado de ánimo. Más tarde, Kuhn declaró de manera más explícita que la imipramina «se había convertido en un tratamiento específico de los estados depresivos»[14].

A pesar de que los trabajos de Kuhn sobre la imipramina apenas se parecían a artículos científicos, y de que el propio Kuhn admitió posteriormente que sus «métodos eran completamente diferentes de los que se aplican hoy en día en la investigación clínica»[15], la imipramina se adoptó rápidamente e inauguró el con cepto de *antidepresivo*. Los laboratorios farmacéuticos estaban tan convencidos de sus beneficios que produjeron una generación de fármacos sucedáneos, que pasaron a conocerse como «antidepresivos tricíclicos» (debido a su estructura molecular de tres anillos). Algunos de estos medicamentos se siguen prescribiendo en la actualidad, sobre todo la amitriptilina, que se utiliza para la depresión, la ansiedad, el insomnio y el dolor.

El hecho de que los artículos de Kuhn convencieran a la gente con tanta facilidad pone de relieve el interés que había en psiquiatría por descubrir un fármaco que pudiera considerarse antidepresivo, así como las pocas pruebas que se necesitaban para demostrar que ese fármaco existía realmente. Con todo, hubo quienes se mostraron escépticos. Algunos no estaban convencidos de que esos fármacos que se pregonaban como antidepresivos hicieran algo más específico que drogar a la gente de una manera u otra.

Un grupo de psiquiatras británicos realizó un ensayo clínico en el que se comparaba la imipramina con un fármaco llamado Drinamyl, una combinación de anfetamina y barbitúrico, popularmente conocido como *purple heart* (literalmente, «corazón púrpura», debido a su forma). No observaron diferencias, por lo que concluyeron que «la imipramina no tiene ninguna acción antidepresiva específica»[16]. Otros investigadores estadounidenses compararon la imipramina con el fármaco tranquilizante clorpromazina. Tampoco encontraron diferencias y concluyeron que no había pruebas de la existencia de fármacos con propiedades específicamente antidepresivas[17].

Aunque ambos grupos estaban formados por psiquiatras e investigadores que gozaban de gran reputación, estaban nadando contracorriente. La mayoría había recibido con los brazos abiertos la idea de que los fármacos como la iproniazida, la imipramina y otros que se habían introducido en el incipiente mercado de los antidepresivos surtían efecto específicamente sobre la raíz biológica de la depresión. En un congreso que tuvo lugar en 1959, un psiquiatra explicó cómo los nuevos antidepresivos tenían «efectos contundentes e inequívocos sobre los estados patológicos y prácticamente ningún efecto sobre los normales»[18]. No se aportaron pruebas, y no existía ninguna, de que no afectaran a las supuestas «personas normales». Otros describieron sus efectos como «curativos»[19], y muchos repitieron la afirmación de que tenían una acción más específica que los estimulantes[20].

Lo que ilustra este breve esbozo histórico es que la idea de que algunos fármacos tienen propiedades antidepresivas no surgió de un minucioso proceso de selección científica, sino porque los psiquiatras así lo quisieron. Se convencieron a sí mismos de que los fármacos eran eficaces mucho antes de que hubiera ensayos clínicos adecuados que pusieran a prueba esta suposición. Más adelante volveremos sobre las pruebas, o la falta de pruebas, de dichos ensayos, pero la cuestión es que, antes de que se estudiaran siquiera, la comunidad psiquiátrica había resuelto que ya disponía de una serie de tratamientos específicos y eficaces para la depresión.

CAMBIO DE MENTALIDAD SOBRE LA DEPRESIÓN

Antes de comprender los orígenes y el desarrollo de la teoría del desequilibrio químico, debemos entender qué sucedía con las ideas que había sobre la depresión a mediados del siglo XX. Nuestra concepción moderna de la depresión como un trastorno médico común no existía formalmente en la primera mitad del siglo XX. La depresión ni siquiera se consideraba como una afección única o distintiva[21]. En esta época, a la gente que iba al médico y refería síntomas de angustia, ansiedad o dificultades para hacer frente a la vida se la tildaba de tener «neurosis», un término popularizado por Sigmund Freud. Se consideraba que las personas cuya neurosis se caracterizaba por sentimientos de tristeza o por la pérdida de interés y placer por la vida tenían una «neurosis depresiva» o «depresión neurótica». Con frecuencia se prescribían medicamentos para estos trastornos «neuróticos», por lo general barbitúricos y otros fármacos sedantes, a pesar de que se pensaba que estas afecciones reflejaban las reacciones emocionales de las personas a acontecimientos y circunstancias vitales del pasado y el presente.

El trastorno relativamente inusual y grave conocido como «melancolía» se consideraba una situación diferente de la «neurosis», que era mucho más común. No se creía que hubiera ningún «tipo concreto de tratamiento» para la melancolía[22]. Por lo general, la gente mejoraba por sí misma, y la labor de los psiquiatras y de otros profesionales consistía en ayudar en la recuperación natural de los pacientes.

En la década de 1930, la anfetamina empezó a comercializarse por la empresa farmacéutica Smith, Kline & French para las personas que padecían depresión leve o neurótica. En la década de 1940, los médicos de cabecera y los psiquiatras ya la recetaban habitualmente, y en los anuncios publicitarios se hacía referencia a ella como un «antidepresivo»[23].

En 1938, se empezó a utilizar la terapia electroconvulsiva en los hospitales. Al principio, estaba pensada para el tratamiento de la esquizofrenia, pero se administró a personas con todo tipo de diagnósticos, y los psiquiatras empezaron a pensar que era especialmente útil para las personas con melancolía.

Por tanto, hacia mediados del siglo xx —antes de que aparecieran los primeros fármacos generalmente aceptados como antidepresivos—, ya empezó a formarse la idea de que había un tipo de neurosis que se caracterizaba por síntomas depresivos y que podía tratarse con un fármaco, concretamente la anfetamina. Al mismo tiempo, surgió la terapia electroconvulsiva como tratamiento para la melancolía o la depresión grave[24].

Durante las décadas que siguieron, hubo un debate sobre si estas dos situaciones —la depresión neurótica y la depresión grave— eran el mismo trastorno. Algunos de los psiquiatras más destacados sostenían que eran categóricamente diferentes y que solo la depresión grave tenía un origen biológico. Otros defendían que la depresión era un trastorno único sin distinción fundamental entre las formas graves y las más leves[25].

Las empresas farmacéuticas que comercializaron los primeros antidepresivos no querían restringir su mercado a la depresión grave, así que ayudaron a promover la idea de que la depresión era un trastorno único, común y susceptible de tratamiento médico. En su libro sobre la historia de los antidepresivos, el psiquiatra e historiador David Healy relata cómo, a principios de la década de 1960, Merck —la empresa que producía amitriptilina, el más popular de los antidepresivos tricíclicos— distribuyó cincuenta mil copias de un libro titulado *Recognizing the Depressed Patient* (*Cómo reconocer al paciente con depresión*), del psiquiatra Frank Ayd[26]. El mensaje de Ayd resultaba muy atractivo para la industria farmacéutica. Indicaba que la depresión era mucho más común de lo que generalmente se creía y que a menudo no se diagnosticaba. Ayd estimaba que una de cada diez personas de la población general necesitaba tratamiento psiquiátrico de algún tipo, en la mayoría de casos por depresión.

Esta visión de la depresión como una única afección no se consolidó hasta la publicación de la tercera edición del *Manual diagnóstico y estadístico de los trastornos mentales* (*DSM*, por sus siglas en inglés), la biblia diagnóstica de la psiquiatría, en 1980, lo que finalmente acabó con el concepto cada vez más frágil de *neurosis*[27]. Pero la idea de que la depresión era muy común y que requería tratamiento farmacológico ya había empezado a arraigar en la década de 1960.

NORADRENALINA Y DEPRESIÓN

Así pues, antes de que se formulara por primera vez la teoría del desequilibrio químico a mediados de los años sesenta, los psiquiatras empezaron a considerar cada vez más la depresión como una afección médica que se originaba por un proceso biológico, y habían llegado a creer que disponían de fármacos para tratarla que actuaban combatiendo ese proceso.

En la primera mitad del siglo XX, hubo un gran interés por lo que se conoce, curiosamente, como el «sistema nervioso simpático»[28]. El sistema nervioso simpático es el sistema de activación del organismo: nos mantiene despiertos, alerta y listos para la acción. La adrenalina y la noradrenalina son los principales mensajeros químicos de este sistema. Juntas, ejercen una gran variedad de acciones, pero solo la noradrenalina se encuentra en el cerebro.

Pronto se descubrió que algunos fármacos estimulantes, como la anfetamina y la efedrina (otro fármaco similar que se utiliza con frecuencia como descongestivo, tanto antes como ahora), estimulaban el sistema nervioso simpático de manera similar a la adrenalina y la noradrenalina[29]. Dado que también mejoraban el estado de ánimo, los primeros investigadores plantearon la hipótesis de que la depresión estaba causada por una disminución de la actividad del sistema nervioso simpático, tal vez como resultado de una deficiencia de noradrenalina en el cerebro[30].

La iproniazida se ajustaba bien a esta teoría. Era conocida por sus efectos estimulantes[31], y se creía que potenciaba los efectos de la adrenalina y la noradrenalina al inhibir la enzima que las desactiva[32]. Esta enzima se conoce como «monoaminooxidasa», porque la noradrenalina y la adrenalina son «monoaminas». La iproniazida y otros fármacos que se desarrollaron después para replicar sus efectos se denominaron posteriormente «inhibidores de la monoaminooxidasa» (o «inhibidores de la MAO»).

LA IMIPRAMINA Y EL MECANISMO DE RECAPTACIÓN

La idea de que la imipramina mejoraba el estado de ánimo era, sin embargo, un enigma, porque no se tenía constancia de que afectara a la noradrenalina o al sistema nervioso simpático. Ahora bien, la mayoría de fármacos que actúan sobre el cerebro afectan de un modo u otro a la mayoría de los neurotransmisores, por lo que, si se quería encontrar una acción de ese tipo, probablemente se podía.

En la década de 1950, un joven bioquímico llamado Julius Axelrod estaba investigando sobre los efectos de la adrenalina y la noradrenalina. Axelrod no era psiquiatra ni tenía especial interés por la salud mental, pero se convirtió en el héroe insospechado de la historia de los primeros antidepresivos. Al utilizar trazadores radioactivos para observar los compuestos químicos con los que estaba investigando, Axelrod fue la primera persona en descubrir el proceso de «recaptación». Demostró cómo la adrenalina y la noradrenalina eran absorbidas de nuevo hacia el interior de la neurona después de que hubieran cumplido su cometido en la transmisión de impulsos nerviosos en la sinapsis y, de ese modo, quedaban inactivas[33]. Ahora se sabe que este proceso tiene lugar con todos los neurotransmisores químicos, incluida la serotonina.

Poco después de esto, Axelrod demostró que diversos fármacos con distintos efectos, incluyendo algunos con propiedades sedantes, como la imipramina y la clorpromazina, o estimulantes, como la anfetamina y la cocaína, inhibían la recaptación de la noradrenalina en distintos tejidos del organismo[34]. Esto se interpretó como una prueba de que estos fármacos podían reforzar la acción de la noradrenalina porque, al inhibir el proceso de recaptación, más noradrenalina permanecería en la sinapsis (la hendidura entre las células nerviosas), donde se mantenía activa. La peculiaridad de que distintas sustancias, con efectos tan diversos en la activación cerebral, produjeran los mismos efectos en la principal sustancia química implicada en el sistema de activación no pareció suscitar ninguna duda.

En aquel momento, la inhibición de la recaptación parecía ser un efecto común a muchos fármacos distintos y no solo a los considerados como antidepresivos, pero aún no se había demostrado que se produjera en el cerebro. Entonces, en 1964, Axelrod y un colega publicaron los resultados de un experimento que comparaba la imipramina con el tranquilizante clorpromazina, lo que reveló que la imipramina, pero no la clorpromazina, inhibía la recaptación de la noradrenalina en el tejido nervioso[35]. De ello se dedujo que la imipramina, de manera concreta, aumentaba la actividad de la noradrenalina en el cerebro.

Esto parecía proporcionar la pieza que faltaba en el rompecabezas, ya que permitió a los investigadores en psiquiatría afirmar que todos los antidepresivos de la época aumentaban la noradrenalina cerebral, mientras que otros fármacos no. Desde entonces, se ha dado por sentado que la inhibición de la recaptación es el mecanismo de acción de la imipramina y otros antidepresivos tricíclicos. De hecho, a veces se los denomina «inhibidores de la recaptación de monoaminas».

Sin embargo, la idea de que los antidepresivos tricíclicos produzcan un aumento neto de la actividad de la noradrenalina carece de sentido. La noradrenalina es una sustancia estimulante, pero la imipramina es un fármaco sedante. La somnolencia es un efecto secundario bien conocido de la imipramina y del resto de antidepresivos tricíclicos, y los estudios con «voluntarios sanos» (personas sin problemas de salud mental) revelan que estos fármacos hacen que la gente se sienta cansada y merman sus capacidades mentales[36].

Hay otras pruebas que confirman que los hallazgos de Axelrod estaban equivocados o eran reales pero irrelevantes. De hecho, nunca ha sido posible demostrar que los antidepresivos tricíclicos aumenten la actividad de la noradrenalina, tal y como se pensaba, y la mayoría de pruebas apuntan a que la disminuyen, lo que resultaría coherente con sus efectos sedantes[37]. Además, no todos los antidepresivos tricíclicos demuestran inhibir la recaptación cuando se someten a experimentos similares a los de Axelrod[38]. Si algunos de ellos inhiben el mecanismo de la recaptación, puede que simplemente se vean eclipsados por sus muchas otras acciones, ya que todos los antidepresivos tricíclicos presentan un amplio espectro de actividad, e influyen en «todos los neurotransmisores, muchos neuropéptidos y la mayoría de hormonas»[39].

En otras palabras, es poco probable que fármacos como los antidepresivos tricíclicos aumenten la noradrenalina, ya que se trata de sustancias sedantes que reducen la vigilia y la actividad, y la noradrenalina forma parte del sistema de activación del organismo. Los hallazgos de Axelrod eran una pista falsa.

Sin embargo, al campo de la psiquiatría no pareció ocurrírsele esta evidente contradicción. Los psiquiatras de aquella época estaban desesperados por tener fármacos que pudieran llamar «antidepresivos» y por desarrollar una teoría para explicar el mecanismo de la depresión que pudiera justificar su uso. No tenían ningún inconveniente en ignorar los hechos que no coincidían con sus necesidades, y la investigación de Axelrod parecía, a simple vista, justo lo que hacía falta para que todo encajara.

Freud y todos aquellos que pensaban que la depresión se podía explicar mejor como una reacción a la desgracia y a la adversidad estaban equivocados. Ahora se creía que la depresión era un trastorno biológico; estaba causada por anomalías específicas de determinadas sustancias químicas del cerebro y, por suerte, estas resultaron ser el objetivo de una nueva gama de medicamentos milagrosos: los antidepresivos.

Resulta difícil sobrestimar la importancia que se les dio, y todavía se les da, a las supuestas propiedades inhibidoras de la recaptación de la imipramina. Suele recordarse a Axelrod —que ganó en 1970 el Premio Nobel por este trabajo, entre otras cosas— por haber demostrado el mecanismo de acción de los antidepresivos tricíclicos[40]. Sin embargo, sus propiedades de recaptación eran más importantes en la imaginación que en la realidad.

LA PRIMERA PRESENTACIÓN DE LA TEORÍA DEL DESEQUILIBRIO QUÍMICO

Los descubrimientos de Axelrod desempeñaron un papel fundamental en la argumentación presentada por Joseph Schildkraut en su famoso artículo de 1965, en el que se articulaba claramente por primera vez la teoría del desequilibrio químico de la depresión. Schildkraut, un investigador que residía en Nueva York, expuso la idea de que «algunas formas de depresión, si no todas, están asociadas a una deficiencia absoluta o relativa de [...] norepinefrina [noradrenalina...] en el cerebro». La mayoría de pruebas que revisó para respaldar su hipótesis se basaban en los efectos de los fármacos, tanto los que él consideraba antidepresivos como aquellos que se había observado que producían depresión[41].

El principal ejemplo de Schildkraut de una sustancia que podía causar depresión fue la reserpina, un fármaco procedente de una planta india llamada *Rauwolfia*. La reserpina se utilizaba como tratamiento para la hipertensión arterial en la década de 1950 y, durante un breve periodo de tiempo, como un tranquilizante para pacientes ingresados en hospitales psiquiátricos. Al igual que otros tranquilizantes de este tipo, la reserpina puede producir síntomas de limitaciones físicas y mentales similares a los de la enfermedad de Parkinson, y a veces apatía y depresión[42]. En la época en la que Schildkraut escribía, muchos científicos pensaban que la reserpina surtía efecto al agotar la noradrenalina del cerebro.

Según Schildkraut, entre los fármacos que potenciaban la actividad de la noradrenalina se encontraban la anfetamina, la iproniazida y la imipramina. Describió la «estimulación conductual» que producían la iproniazida y la imipramina, y señaló que estaba relacionada con el aumento de la actividad de la noradrenalina (lo que probablemente sea así, entre otros mecanismos). A continuación, procedió a analizar cómo el «enigma» de la imipramina —que no se había demostrado que afectara a la noradrenalina— había quedado resuelto con el «descubrimiento» de Axelrod de que inhibía la recaptación de la noradrenalina[43]. Los experimentos de Axelrod permitieron a Schildkraut concluir que los fármacos que se consideraban antidepresivos aumentaban la actividad de la noradrenalina, mientras que los fármacos que producían depresión la reducían.

Se equivocaba en las dos cosas. No todos los fármacos que se consideraban antidepresivos incrementan la noradrenalina —es bastante poco probable que la imipramina u otros antidepresivos tricíclicos lo hagan—, y no todos los fármacos que aumentan la noradrenalina se consideran antidepresivos. El propio Schildkraut no categorizó la anfetamina —que incrementa la actividad de la noradrenalina— como un antidepresivo, y admitió que solo producía «resultados variables en el tratamiento de la depresión»[44]. Por lo que respecta a los fármacos que causan depresión, en la actualidad hay consenso en que la reserpina produce sus principales efectos a través de su acción sobre la dopamina, no la noradrenalina, y, en cualquier caso, sus efectos sobre las emociones no son equivalentes a los casos habituales de depresión[45].

El artículo de Schildkraut ilustra una vez más la argucia mediante la cual determinados fármacos se transformaron en antidepresivos. Aunque el artículo empezaba describiendo la «estimulación conductual» que provocaba la anfetamina y la iproniazida, acababa haciendo referencia a los supuestos efectos antidepresivos de la iproniazida y la imipramina. Una teoría que, a primera vista, parecía tratar sobre los efectos de la noradrenalina en la activación cerebral acabó convirtiéndose en una sobre el estado de ánimo. Y esto permitió que fármacos con efectos contrarios en la activación —la iproniazida y la imipramina— se integraran en el mismo cuadro sin necesidad de reconocer la incoherencia. Nadie pareció siquiera darse cuenta de la incongruencia. Se estaba gestando una historia sobre antidepresivos que curan un problema químico subyacente, y la mayor parte del campo de la psiquiatría estaba fascinada por ella.

A lo largo de los años cincuenta y sesenta, tuvo lugar una revolución en la percepción de la naturaleza de los fármacos prescritos para tratar los problemas psicológicos y lo que podían hacer. El rudimentario, y en ocasiones implícito, modelo de acción farmacológica centrado en el fármaco que existía hasta entonces —basado en la idea de que los fármacos producen alteraciones generales en la actividad cerebral, las emociones y el estado mental— fue suplantado por el modelo centrado en la enfermedad, basado en la idea de que los fármacos actúan sobre los mecanismos subyacentes de la enfermedad o los síntomas. Esta transformación no se produjo porque hubiera pruebas que respaldaran la veracidad del enfoque centrado en la enfermedad. Ocurrió porque los psiquiatras querían que el modelo centrado en la enfermedad fuera cierto, y eso condicionó la manera en la que interpretaban lo que observaban cuando administraban los nuevos fármacos a sus pacientes. El modelo centrado en la enfermedad se asentó tan rápida y ampliamente que la gente pronto se olvidó de que había otra manera de concebir los fármacos psiquiátricos.

En la época en la que Axelrod investigaba sobre la recaptación, la mayoría de los investigadores ya pasaban por alto el hecho de que los fármacos que utilizaban fueran sustancias capaces de alterar el estado mental y cambiar los sentimientos y conductas normales de las personas. Nadie pensó que fuera importante explorar los cambios típicos que producía la imipramina, por ejemplo, para guiarse en la interpretación de los resultados de laboratorio. Por consiguiente, nadie cuestionó la idea contradictoria de que un fármaco sedante pudiera incrementar la actividad de la noradrenalina.

Este se puede considerar el punto en el que la comunidad científica perdió el interés por los efectos reales de los fármacos que se suministraban alegremente a los pacientes. Esta es la situación que hemos heredado.

6

La serotonina entra en escena

La serotonina forma parte de la misma familia de sustancias químicas que la noradrenalina, que en su conjunto se conocen como «monoaminas». Por lo tanto, la serotonina siempre ha estado vagamente asociada con las ideas que iban surgiendo sobre el origen químico de la depresión. En los años sesenta, el foco de atención se puso principalmente en la noradrenalina, en parte porque, en aquel entonces, las funciones de la noradrenalina estaban más claramente identificadas que las de la serotonina, que incluso hoy en día siguen siendo en gran parte un misterio.

A mediados del siglo XX, la serotonina despertó un gran interés en muchos ámbitos de la investigación médica. El primero en aislarla fue un científico italiano, Vittorio Erspamer, quien, en los años treinta, descubrió grandes concentraciones de esta sustancia química en las células del intestino[1]. Más tarde, unos investigadores estadounidenses detectaron su presencia al investigar sobre la base química de la constricción vascular[2]. La llamaron «serotonina» porque procedía del suero (*serum*) sanguíneo. En 1951, se sintetizó artificialmente en pequeñas cantidades y, en 1953, se descubrió que estaba presente en el cerebro[3].

A continuación, se investigó el papel de la serotonina en la hipertensión arterial y la migraña, entre otras cosas. El interés por el papel de la serotonina en la actividad mental se vio estimulado en parte por el descubrimiento del LSD, ya que existen similitudes entre la estructura química del LSD y la de la serotonina. Los experimentos con animales revelaron que el LSD se oponía a la acción constrictora de la serotonina en el útero y los vasos sanguíneos[4], aunque también se planteó que el LSD imitaba la acción de la serotonina[5].

A mediados de los años cincuenta, dos grupos de investigadores, uno de Reino Unido y otro de Estados Unidos, propusieron por separado la primera teoría del desequilibrio químico de un trastorno mental vinculado con la serotonina, pero estaba más relacionado con la esquizofrenia que con la depresión. Ambos sugirieron que la esquizofrenia estaba causada por una «falta de serotonina»[6].

LAS IDEAS SOBRE LA SEROTONINA Y LA DEPRESIÓN

Más tarde, en la década de 1950, cuando el interés por la bioquímica de la depresión era cada vez mayor, varios investigadores empezaron a fijarse en los vínculos entre la serotonina y la depresión. En 1959, dos psiquiatras británicos conjeturaron que la iproniazida podría producir sus supuestos efectos sobre la depresión al aumentar la disponibilidad de serotonina[7]. Al mismo tiempo, un grupo estadounidense, encabezado por un bioquímico llamado Bernard Brodie, postuló que los efectos de la reserpina, incluyendo la depresión que inducía, estaban determinados por su acción sobre la serotonina. Brodie y sus colegas nunca llegaron a desarrollar por completo sus propuestas, pero se inclinaban por la idea de que la depresión estaba causada por unos niveles elevados de serotonina, porque sus experimentos sugerían que la serotonina producía algunos efectos sedantes, similares a los de la reserpina[8].

En Estados Unidos, el interés de los investigadores por la depresión pasó a centrarse en la noradrenalina, pero los hallazgos de Brodie influyeron en dos investigadores europeos: Arvid Carlsson, de Suecia, que trabajó en el laboratorio de Brodie durante seis meses en 1955, y Alec Coppen, de Reino Unido[9]. En 1963, Coppen publicó los resultados de un sencillo experimento en el que participaron veinticinco personas con depresión. A todas estas personas se les había administrado uno de estos primeros antidepresivos, la tranilcipromina (un fármaco similar a la iproniazida), y, al mismo tiempo, a la mitad se les administró grandes dosis de triptófano, el aminoácido a partir del que se produce la serotonina. El estudio pareció demostrar que los que tomaron triptófano mejoraron en mayor medida que los que no lo hicieron[10].

Coppen y otros investigadores continuaron investigando con el triptófano, pero los estudios llevados a cabo no confirmaron estos efectos[11]; a pesar de ello, Coppen seguía convencido de que la serotonina tenía algo que ver con la depresión. Empezó a analizar muestras de orina de sus pacientes para observar los niveles de serotonina y sus productos de descomposición, así como a observar los niveles de serotonina en los cerebros de las personas que se habían suicidado recientemente. Expuso estos y otros experimentos iniciales en dos artículos, publicados en 1967 y 1968, en los que revisaba el conjunto de pruebas de la relación entre la depresión y las sustancias químicas en general, centrándose de manera particular en la serotonina[12].

El artículo de Coppen de 1967 podría considerarse un manifiesto de la teoría del desequilibrio químico de la depresión y de la teoría de la acción antidepresiva centrada en la enfermedad. También fue el primer artículo que defendía firmemente el papel de la serotonina. Coppen empezaba reconociendo que algunos podrían considerar «provocadora» la idea de la depresión como un trastorno bioquímico, pero a continuación afirmaba, con respecto a la causa de la depresión y otros problemas del estado de ánimo: «Desde mi punto de vista, el conjunto de pruebas existentes, aunque no son en absoluto concluyentes, apunta a que los cambios bioquímicos resultan sumamente importantes». De esto se deducía, según explicaba, que tratar el trastorno implicaba centrarse en la anomalía subyacente: «Una etiología bioquímica implica que existen determinadas alteraciones bioquímicas en el cerebro que deben restablecerse a la normalidad para que mejore la situación clínica del paciente»[13].

Coppen supuso que los fármacos que entonces se consideraban «antidepresivos» tenían que actuar a través de un proceso centrado en la enfermedad. Según declaró, «ejercen su efecto tera-péutico al modificar las anomalías químicas responsables de la enfermedad»[14]. No se planteó otras posibilidades. No se interesó por la forma en la que las diversas sustancias que describió podían alterar las funciones mentales y físicas generales, ni por cómo estas alteraciones podrían interactuar con el estado de ánimo y los sentimientos subyacentes de las personas (como propiciaría un modelo centrado en el fármaco).

Al igual que el artículo de Schildkraut, gran parte del de Coppen estaba dedicado a describir la manera en la que se pensaba que diversos fármacos modificaban el estado de ánimo, incluyendo los antidepresivos y la reserpina. Coppen señaló los efectos de la reserpina como una prueba del origen bioquímico de la depre-sión, pero Coppen creía que los efectos de la reserpina estaban mediados por la serotonina y no por la noradrenalina (ninguno era correcto). Coppen citó el trabajo de Brodie y sus colegas pero, a diferencia de ellos, lo interpretó como una demostración de que la baja actividad de la serotonina estaba asociada con la depresión. Coppen también se refirió a su estudio inicial sobre el triptófano como una prueba del papel de la serotonina, y aunque reconoció los resultados poco convincentes de otros estudios, concluyó que la serotonina «puede ser una monoamina importante para la dis-minución de la depresión»[15].

No obstante, después de veintisiete páginas describiendo los últimos hallazgos sobre la bioquímica de la depresión, Coppen tuvo que admitir que, a pesar de todos los experimentos y el gran interés, nadie podía saber realmente qué ocurría en el cere-bro cuando una persona estaba deprimida. Es más, apuntó lo siguiente: «A pesar de las numerosas investigaciones y las pistas tan fascinantes que se están desvelando ahora, quizá solo nos encontremos en una posición ligeramente mejor que Santorio Sanctorius en Padua hace 300 años)»[16].

Con todo, siguió plenamente convencido de que la química del cerebro era la clave para entender la depresión. En su artículo de 1968, concluyó que, aunque se necesita «más información sobre la función de las aminas en el sistema nervioso central, [...] es evidente que desempeñan un papel primordial en la etiología de la depresión»[17]. Coppen encarnaba el espíritu del fervor terapéutico que estaba empezando a apoderarse del ámbito de la psiquiatría en aquel momento.

Arvid Carlsson, un farmacólogo, fue otra figura decisiva en el desarrollo de la historia de la serotonina y en la evolución de los antidepresivos modernos centrados en la serotonina. En la década de 1960, Carlsson ya era conocido por su descubrimiento de que la dopamina actuaba como un neurotransmisor químico cerebral, y de que la deficiencia de dopamina constituía la base química de la enfermedad de Parkinson[18]. Aunque fueron los propios experimentos de Carlsson los que demostraron que la reserpina actuaba principalmente reduciendo la actividad dopaminérgica cerebral, y no por medio de la serotonina o la noradrenalina, Carlsson empezó a creer que algunos de los primeros antidepresivos podrían estar produciendo sus efectos a través del sistema serotoninérgico. Para entonces, se había demostrado que algunos de los antidepresivos tricíclicos (la clase de antidepresivos en la que se incluye la imipramina) bloqueaban la recaptación de la serotonina y también la de la noradrenalina; aunque, como ya hemos señalado, la pertinencia de este efecto es cuestionable.

Posteriormente, Carlsson explicó cuánto le influyeron las impresiones de un psiquiatra alemán llamado Paul Kielhoz, que sugirió que distintos antidepresivos tricíclicos tendrían efectos diferentes. Kielhoz publicó un artículo en 1968 que contenía tablas y gráficos que clasificaban los antidepresivos tricíclicos —entonces había ya al menos siete de ellos en el mercado— en aquellos con un «componente sedante y ansiolítico» y aquellos con un «componente activador» o efectos «estimulantes»[19]. La idea de que un antidepresivo tricíclico tenga efectos «activadores» o «estimulantes» resulta difícil de comprender, dado que todos son similares desde el punto de vista químico y tienen un perfil marcadamente sedante, pero a Carlsson le gustó la idea de que diferentes fármacos pudieran tener aplicaciones distintas.

Entonces se descubrió que los antidepresivos tricíclicos diferían en cierto modo en sus efectos sobre la recaptación de la serotonina y la noradrenalina. Aunque la relevancia de esto en sus efectos reales no se había dilucidado, Carlsson conjeturó que algunos antidepresivos tricíclicos podrían restaurar principalmente la «impulsión» a través de sus efectos en la noradrenalina, que se sabía que estaba implicada en el sistema de activación del organismo, mientras que otros podrían influir en el estado de ánimo, a través de sus efectos sobre la serotonina[20].

LOS PRIMEROS INHIBIDORES SELECTIVOS DE LA RECAPTACIÓN DE LA SEROTONINA

Estas ideas motivaron a Carlsson a dirigirse a varias empresas farmacéuticas para convencerlas de que desarrollaran fármacos que tuvieran efectos más selectivos sobre el sistema serotoninérgico. Colaboró con científicos de la empresa sueca Astra para producir el fármaco generalmente considerado como el primer inhibidor selectivo de la recaptación de la serotonina (ISRS): la zimelidina. La patente se concedió en 1971, y Astra emprendió entonces los ensayos clínicos, que se dieron a conocer en 1981. El fármaco salió a la venta en Europa con el nombre comercial Zelmid en 1982, pero no duró mucho porque se descubrió que causaba una reacción de hipersensibilidad potencialmente peligrosa y una enfermedad neurológica grave conocida como «síndrome de Guillain-Barré». Se retiró del mercado en 1983, antes incluso de llegar a Estados Unidos[21].

Sin embargo, antes de su retirada, Zelmid se había administrado a más de doscientos mil pacientes en Europa. Este alcance era impresionante para una empresa farmacéutica relativamente pequeña y para un fármaco que solo se había autorizado para la depresión grave. Resultaba aún más sorprendente teniendo en cuenta que Zelmid se había probado en un número relativamente pequeño de pacientes antes de su comercialización: identificar y contar con personas con depresión grave había sido difícil y había controversia sobre la dosis óptima.

Los científicos, incluido Carlsson, recomendaron un tratamiento con dosificación escalonada, pero la empresa quería una única dosis uniforme para facilitar la prescripción y la administración. Astra se impuso y, aunque el fármaco solo se aprobó para los casos de depresión grave, puso en marcha una intensa campaña de *marketing* dirigida a los médicos de familia. Al difuminar la diferencia entre la depresión grave y menos grave, Astra puso de manifiesto la existencia de un mercado considerable, y en gran medida sin explotar, para los fármacos antidepresivos, junto con las ventajas de la estrategia de dosificación única y la publicidad agresiva. El resto de la industria farmacéutica tomó nota, y el «éxito» fugaz de Zelmid fue una de las fuentes de inspiración para la producción y comercialización de los antidepresivos centrados en la serotonina más conocidos unos años más tarde[22].

La historia de Zelmid también ilustra que, dos décadas después de la talidomida, la preocupación por la inocuidad de los nuevos fármacos seguía siendo escasa, al menos en Europa. Zelmid se aprobó sobre la base de ensayos clínicos demasiado reducidos para detectar efectos adversos poco frecuentes y demasiado breves para determinar las consecuencias del tratamiento a largo plazo.

LOS ORÍGENES DE PROZAC

Mucho antes de que Zelmid saliera al mercado, los científicos de Eli Lilly, una empresa estadounidense, se enteraron de las ideas de Carlsson y empezaron a trabajar en la producción de un fármaco que actuara sobre el sistema serotoninérgico. En 1974, David Wong y su equipo de Lilly publicaron el primer informe acerca de los experimentos con un fármaco que acababan de sintetizar, al que se refirieron como 110140. Se trataba de la fluoxetina, posteriormente comercializada con el nombre de Prozac. El artículo indicaba que el nuevo fármaco era un «inhibidor extremadamente selectivo de la captación [es decir, la recaptación] de la serotonina» en las terminaciones nerviosas en preparaciones de tejido obtenidas de cerebros de ratas[23].

El artículo no tuvo una gran repercusión en su momento, y los autores no estaban seguros de las implicaciones de su investigación. Sugirieron que el nuevo fármaco podría servir para esclarecer las funciones del sistema serotoninérgico, y que podría utilizarse como «agente terapéutico», muy probablemente para la depresión y quizás en un subgrupo de personas con depresión que «presenten deficiencias en la función serotoninérgica y a las que podría ayudar más un fármaco que actúe selectivamente sobre la 5-HT [la serotonina] que los fármacos actualmente disponibles»[24]. Había pocos indicios del fenómeno Prozac que estaba por llegar.

LA CIENCIA PIERDE EL RUMBO

En la década de 1970, la idea de que la depresión podía ser el resultado manifiesto de un desequilibrio de las sustancias químicas del cerebro estaba ya plenamente asentada. Inspiraba el desarrollo de nuevos fármacos junto con un exhaustivo trabajo de investigación para esclarecer el papel de las diversas sustancias químicas que se consideraba que estaban implicadas. Desde el principio, se creyó que los fármacos conocidos como «antidepresivos» actuaban rectificando esta supuesta anomalía química cerebral.

Los textos de Coppen reflejan cómo, para muchos psiquiatras e investigadores, el modelo de acción farmacológica centrado en la enfermedad —es decir, la idea de que los fármacos actúan contra el mecanismo subyacente de la enfermedad— había ya eclipsado al modelo centrado en el fármaco, que se basa en la idea de que las alteraciones inducidas por los fármacos se superponen a los problemas subyacentes. Esto garantizó que se extinguiera cualquier curiosidad que la gente pudiera haber tenido previamente sobre las alteraciones generales que provocaban los nuevos fármacos. Los cambios inducidos por los fármacos en el sistema de activación o la vigilia, así como en la conducta y la actividad mental, solo se contemplaban, si es que se tenían en cuenta de alguna manera, como efectos no deseados (o efectos secundarios) que estorbaban y obstaculizaban a las propiedades curativas y terapéuticas atribuidas a los fármacos. A nadie se le ocurrió preguntarse cómo podía afectar a las personas con depresión que se las estimulara o sedara artificialmente, ni cómo podían distinguirse los efectos terapéuticos que supuestamente tenían los fármacos de los otros efectos. Por la misma razón, apenas se prestó atención a los peligros potenciales de administrar a las personas sustancias químicas que modificaban sus cerebros.

Hasta cierto punto, era otra época. Los científicos a menudo probaban los fármacos consigo mismos, la ética de los estudios en seres humanos era muy rudimentaria, y, a pesar del caso de la talidomida, los posibles daños y peligros de los medicamentos que se prescribían seguían suscitando relativamente poca preocupación. La cuestión de la duración del tratamiento se planteaba en muy raras ocasiones, de modo que, una vez iniciado este, a menudo se dejaba que la gente se medicara indefinidamente, y apenas había interés alguno en la posibilidad de que los fármacos psiquiátricos pudieran provocar dependencia física y síntomas de abstinencia.

Los científicos y médicos clínicos que trabajaban con antidepresivos creían que estaban buscando una «cura» para la depresión. Pensaban que la depresión era un problema químico y que los fármacos con los que debían tratarla eran capaces de restablecer el funcionamiento normal del cerebro. Por lo tanto, es comprensible que se centraran en los beneficios que creían que podían aportar los fármacos y consideraran otros efectos causados por estos como meras molestias incidentales.

En cierto modo, hoy nos encontramos en la misma situación porque las personas que llevan a cabo la mayor parte de las investigaciones y escriben la mayoría de los artículos científicos todavía creen en el modelo de acción antidepresiva centrado en la enfermedad. Consideran que los antidepresivos actúan sobre los mecanismos biológicos subyacentes de la depresión. Aunque sin duda están más atentos a los peligros y daños de los fármacos que aquellos que se dedicaban a eso en los años cincuenta y sesenta, sigue existiendo la suposición implícita de que tomar un fármaco como un antidepresivo debe ser beneficioso porque está rectificando un defecto biológico que, de lo contrario, no se podría tratar.

La cuestión es que, mucho antes de que Prozac y los otros ISRS aparecieran, el escenario estaba ya preparado. Los científicos y los psiquiatras creían que al menos una proporción significativa de las personas con depresión padecía un trastorno químico que podía tratarse con fármacos. Sin embargo, las teorías de la depresión basadas en la serotonina y la noradrenalina —a menudo denominadas conjuntamente como la «teoría de las monoaminas»— estaban plagadas de incongruencias ya desde el principio.

La reserpina, que entonces se pensaba que inducía la depresión, produce sus efectos principalmente agotando la dopamina, en lugar de a partir de acciones sobre la noradrenalina o la serotonina. En cualquier caso, la reserpina demostró mejorar los síntomas de la depresión en varios ensayos clínicos aleatorizados, en lugar de empeorarlos (lo que refleja el hecho de que numerosas sustancias que no se clasifican generalmente como antidepresivos tienen efectos marginales sobre la depresión similares a los antidepresivos)[25]. La importancia del mecanismo de recaptación de los antidepresivos tricíclicos no está clara, y los experimentos que utilizan los componentes moleculares básicos (los precursores) de la serotonina y la noradrenalina, como los ensayos clínicos con triptófano llevados a cabo por Coppen y otros investigadores, no demuestran de manera sistemática los efectos beneficiosos para la depresión.

Pero nada de esto disuadió a los investigadores empeñados en la idea de que la depresión es, ante todo, una enfermedad biológica. Se pusieron a realizar una infinidad de experimentos sobre todos los aspectos relacionados con los sistemas de la noradrenalina y la serotonina para tratar de demostrar la existencia de un vínculo con la depresión. Los resultados fueron dispares: algunos fueron favorables, y se destacaron y comentaron, y otros fueron negativos, y cayeron en un silencioso olvido. La teoría era irrefutable porque, cuando se acumulaban resultados negativos en un área, utilizando una técnica determinada, simplemente se dejaban atrás y se empezaba a mirar en otra dirección o se recurría a otras técnicas. En la actualidad, seguimos en esta situación.

La historia de la «teoría monoaminérgica» de la depresión ilustra la facilidad con la que la ciencia puede perder el rumbo, sobre todo cuando se trata de abordar ámbitos complejos de la vida humana, como las emociones y la conducta, que no pueden transponerse sin más a fenómenos biológicos. Un gran científico como Carlsson, cuyo trabajo sobre la dopamina y la enfermedad de Parkinson resultó sin duda un logro trascendental, se dejó engatusar por ideas simplistas y, como manifestó más tarde, por la «hermosa estampa» del artículo de Kielholz. Posteriormente, Carlsson admitió que su idea de que la noradrenalina estaba implicada en la activación y la serotonina en el estado de ánimo «tal vez no fuera cierta después de todo»[26].

Sin embargo, él y otros se habían entusiasmado tanto con el modelo de acción farmacológica centrado en la enfermedad, y se habían enfrascado tanto en el estudio de la acción de los fármacos en sustancias químicas y receptores del cerebro, que pasaron por alto la cuestión de la manera en la que los fármacos afectan a nuestra biología y a nuestra conducta de un modo más general, y lo que le hacen al ser humano en su conjunto. En un exhaustivo artículo de revisión publicado en 1987, David Healy afirmó que la teoría del desequilibrio químico de la depresión debía su éxito, en los primeros años, a que tenía «la medida justa de simplicidad y ambigüedad»[27]. Transmitía un mensaje sencillo para los pacientes y los medios de comunicación, y, aunque parecía que tenía un sentido claro y bien definido, podía interpretarse de diversas maneras para ajustarse a los hallazgos tan variados y contradictorios. Además, la cantidad cada vez mayor de investigaciones que se estaban haciendo hacían que pareciera que la ciencia avanzaba, incluso cuando no era así.

LAS PRIMERAS INVESTIGACIONES SOBRE LA TEORÍA DEL DESEQUILIBRIO QUÍMICO DE LA DEPRESIÓN

En los años ochenta, el National Institute for Mental Health (NIMH), una institución estadounidense que financia la investigación en salud mental, puso en marcha un programa destinado a resolver algunas de las cuestiones todavía pendientes de lo que llamó la «psicobiología» de la depresión, pero que en esencia era la biología de la depresión. Tras leer detenidamente las publicaciones resultantes del programa, parece que sus responsables ya estaban convencidos de que la depresión tiene una causa bioquímica en la que intervienen las monoaminas, la serotonina y la noradrenalina.

Sus principales objetivos eran determinar qué sustancia química estaba relacionada con cada tipo de depresión y cómo podían relacionarse ambas sustancias con las acciones de los distintos antidepresivos. No obstante, también comprobaron la validez de la propia hipótesis monoaminérgica comparando los niveles de noradrenalina y serotonina en personas con y sin depresión. Por ejemplo, midieron de forma rutinaria el producto de descomposición de la serotonina en el líquido cefalorraquídeo (la forma más directa de medir la serotonina en aquel momento, y podría decirse que incluso en la actualidad), y, en un artículo que explicaba los objetivos y la justificación del proyecto, plantearon explícitamente la hipótesis de que «los niveles del grupo de los pacientes con depresión serán inferiores a aquellos que se observen en el grupo comparativo»[28]. Sin embargo, nunca se llegaron a publicar los datos de estas comparaciones entre personas con y sin depresión, lo que parece indicar claramente que no se encontraron diferencias. En su lugar, los investigadores informaron de varios hallazgos confusos sobre la respuesta a los antidepresivos por parte de las personas con distintos tipos de depresión, pero ni siquiera estos demostraron una relación evidente con los niveles de las sustancias químicas del cerebro[29].

La teoría monoaminérgica de que la depresión está causada por una insuficiencia de noradrenalina o serotonina ha impulsado décadas de investigación consagradas a la búsqueda del origen químico de la depresión, lo que representa miles de millones de dólares de tiempo y esfuerzo malgastados. Ha conducido al desarrollo de fármacos que actúan sobre rutas químicas concretas, cuyo impacto en el funcionamiento normal del organismo y del cerebro todavía no se ha investigado adecuadamente. Casi no se ha investigado, o al menos no se ha publicado, sobre cómo los fármacos que han acabado conociéndose como «antidepresivos» afectan a las funciones biológicas básicas, como la vigilia, la activación cerebral, las sensaciones, la actividad sexual o el sueño, por no hablar de cómo repercuten en atributos humanos más complejos, como la capacidad de razonamiento, las emociones y la conducta.

En 1987, justo antes de la llegada de Prozac, David Healy llegó a la conclusión de que la teoría monoaminérgica de la depresión era una hipótesis «en busca de pruebas». Pensaba que la falta de confirmación del programa de investigación del NIMH acabaría por fin con la teoría, pero había resultado ser demasiado útil como para abandonarla tan fácilmente[30].

7

La «era de la depresión»

Así que, a pesar de que siempre había sido una teoría poco sólida, a finales de la década de 1980 la hipótesis de las monoaminas —la teoría dominante sobre el desequilibrio químico de la depresión— debería haber hecho agua. Y, sin embargo, logró sobrevivir lo suficiente como para que la industria farmacéutica la revitalizara años más tarde con el fin de comercializar una nueva generación de fármacos superventas: los inhibidores selectivos de la recaptación de la serotonina (ISRS). Durante el proceso, la teoría pasó de ser una suposición sin fundamento a lo que se percibió como una verdad científica, y esto fue lo que persuadió a las generaciones posteriores para acudir en masa a sus médicos y conseguir pastillas para la depresión.

Un día frío y gris de febrero de 2023, pasé una tarde en Londres en la sede del Royal College of Psychiatrists, el organismo profesional de psiquiatría de Reino Unido, revisando documentos en sus archivos. Fui con Mark Horowitz, que estaba buscando información para un nuevo documental de *Panorama*, en la BBC, sobre los antidepresivos. Nos sentíamos como espías que, milagrosamente, habían conseguido acceder a información confidencial en el seno de una organización enemiga. A mí me interesaba particularmente el material relacionado con la «Defeat Depression Campaign», una campaña nacional británica que se puso en marcha en los años noventa para «concienciar» sobre la depresión, lo que significó fomentar la visión de la depresión como una enfermedad para que la gente buscara tratamiento. Sentía curiosidad por saber qué papel habían desempeñado esta y otras campañas similares a la hora de cambiar la mentalidad de la gente sobre el origen de la depresión y cómo afrontarla.

EL FIN DE LA ERA DE LA ANSIEDAD

Más adelante expondré lo que descubrí, pero, primero, explicaré que la clave de lo que ocurrió en la década de 1990 está en el destino de las benzodiazepinas y en el mercado de los tratamientos para la ansiedad. Las benzodiazepinas, como Librium y Valium, se presentaron en los años sesenta como un avance con respecto a la generación anterior de ansiolíticos: los barbitúricos y otras sustancias similares que habían dominado el mercado durante décadas. El problema con los barbitúricos es que son extremadamente tóxicos en caso de sobredosis (son los responsables de muertes muy sonadas, como las de Marilyn Monroe y Jimi Hendrix) y se asocian a una peligrosa reacción de abstinencia.

Las personas que consumían barbitúricos en la primera mitad del siglo xx, y después benzodiazepinas, eran en su mayoría mujeres, sobre todo de mediana edad, que se sentían infelices, preocupadas, abrumadas, insatisfechas o asfixiadas con sus vidas. Los anuncios publicitarios decían a los médicos que podían ayudar a las mujeres que estaban «emocionalmente saturadas, desbordadas... y probablemente sobrecargadas»[1] a lidiar con la «presión del entorno»[2], «la angustia emocional»[3] y los «sentimientos de inferioridad y aislamiento»[4].

Debido a sus efectos sedantes y calmantes, los barbitúricos y las benzodiazepinas se promocionaron principalmente como tratamientos para la ansiedad. Los anuncios publicitarios explicaban a los médicos que la respuesta a los problemas que llenaban sus salas de espera[5] era un «ansiolítico de acción tranquilizante rápida y predecible»[6]. Al calmar «la ansiedad, la tensión, la agitación y la irritabilidad», los fármacos podían mejorar la capacidad de las personas para hacer frente a sus «problemas cotidianos»[7]. Los médicos transmitían este mensaje a sus pacientes, y, de este modo, se alentaba a las personas a entender que sus dificultades consistían en ansiedad o «nervios», un estado que se aliviaba de forma fácil y segura (según se les decía) con uno de estos fármacos «bien tolerados»[8].

Esta «era de la ansiedad» cuidadosamente construida, como la denominó la autora Andrea Tone, contribuyó a la creación de los primeros medicamentos superventas[9]. Miltown, una sustancia similar a los barbitúricos, se convirtió en el medicamento con receta más consumido de Estados Unidos en la década de 1950. Fue un fenómeno popular, un poco como Prozac, que aparecía en las viñetas de *The New Yorker* y en las tarjetas de felicitación, y a finales de los años cincuenta se calculaba que uno de cada veinte estadounidenses lo había tomado.

En 1960 salió al mercado Librium, la primera benzodiazepina, seguida de Valium, en 1963, que rápidamente superaron a Miltown en la lista de los más vendidos. Entre 1968 y 1981, Valium fue el medicamento más recetado en los países occidentales[10], y, en 1971, en torno al 10 % de las mujeres estadounidenses tomaban benzodiazepinas «de forma habitual»[11]. Entre los dos, Valium y Librium ayudaron a su fabricante, la empresa farmacéutica suiza Hoffman-La Roche, a convertirse en una de las compañías farmacéuticas más grandes y ricas de la historia (y, ya de paso, enriquecieron a la familia Sackler, propietarios de Purdue Pharma, los responsables de la crisis de los opioides en Estados Unidos; Arthur Sackler era el dueño y dirigía la empresa que llevó a cabo la campaña publicitaria de Valium)[12].

Las benzodiazepinas se comercializaron en un principio como una alternativa segura y no adictiva a los barbitúricos. Efectivamente, es cierto que eran más seguras, pero no que no eran adictivas. Ya en 1961 se observaron síntomas de síndrome de abstinencia caracterizados por agitación, insomnio y, a veces, ataques epilépticos tras la suspensión brusca de Librium en altas dosis[13]. A partir de finales de los años sesenta, se notificaron casos de personas que experimentaban síntomas de abstinencia cuando dejaban de tomar dosis más moderadas[14].

Durante muchos años, nadie le prestó mucha atención a esto, pero después se empezó a tomar conciencia de que estos medicamentos de uso generalizado eran, en realidad, sustancias adictivas y que millones de personas se habían convertido inconscientemente en «adictas».

Es importante aclarar en este punto el significado de los términos *adicción* y *dependencia*, que utilizaré indistintamente tal y como se hace en el discurso común. Las definiciones oficiales de estos vocablos han generado una gran confusión, y esta confusión ha permitido negar o restar importancia al hecho de que los antidepresivos causen síntomas de abstinencia significativos. El problema es que durante mucho tiempo se ha asumido que solo las drogas que hacen que la gente se sienta bien, o «colocada», pueden provocar adicción o dependencia. Por lo tanto, ambos términos se han asociado comúnmente con el tipo de conducta compulsiva por el deseo de consumir drogas que manifiestan las personas cuando disfrutan de los efectos de una droga. Por ejemplo, la Clasificación Internacional de Enfermedades define *dependencia* como algo que implica «un fuerte impulso interno para usar la sustancia» e «incapacidad para controlar el uso», pero no necesariamente la aparición de síntomas físicos de abstinencia[15].

Hoy en día, sin embargo, está claro que la mayoría de las sustancias que afectan al cerebro, si se consumen repetidamente, inducen cambios biológicos que dan lugar a síntomas de abstinencia cuando se interrumpe el consumo de la sustancia (aunque algunos médicos siguen sin ser conscientes de ello). En otras palabras, las personas se vuelven físicamente dependientes de ellas. Esto no tiene nada que ver con que la sustancia tenga efectos placenteros. Además, la dependencia física no se limita a las sustancias que afectan al cerebro, ni a los fármacos que se utilizan para el dolor, la ansiedad u otros problemas de salud mental. El síndrome de abstinencia de los esteroides es un fenómeno bien conocido, y la suspensión de algunos medicamentos para la presión arterial también pueden producir síntomas de abstinencia[16].

Los barbitúricos y las benzodiazepinas, a diferencia de los antidepresivos, suelen producir sensación de placer al consumirlos, por lo que en los años sesenta pasaron a consumirse con frecuencia con fines recreativos. Esto permitió afirmar que la adicción o la dependencia eran un problema de adictos y yonquis, y no de personas «normales» y decentes. Las empresas farmacéuticas y los manuales de medicina sostenían que la adicción a las benzodiazepinas solo afectaba a las personas que consumían las sustancias en cantidades excesivas y que, para empezar, tenían una personalidad propensa a la dependencia[17]. En otras palabras, culpaban a los pacientes.

El problema no empezó a tomarse en serio hasta que, a finales de la década de 1970, algunas personalidades destacadas de Estados Unidos, como la primera dama Betty Ford, manifestaron públicamente su adicción a las benzodiazepinas. Esto dio lugar a una audiencia de un comité del Senado de los Estados Unidos, celebrada en 1979 y encabezada por el senador Edward Kennedy. Para entonces, ya había estudios que habían demostrado que el medicamento podía causar dependencia con las dosis normalmente prescritas, pero el presidente de Hoffman-La Roche declaró en la audiencia que esta dependencia era «extremadamente poco frecuente». Otros comparecientes, entre los que se incluían varios médicos que se habían vuelto dependientes del Valium, declararon lo contrario[18].

En Reino Unido, *That's Life!*, un programa nacional de televisión en horario de máxima audiencia, se consagró al tema en dos ocasiones distintas, en 1983 y 1985, presentando a personas que manifestaron haber sufrido síntomas de abstinencia insoportables después de dejar de tomar benzodiazepinas. Después del primer programa, los productores recibieron tantas cartas que encargaron su propia encuesta de opinión pública a la empresa MORI (siglas de Market and Opinion Research Institute). Según la encuesta, se estimó que la colosal cifra del 23 % de la población británica tomaba benzodiazepinas[19].

Por aquel entonces, el nivel de consumo de benzodiazepinas se estaba convirtiendo en un importante motivo de preocupación. De hecho, ya en la década de 1970, algunos médicos británicos escribieron en las revistas *British Medical Journal* y *The*

Lancet sobre un «monstruoso fármaco psicotrópico» que estaba ocasionando «la tranquilización total» de la población británica[20]. Según afirmaban, los fármacos se estaban recetando de manera claramente inapropiada, para aliviar a las personas que experimentaban preocupaciones cotidianas y dificultades materiales reales[21]. El hecho de que las mujeres constituyeran la mayoría de los consumidores también provocó revuelo entre las feministas, con académicas que describieron estos medicamentos como un medio de control social que mantenía a las mujeres en su lugar, acallando sus quejas y reprimiendo sus protestas[22].

A mediados de los años ochenta, los tranquilizantes se habían ganado una pésima reputación, y ningún fármaco que se comercializara para la ansiedad podía librarse del estigma. Se reconoció que las benzodiazepinas eran adictivas y que se habían utilizado como un chupete social para adormecer a la gente ante las dificultades de la vida. Un fármaco llamado «buspirona», que se lanzó al mercado por aquella época y se promocionó como un tranquilizante no adictivo, no logró establecer una base sólida de consumidores porque la gente simplemente ya no se creía que un tranquilizante pudiera no ser adictivo[23]. La industria farmacéutica, acostumbrada a persuadir a los médicos para tratar con medicamentos las reacciones de sus pacientes al estrés de la vida gracias a un leve estado de embriaguez, tuvo que cambiar de estrategia.

LA ERA DE LA DEPRESIÓN

La aparición de Prozac en 1987 inauguró lo que el sociólogo estadounidense Allan Horwitz bautizó como una nueva «era de la depresión»[24]. Horwitz señaló que, de hecho, los psiquiatras preferían desde hace tiempo la depresión a la ansiedad por varias razones; entre ellas, porque la teoría de las monoaminas sugería que podría tener una causa neuroquímica. Además, el hecho de que algunas personas se recuperaran temporalmente de su depresión a base de descargas con la terapia electroconvulsiva parecía indicar que tenía una naturaleza física, y el carácter episódico de la depresión también hacía que se pareciera más a una enfermedad que se podía tratar.

Por su parte, la ansiedad estaba mancillada por su asociación con el psicoanálisis, en el que la neurosis desempeñaba un papel central[25]. A partir de la década de 1970, el psicoanálisis, que hasta entonces había resultado fundamental en el ámbito de la psiquiatría —al menos en Estados Unidos—, empezó a convertirse en motivo de vergüenza para la profesión. El filósofo Karl Popper se refirió al psicoanálisis como una «pseudociencia», y hubo otros que afirmaron que estaba más cerca de la religión que de la ciencia[26]. El término *neurosis* se eliminó, en consonancia, del vocabulario psiquiátrico con la publicación de la tercera edición del *Manual diagnóstico y estadístico de los trastornos mentales* (*DSM*, por sus siglas en inglés) en 1980, y, dado que la profesión se esforzaba por salvaguardar su reputación científica, estaba más que dispuesta a adoptar la depresión como su preocupación principal.

En 1987, las organizaciones profesionales —entre ellas, el National Institute of Mental Health (NIMH) de Estados Unidos— ya financiaban la investigación sobre la depresión (incluido el programa de la «psicobiología»), pero solo después de la aparición de Prozac empezaron a dirigirse al público. El NIMH lanzó en 1988 su campaña «Depression, Awareness, Recognition and Treatment» («Concienciación, reconocimiento y tratamiento de la depresión»), creada para informar a la sociedad de que los trastornos depresivos «son comunes, graves y se pueden tratar»[27]. No he podido averiguar con certeza si esta campaña contó con el apoyo de Eli Lilly, la empresa fabricante de Prozac, pero el que la fecha de la campaña fuera un año después de que empezara a comercializarse Prozac apunta a que pudo haber habido una colaboración con el fabricante del fármaco.

Prozac tuvo un éxito arrollador. Fue el fármaco psiquiátrico con el crecimiento más grande de la historia, con cifras de ventas que se incrementaron rápidamente desde el principio. La revista *Fortune* lo nombró «producto del año» en 1990[28], y, en 1994, era ya el segundo fármaco más vendido en Estados Unidos y en el mundo entero (después del antiulceroso Zantac)[29].

Prozac se convirtió en un fenómeno tanto cultural como médico. A principios de los años noventa, apareció en las portadas de varias revistas importantes, como *Newsweek*, *Time* y *New York*; fue objeto de numerosos programas de tertulias en televisión, y los libros sobre el fármaco se convirtieron en éxitos de ventas. El libro *Prozac Nation*, de Elizabeth Wurtzel (traducido al español como *Nación Prozac*), que trataba sobre la caótica y problemática juventud de la autora, supuestamente aliviada —al menos por un tiempo— por Prozac, fue incluso llevado al cine[30].

Los artículos de las revistas mostraban a pacientes agradecidos que sentían que sus vidas se habían transformado milagrosamente gracias al fármaco, así como a médicos clínicos que, al parecer, estaban asombrados por sus efectos. En la portada de *Newsweek* de 1990, por ejemplo, se destacaba la historia de «Susan A.», que sufría episodios de depresión y bulimia; abusaba de las drogas y el alcohol, y había intentado suicidarse. Un mes después de empezar a tomar Prozac, afirmaba que se sentía «al mil por cien». Había empezado a trabajar, y su matrimonio iba «cinco veces mejor». «Ellen M.» era editora y había tomado distintos tipos de antidepresivos desde los once años, sin que ninguno le hiciera mucho efecto. Entonces, probó Prozac y por fin se sintió «normal». Un farmacéutico contaba a la revista que sus clientes le habían dicho que «nunca se habían sentido mejor»[31].

Aunque al principio solo se autorizó oficialmente su uso para la depresión, casi de inmediato se empezó a recetar Prozac para toda una serie de trastornos psicológicos, como la ansiedad, los trastornos de la conducta alimentaria, el comportamiento obsesivo y la adicción. Pronto se sugirió también que podía hacer que la gente se sintiera «mejor que bien»[32]; que, además de curar trastornos médicos, podía transformar a personas que no tenían un diagnóstico concreto en versiones más seguras de sí mismas, asertivas y exitosas.

Al igual que con el Valium, eran las mujeres las que consumían principalmente Prozac, pero, en lugar del ama de casa aburrida y frustrada de la época del Valium, Prozac se presentaba como el fármaco para la mujer trabajadora profesional, incluida la arquetípica «supermamá» de los años noventa. Los anuncios publicitarios alimentaban este estereotipo con imágenes de mujeres en el trabajo y subtítulos como «para noches tranquilas y días productivos»[33].

El famoso libro de Peter Kramer *Listening to Prozac* (que se tradujo al español como *Escuchando al Prozac*) empezaba con la historia de Tess, una mujer de mediana edad a la que, a pesar de tener una carrera exitosa, le faltaba autoestima y confianza en sí misma y se había pasado la vida dando tumbos de una relación abusiva a otra. Después de empezar a tomar Prozac, comenzó a tener más seguridad en sí misma, disfrutó saliendo con diversos hombres y su trabajo empezó a parecerle más gratificante. Kramer concluyó que el Prozac había transformado su personalidad y había pasado de ser una persona tímida, temerosa y apocada que vivía para los demás a alguien segura de sí misma, extrovertida y que hacía valer sus propias necesidades. Con aires reminiscentes de la ciencia ficción distópica, sugirió que Prozac era el primero de una nueva generación de sofisticadas sustancias químicas que permitirían a los médicos «esculpir cada uno de los rasgos de la personalidad del paciente»[34].

Un artículo posterior de *Newsweek* de 1994 contaba que algunas personas sin antecedentes de problemas psicológicos se estaban beneficiando al tomar Prozac. Helen, una exitosa ejecutiva de relaciones públicas, no padecía depresión, pero a veces tenía dificultades para establecer prioridades y concentrarse en el trabajo. Tomó Prozac para «darse un impulso». Según decía el artículo: «Ahora que toma el antidepresivo, no solo afronta con más soltura la presión del trabajo, sino que muestra una personalidad más alegre».

También se atribuyó al Prozac el mérito de conseguir que la gente estuviera más contenta y fuera menos combativa o conflictiva[35]. Susan, que aparecía en el artículo de *Newsweek* de 1990, contó cómo gracias al Prozac por fin le «caían bien mamá y papá» y todos la estimaban en el trabajo. Una viñeta de *The New Yorker* de 1993 titulada «Si hubieran tenido Prozac en el siglo XIX» representaba a Karl Marx con un bocadillo de diálogo donde declaraba: «Bueno, seguro que el capitalismo irá puliendo sus defectos»[36].

Con todo, se hizo hincapié en que el Prozac no era como el Valium o las drogas callejeras. Un artículo de *The New York Times* de 1993, que afirmaba que la fascinación por el Prozac era indicativa de una «cultura de las drogas legales», recalcaba, no obstante, que las personas que tomaban Prozac no pretendían «colocarse o evadirse». Lo que querían era «dejar de sentirse deprimidos, o sentirse más capaces de afrontar la vida o, en algunos casos, simplemente de sentirse más como ellos mismos»[37].

La capacidad de Prozac y de los antidepresivos similares para anestesiar o mitigar las emociones apunta a que lo que Kramer constataba podía ser, junto con una pizca de interpretación creativa, la consecuencia de la reducción de la sensibilidad emocional que inducía el Prozac en quienes lo tomaban. Sin embargo, la similitud entre las historias de los primeros tiempos del Prozac y aquellas que describió Roland Kuhn en relación con la imipramina sugiere que las transformaciones milagrosas de las que se hablaba eran en gran parte una consecuencia del bombo publicitario que acompañaba a la aparición de nuevos medicamentos.

La mayoría de los pacientes de Kramer ya habían probado los antidepresivos tricíclicos, ensalzados como medicamentos milagrosos una generación antes, y no habían conseguido que mejoraran o que lo hicieran durante mucho tiempo. No sabemos qué pasó con sus pacientes a largo plazo, pero Elizabeth Wurtzel desde luego no se curó con Prozac. Aunque relató que se sintió mejor durante un breve periodo de tiempo tras empezar a tomarlo, poco después experimentó nuevos episodios depresivos y volvió a abusar de las drogas con frecuencia. En el epílogo del libro, admitió: «El secreto que a veces pienso que solo yo conozco es que el Prozac no es tan maravilloso»[38]. El entusiasmo puede generar un poderoso efecto placebo, pero este efecto se desvanece cuando el fármaco pierde su carácter novedoso.

EL DESEQUILIBRIO QUÍMICO

En su libro sobre la historia de las «pastillas de la felicidad», el historiador David Herzberg explica cómo, desde el principio, se atribuyó a los efectos específicos del Prozac sobre el sistema serotoninérgico su supuesta capacidad para curar la depresión y modificar rasgos inconvenientes del carácter. Prozac se describía como si fuera una pieza de ingeniería de precisión capaz de retocar con absoluto rigor ciertas partes del cerebro responsables de las emociones y los rasgos del carácter no deseados, dejando el resto más o menos intacto. En palabras de un profesor de psiquiatría en 1990, «en lugar de utilizar una escopeta, se utiliza una bala»[39].

La propia serotonina se convirtió en una especie de «famosilla», ya que cada vez más se creía que constituía la base química de la felicidad y del éxito. A finales de la década de 1990, un artículo en la revista *Time* comenzaba con la pregunta «¿Podría una simple sustancia química del cerebro ser la clave de la felicidad, una buena posición social y un vientre bonito y plano?»[40]. El periódico *The Guardian* se preguntaba si los británicos se habían convertido en «una sociedad baja en serotonina»[41]. Como señaló David Healy, la «palabrería de la psicología psicoanalítica» sobre la identidad y el ego, tan popular en los años setenta y ochenta, dio lugar a otro tipo de «palabrería biológica» igualmente opaca sobre los desequilibrios neuroquímicos, los receptores o el misterioso término *disregulación*, básicamente carente de significado[42].

La industria farmacéutica se aseguró de que el mensaje acerca de que la serotonina era la base de la depresión y de la acción antidepresiva calase en las mentes de los médicos y de los pacientes por igual. En su libro *Blaming the Brain* (*Culpar al cerebro*), Elliot Valenstein, de la Universidad de Michigan (Estados Unidos), reprodujo algunos de los textos publicitarios difundidos en los primeros tiempos del Prozac y otros fármacos inhibidores selectivos de la recaptación de la serotonina[43]. Antes incluso de la legalización oficial en Estados Unidos de la publicidad dirigida directamente al consumidor, en 1997 las empresas farmacéuticas ya tenían acceso al público por diversas vías. Por ejemplo, en 1996, un consorcio de empresas farmacéuticas estadounidenses puso en circulación un folleto titulado «Nuevas esperanzas para la depresión y otras enfermedades mentales» en ejemplares de algunas de las revistas más importantes, como *Time*, *Newsweek* y *Reader's Digest*. El folleto decía a los lectores: «Las enfermedades mentales son afecciones médicas al igual que la diabetes, la hipertensión o las enfermedades cardíacas». A continuación, presentaba la depresión como algo que se había demostrado que estaba causado por anomalías de las sustancias químicas del cerebro:

> En la actualidad, los científicos saben que muchas personas que padecen enfermedades mentales presentan desequilibrios en la forma en la que su cerebro metaboliza ciertas sustancias químicas llamadas neurotransmisores. Una cantidad excesiva o insuficiente de estas sustancias puede provocar depresión, ansiedad u otros trastornos emocionales o físicos[44].

También se utilizó a los médicos como vectores y se les proporcionó material diseñado para que lo transmitieran a sus pacientes. Eli Lilly creó un documento de este tipo, en algún momento durante los años noventa, en el que se informaba a la gente de que «la serotonina, una importante sustancia química que se encuentra en el cerebro, está relacionada con la depresión». En él figuraban dos fotografías de la misma mujer: una en la que aparecía triste, acompañada de la leyenda «No hay suficiente serotonina», y otra en la que aparecía feliz, con la leyenda «Hay serotonina de sobra»[45].

Cuando la FDA (siglas de Food and Drug Administration) de Estados Unidos eliminó las restricciones a la publicidad dirigida directamente al consumidor, el país abrió las compuertas a un aluvión de anuncios en televisión, vallas publicitarias, periódicos y revistas. En muchos de ellos se decía que la depresión era una enfermedad física producida por una escasez o desequilibrio de serotonina u otras sustancias químicas cerebrales.

En 1997, un anuncio en la revista *Cosmopolitan* explicaba a los lectores, por ejemplo: «Cuando se sufre depresión clínica, puede suceder que disminuya el nivel de serotonina (una sustancia química del organismo) [...]. Para ayudar a restablecer los niveles normales de serotonina, el medicamento que los médicos recetan ahora con más frecuencia es Prozac»[46]. El famoso anuncio de televisión de la criatura con forma de masa que mencioné en el segundo capítulo se emitió en 2001, y mostraba una representación animada del antidepresivo Zoloft (sertralina), que reponía la supuesta escasez de moléculas de serotonina en la sinapsis[47].

LAS CAMPAÑAS DE CONCIENCIACIÓN SOBRE LA ENFERMEDAD

Como si a la industria farmacéutica no le estuviera yendo lo bastante bien por sí sola, la comunidad médica estuvo encantada de echarle una mano. La campaña británica «Defeat Depression Campaign» fue llevada a cabo por el Royal College of Psychiatrists y el Royal College of General Practitioners (los organismos profesionales de psiquiatría y medicina de familia de Reino Unido, respectivamente) entre 1992 y 1996, aunque fue gestionada principalmente por el primero. Recuerdo bien la campaña y visité los archivos porque quería ver qué podía averiguar acerca de los documentos que no se habían publicado, así como confirmar mis sospechas de que habían recibido financiación de la industria farmacéutica. Esta información no figuraba en ninguno de los numerosos folletos de la campaña, pero estaba convencida de que lo había visto reflejado en alguna parte.

En los archivos encontré la copia de una carta de 1997 escrita por el que era entonces presidente del Royal College of Psychiatrists, Robert Kendell, y dirigida a Charles Medawar, un activista por la salud. Medawar había escrito al colegio de psiquiatras para protestar porque la campaña «Defeat Depression» había ignorado la capacidad de crear dependencia de los antidepresivos, y preguntaba si la campaña había aceptado donaciones de empresas farmacéuticas. En su respuesta, Kendell afirmó que el 28 % de la financiación de la campaña había procedido de la industria farmacéutica[48]. No obstante, encontré otro documento que presentaba un desglose de la financiación de la campaña que indicaba que la contribución había sido de un 44 %, sin contar una cantidad desconocida de la empresa Eli Lilly destinada a la edición y distribución de algunos folletos[49].

Ya fuera el 28 % o el 44 %, el Royal College of Psychiatrists de Reino Unido nunca reconoció públicamente el patrocinio de las empresas farmacéuticas. Ninguno de los documentos que revisé lo mencionaba, excepto una versión de un informe sobre la campaña. Sin embargo, otra versión del mismo informe omitía esta sección concreta[50]. Parecía como si el Real Colegio de Psiquiatras hubiera intentado evitar dejar constancia de sus vínculos con la industria farmacéutica en la medida de lo posible.

En su respuesta a Medawar, Kendell recalcó que el colegio solo había aceptado dinero con la condición de que la industria farmacéutica no ejerciera su influencia en el contenido de la campaña, y es cierto que la campaña nunca recomendó medicamentos concretos. Sin embargo, la importancia del patrocinio de las empresas queda reflejada en el hecho de que se celebró una reunión en 1996 para discutir sobre el futuro de la campaña, que tuvo lugar en la sede de Eli Lilly en Londres[51].

La finalidad de la campaña «Defeat Depression» era convencer a la población de que la depresión es una enfermedad común que requiere tratamiento médico. Un folleto ilustrado que se publicó con motivo de la campaña, titulado «Down with Gloom» («Abajo con el bajón»), afirmaba que entre un tercio y la mitad de las personas sufrirán depresión en algún momento de sus vidas y que, en cualquier instante, una de cada siete u ocho personas está deprimida[52]. Otros materiales de la campaña declaraban que solo la mitad de las personas que padecían depresión recibían un diagnóstico o tratamiento. En algunos documentos, se representaba a las personas con depresión como un iceberg, en el que la punta que sobresalía del agua se correspondía con la pequeña proporción de personas que se suponía que estaban siguiendo un tratamiento adecuado[53]. La conclusión era que los médicos de familia necesitaban formación para el reconocimiento y tratamiento de la depresión, y el público necesitaba ayuda para poder identificarse como personas con un trastorno médico[54]. Una de las prioridades de la campaña fue «hacer de la depresión una razón más legítima para acudir al médico de cabecera»[55].

Para conseguirlo, la campaña pretendía desmontar las opiniones previas de la gente sobre la depresión, unas ideas arraigadas en siglos de sentido común. Para preparar la campaña, en 1991 los colegios de médicos británicos organizaron grupos de discusión y encargaron una encuesta a la empresa MORI para averiguar cuáles pensaba la gente que eran las causas de la depresión y cuál era su opinión sobre la medicación para tratarla. Los participantes de los grupos focales consideraron que todo el mundo se deprime en algún momento de la vida e identificaron como causas de la depresión «la pérdida de un ser querido, las mudanzas, el aislamiento, la ruptura del matrimonio, tener un bebé, la enfermedad y el despido del trabajo»[56]. No mencionaron ningún desequilibrio químico ni nada por el estilo sobre el cerebro. En la encuesta, aunque el 73 % de las personas se mostró de acuerdo con la afirmación de que «la depresión es una enfermedad médica», solo el 33 % pensó que la depresión podía estar causada por «alteraciones biológicas en el cerebro», en contraste con casi el 80 % que pensaba que podía estar causada por el desempleo, la pérdida de seres queridos y otros acontecimientos vitales[57].

En otras palabras, en general la gente tenía la visión de la depresión que expuse en el tercer capítulo: una reacción emocional lógica ante la adversidad. Por su parte, el Royal College of Psychiatrists llegó a la conclusión de que «es necesario abordar la confusión entre los orígenes sociales de la depresión y su naturaleza médica»; en otras palabras, que la impresión de la gente de que la depresión era una reacción normal a acontecimientos vitales y pérdidas difíciles debía reemplazarse por la idea de que es una enfermedad que se debe a causas médicas (es decir, biológicas)[58].

También había que convencer tanto a médicos como a pacientes de que el tratamiento con antidepresivos era eficaz, sencillo y seguro, de ahí que la campaña también se propusiera debilitar la cautela natural y sensata de la gente ante el uso de fármacos que podían modificar las emociones. El folleto «Down with Gloom» declaraba que «existe una extraña resistencia a tomar medicamentos para la depresión»[59]. En la encuesta de 1991, solo el 16 % de los encuestados pensaba que se debían administrar antidepresivos a las personas con depresión, y menos de la mitad (el 46 %) pensaba que los antidepresivos eran eficaces para la depresión. Por el contrario, el 90 % pensaba que la gente con depresión debía recibir apoyo psicológico, y el 85 % consideraba que la terapia psicológica resultaba eficaz[60]. El folleto «Down with Gloom» concluía: «Por lo tanto, es evidente que la sociedad necesita mucha más educación y persuasión para tomar antidepresivos cuando son necesarios»[61].

Un tema central en la campaña de «Defeat Depression» y de buena parte de los primeros materiales promocionales fue que los antidepresivos no provocaban adicción ni dependencia. La encuesta de 1991 reveló que el 78 % de la sociedad británica creía que los antidepresivos eran adictivos. Los responsables de la campaña pensaban que la gente había extrapolado incorrectamente sus conocimientos sobre las benzodiazepinas para deducir que los antidepresivos también eran adictivos[62]. Les preocupaba que esto pudiera reducir la disposición de la gente a tomar antidepresivos y por ello aconsejaron a los médicos que les hablaran a sus pacientes de «la realidad acerca de que los antidepresivos no son adictivos ni generan dependencia»[63]. El panfleto de «Down with Gloom» decía a los lectores, casi histéricamente: «Por lo visto, parece necesario pregonar a los cuatro vientos una y otra vez: LOS ANTIDEPRESIVOS NO SON ADICTIVOS»[64].

A la campaña le preocupaba especialmente que la gente solo tomara antidepresivos durante un breve periodo de tiempo, e instó a los médicos a que recomendaran a sus pacientes que los tomaran durante al menos cuatro o seis meses después de sentirse mejor. La información en la que se basaba la campaña estimaba que la mayor parte de la gente tomaba antidepresivos durante menos de tres semanas, por lo que esta recomendación por sí sola podía incrementar enormemente el consumo de estos fármacos. Los responsables de la campaña conjeturaron que «los pacientes pueden creer que los fármacos son adictivos, de ahí que naturalmente no deseen tomarlos durante mucho tiempo»[65].

No obstante, cuando la campaña declaró que los antidepresivos no eran «adictivos», no quería decir que fueran fáciles de dejar, aunque esto no se le explicó al público al que iba dirigida. En su respuesta a la objeción de Medawar a propósito de que los antidepresivos generaban dependencia del mismo modo que las benzodiazepinas, el presidente del Royal College of Psychiatrists, Robert Kendall, reconoció que los antidepresivos podían provocar síntomas de abstinencia. Sin embargo, sostuvo que, dado que carecían de las cualidades atrayentes que conducían al consumo compulsivo y perjudicial, no provocaban «dependencia». Citó la definición de la Clasificación Internacional de Enfermedades, que equipara la dependencia con el abuso de sustancias, y no con la propensión de una sustancia a provocar síntomas de abstinencia. Según afirmó Kendall, los síntomas de abstinencia no eran motivo de gran preocupación y debían contemplarse simplemente como un «efecto adverso que debería sopesarse junto con otros efectos adversos en relación con los beneficios del fármaco»[66].

Resulta que Kendall estaba equivocado, y la sociedad tenía razón al sospechar que dejar los antidepresivos no era una cuestión banal y que, cuanto más tiempo se tomaban, más problemático se tornaba el asunto. Echando la vista atrás, resulta trágico comprobar que la mayoría de la gente normal y corriente era más consciente de los peligros de los antidepresivos que los miembros de la profesión psiquiátrica, que se supone que eran los expertos, y aún resulta más trágico que se arrebatara este sentido común a la gente para que se convirtieran en destinatarios de buen grado de la más reciente mina de oro descubierta por la industria farmacéutica.

Aunque la campaña «Defeat Depression» definió claramente la depresión como un problema médico y los antidepresivos como un tratamiento médico específico, no llegó a afirmar explícitamente que la depresión se debiera a un desequilibrio químico. Pero las organizaciones estadounidenses no se mostraron tan reticentes. La National Alliance for Research on Schizophrenia and Depression —una organización estadounidense dedicada a la investigación en enfermedades mentales como la esquizofrenia y la depresión, ahora llamada Brain and Behavior Research Foundation— publicó numerosos anuncios en periódicos del país, en los que se afirmaba que «las investigaciones más recientes nos han demostrado que la depresión suele ser biológica y está provocada por un desequilibrio químico en el cerebro»[67]. Un panfleto de esta organización, titulado «Conquering Depression» («Superar la depresión»), financiado por Wyeth-Ayerst, los fabricantes del antidepresivo de extraordinario éxito Efexor (venlafaxina), decía: «Los científicos creen que la depresión mayor está causada por un desequilibrio de neurotransmisores, unas sustancias químicas naturales que permiten a las neuronas comunicarse entre sí»[68].

En Reino Unido, una organización llamada Neurolink, financiada por Wyeth-Ayerst, elaboró una guía para los médicos de familia a principios de los años 2000 que se tituló *Depression: A Guide to its Recognition and Management in General Practice* (*La depresión: una guía para su identificación y tratamiento en la medicina general*). La guía explicaba a los destinatarios: «Las personas con depresión presentan niveles reducidos de serotonina y noradrenalina. Los fármacos que aumentan los niveles de estos neurotransmisores pueden restablecer el equilibrio y mejorar el estado de ánimo». También indicaba a los médicos: «La depresión debe tratarse independientemente de si la causa es una reacción comprensible a circunstancias o acontecimientos vitales»[69]. Entre los expertos que trabajaban para Neurolink (y, por lo tanto, indirectamente para Wyeth) y que habían aprobado la guía, estaba el psiquiatra David Nutt. Nutt era un ferviente defensor de los antidepresivos antes de su conversión a los psicodélicos, y también es famoso por haber perdido su trabajo como asesor del Gobierno tras plantear que tomar éxtasis no es más perjudicial que montar a caballo[70].

EL CONSUMO DE ANTIDEPRESIVOS

La campaña «Defeat Depression», en sí misma, tuvo un éxito más bien moderado. Una encuesta realizada en 1997, un año después del final de la campaña, reveló que el 43 % de la gente ahora opinaba que la depresión podía estar causada por «alteraciones biológicas en el cerebro» (frente al 33 % de 1991), pero la proporción de personas que se mostraban a favor del tratamiento con antidepresivos para la depresión seguía siendo solo del 24 % (en 1991 era un 16 %)[71].

Sin embargo, los esfuerzos combinados del *marketing* de la industria farmacéutica y el poder de la autoridad profesional acabaron resultando una mezcla irresistible. En Reino Unido, la cifra de recetas emitidas para antidepresivos aumentó un 235 % entre 1992 y 2002[72]. En Estados Unidos, las prescripciones se incrementaron hasta alcanzar un apabullante 1550 % de diferencia entre 1988 y 2002, pasando de dos a treinta y tres millones[73].

Las organizaciones internacionales también se dejaron llevar por la propaganda y contribuyeron a consolidar un mercado mundial de antidepresivos. En 1996, la Organización Mundial de la Salud proclamó que la depresión era la segunda causa principal de discapacidad en el planeta, después de las enfermedades cardiovasculares[74], y, en 2017, se decía que ya ocupaba el primer puesto[75]. Nadie se preguntó cómo era posible que tantas personas hubieran desarrollado una enfermedad nueva, o que antes era poco común, al mismo tiempo que la población mundial contaba con más riqueza y salud que nunca[76].

El *marketing* del Prozac y los antidepresivos que vinieron después fueron pioneros en vender una enfermedad junto con el medicamento que supuestamente la curaba. Numerosas campañas de «concienciación sobre la enfermedad» siguieron el ejemplo de las primeras campañas sobre la depresión, en las que se persuadía a la gente para que percibiera situaciones como la tensión premenstrual, la alopecia, la timidez y las dificultades sexuales como trastornos que requerían tratamiento médico, creando así un sinfín de nuevos mercados para nuevos fármacos[77].

Después de que se descubriera que las benzodiazepinas eran sustancias sumamente adictivas —como sus predecesores, los barbitúricos—, las campañas de concienciación sobre la depresión aseguraron a la población que los antidepresivos no eran tranquilizantes que dejaban a quien los tomaba como un zombi ni enganchaban. Eran fármacos que actuaban con precisión sobre los defectos y anomalías químicas subyacentes. Trataban enfermedades médicas reales y podían incluso convertir a quien los tomara en una persona más productiva y exitosa al poner a punto la estructura química de la personalidad.

La popularidad de los mortíferos barbitúricos a mediados del siglo xx, así como del uso extendido y con frecuencia letal del opio en el siglo xix, pone de relieve el deseo humano de una solución química para los problemas de la vida. En una reunión a la que asistí para debatir cómo reducir la prescripción de antidepresivos en Reino Unido, un médico de familia protestó diciendo que los médicos sencillamente debían tener una pastilla para recetar a los pacientes con sufrimiento psíquico, y que al menos los antidepresivos modernos no mataban a la gente como los fármacos del pasado[78].

Con todo, aunque la avalancha de publicidad que desató Prozac pudo haber dado con oídos dispuestos a escuchar en algunos aspectos, también tuvo que vencer las sospechas igualmente arraigadas en la sociedad acerca de consumir sustancias químicas que podían modificar las emociones y la personalidad; sospechas que se habían visto reafirmadas por el asunto de las benzodiazepinas. Como señaló David Healy allá por el año 2004, necesitamos «contemplar la posibilidad de que la era de la depresión que hemos vivido recientemente en Occidente haya surgido principalmente de la necesidad de las empresas farmacéuticas de comercializar compuestos como Prozac, Zoloft y Paxil»[79]. No resultaría exagerado afirmar que fue la industria farmacéutica la que nos causó la depresión.

PARTE III
La ciencia

8

Revisión de las pruebas sobre la teoría de la serotonina y la depresión

Ahora que conocemos los orígenes de la teoría de que la depresión está causada por un déficit de serotonina o de actividad serotoninérgica, es el momento de examinar más a fondo las pruebas actuales que existen sobre esta teoría.

Cuando me propuse revisarlas, supe que sería una tarea mastodóntica. Haría falta un equipo de personas para examinar exhaustivamente un gigantesco volumen de artículos de investigación, seleccionar los más relevantes y resumir lo que revelaban. En 2019, conseguí reunir un equipo que incluía a Mark Horowitz —que estaba en ese momento trabajando conmigo en un estudio financiado por el Gobierno sobre fármacos antipsicóticos— y varios investigadores con experiencia en la realización de revisiones sistemáticas. Redactamos el protocolo de revisión y luego nos repartimos las distintas áreas de investigación entre los miembros del equipo. No obstante, antes de contar lo que descubrimos, es necesario ofrecer una imagen realista de lo que sabemos y no sabemos sobre las funciones biológicas de la serotonina.

LAS PRUEBAS SOBRE EL FUNCIONAMIENTO
DE LA SEROTONINA

La serotonina es una sustancia química que se encuentra en distintas partes del organismo, incluyendo el cerebro. En realidad, la mayor parte se halla en el intestino y en unas células de la sangre conocidas como «plaquetas». Solo un 8 % de la serotonina se encuentra en el cerebro, donde se produce en una zona denominada «núcleos del rafe». Desde allí se distribuye a otras partes del cerebro, donde actúa como neurotransmisor.

Entonces, ¿qué sabemos sobre el tipo de conductas y sentimientos que están influidos por la transmisión cerebral relacionada con la serotonina? Si volvemos a recurrir a la metáfora de la *Mona Lisa* que empleamos en el tercer capítulo, en cierto sentido esto es como preguntarse en qué medida la composición química de la pintura afecta al significado del cuadro. Podríamos preguntarnos hasta qué punto esto resulta relevante, pero, independientemente de ello, ha habido cientos, si no miles, de estudios que han intentado identificar los efectos de distintas sustancias químicas sobre las emociones, la inteligencia, el aprendizaje y la conducta.

A pesar del gran volumen de investigaciones sobre esto, hay pocas pruebas de que exista alguna relación. En general, el funcionamiento del cerebro es increíblemente complejo, y en él intervienen numerosos sistemas interrelacionados, y carecemos de conocimientos sólidos incluso sobre algo tan básico como la forma en que el cerebro nos mantiene despiertos[1]. Quién lo creería, sin embargo, a juzgar por los reportajes en la prensa que con frecuencia relatan que se acaba de identificar la «neuroquímica del amor», o de la ira o la agresividad[2], o que la serotonina produce «una sensación de bienestar y felicidad»[3].

La bibliografía científica también es engañosa y a menudo exagera sus hallazgos. Un artículo al uso nos dice: «La serotonina regula el estado de ánimo, la conducta, el apetito y el gasto energético»[4]. Pero ¿qué pruebas hay de que la serotonina esté implicada en cualquiera de estas cosas? Muchas de estas afirmaciones están basadas en estudios que utilizan fármacos para manipular el sistema serotoninérgico, pero este tipo de investigación resulta problemática porque la mayoría de fármacos tienen efectos sobre diversas sustancias químicas, y los sistemas químicos del cerebro están profundamente interconectados.

Por ejemplo, se suele decir que el apetito está regulado por la serotonina, pero la principal prueba que respalda esta afirmación procede de la investigación sobre la fenfluramina, un fármaco inhibidor del apetito. La fenfluramina se utilizaba para perder peso hasta que fue retirada del mercado en 1997, debido a que se descubrió que podía dañar las válvulas cardíacas[5]. Como se pensaba que actuaba incrementando la actividad serotoninérgica, se ha llegado a la conclusión de que la serotonina reduce el apetito. Sin embargo, resulta que la fenfluramina no era muy buen inhibidor del apetito —de hecho, solía recetarse en combinación con el fármaco estimulante fentermina (en un preparado farmacéutico conocido como Fen-Phen)— y, lo que es más, no está claro tampoco que actúe influyendo en la serotonina. La fenfluramina es un derivado de la anfetamina, un fármaco estimulante, y sabemos que la anfetamina, que también inhibe el apetito, produce principalmente sus efectos al incrementar la actividad de la noradrenalina y la dopamina[6]. Por lo tanto, no existen pruebas concluyentes de que la serotonina desempeñe un papel concreto en la regulación del apetito.

Las pruebas sobre la función sexual son más sólidas, aunque, de nuevo, una gran parte de ellas se basan en los efectos de fármacos que probablemente no sean únicamente exclusivos para el sistema serotoninérgico. A grandes rasgos, los estudios con animales muestran que los fármacos diseñados para aumentar la acción de la serotonina, como los inhibidores selectivos de la recaptación de la serotonina (ISRS), disminuyen la actividad sexual, mientras que los fármacos que inhiben la acción de la serotonina aumentan la actividad sexual[7]. Al inyectar serotonina en partes del cerebro relacionadas con la conducta sexual, se reduce la actividad sexual, mientras que, si se dañan deliberadamente partes que producen o son ricas en serotonina, como los núcleos del rafe, se incrementa la actividad sexual[8].

Los estudios con seres humanos indican que los ISRS reducen la sensibilidad genital y retrasan el orgasmo; efectos que son lo suficientemente importantes y potentes como para que los ISRS se hayan probado como tratamientos para la eyaculación precoz[9]. Nadie conoce los mecanismos precisos que explican el impacto de los ISRS sobre la función sexual; muchos otros fármacos, incluidos otros tipos de antidepresivos que afectan predominantemente a otros sistemas químicos, también perjudican la función sexual. En general, sin embargo, las pruebas sugieren que la serotonina inhibe la función sexual de diversas maneras.

Con frecuencia, se afirma que la serotonina está relacionada con el aprendizaje, la inteligencia y la motivación. Una revisión clásica de la abundante investigación con animales en esta área, llevada a cabo por tres científicos de la Universidad de Cambridge, sostenía que las pruebas apuntaban a «un papel de la serotonina en la modulación de los parámetros de dependencia del contexto en la selección de acciones, la afectividad y la cognición social, y, al mismo tiempo, en el refuerzo de los mecanismos de aprendizaje, que favorecen la adaptabilidad y la flexibilidad conductual»[10]. Esto podría parecer verosímil, pero, si se lee el artículo con atención, se descubre que, en realidad, es un tortuoso intento de sacar algo de una investigación que no ha aportado nada.

El artículo informaba de que tal o cual experimento con animales había demostrado que la serotonina estaba asociada a un mayor «comportamiento de espera» (es decir, los animales esperan más tiempo para obtener una recompensa), «comportamiento de huida» (los animales se apresuran antes a huir de una amenaza), «persistencia» (los animales tardan más en huir de una amenaza), inhibición de la conducta (los animales se vuelven menos activos) y locomoción (los animales se vuelven más activos). En otras palabras, los experimentos arrojaron resultados de lo más incoherentes. Los autores admitieron que la bibliografía que habían analizado estaba repleta de «fallos en la replicación» y «efectos contradictorios en paradigmas similares»[11], y describieron los resultados como «difíciles de interpretar»[12]. Reconocieron que las funciones generales de la serotonina «seguían siendo difíciles de determinar», y, aunque se esforzaron denodadamente por ofrecer una justificación para las incoherencias, sus conclusiones apuntan a que la intervención en el sistema serotoninérgico no tiene como consecuencia ningún patrón evidente de efectos en la inteligencia, el aprendizaje o la motivación.

No cabe duda de que la serotonina interviene en muchas de nuestras funciones biológicas. Está por todo el cerebro, así que esto no sería de extrañar. Los autores de una revisión científica llegaron a la conclusión de que «la serotonina modula prácticamente todos los procesos del comportamiento humano» y, a continuación, afirmaron: «Lo cierto es que es difícil encontrar un comportamiento humano que no esté regulado por la serotonina»[13].

Todo esto significa, sin embargo, que la serotonina está presente en el cerebro y, por lo tanto, está implicada en casi todo lo que hace el cerebro. ¡Es como decir que la pintura está presente en un cuadro! Y, aunque es poco probable encontrar a un neurocientífico interesado en la serotonina que admita el lamentable nivel de nuestros conocimientos, parece que, además de su probable efecto inhibitorio sobre la función y el deseo sexual, no tenemos una idea clara del papel específico que desempeña la serotonina en las funciones del organismo, la conducta o la actividad mental.

LA INTERPRETACIÓN ERRÓNEA DE LAS PRUEBAS

Antes de pasar a comentar los detalles de nuestra revisión, me gustaría reflexionar sobre cómo es posible que hallazgos científicos dudosos o ambiguos como estos se conviertan en «conocimiento» científico aceptado, que en ocasiones llega a transformarse en «grandes avances» que acaparan los titulares.

En primer lugar, la mayoría de experimentos implica la realización de toda una serie de pruebas, y los investigadores tienen tendencia a resaltar las pruebas que arrojan resultados positivos o interesantes y a ignorar el resto. Pero, si se hacen suficientes pruebas, algunas darán resultados positivos debido a las fluctuaciones aleatorias de nuestros estados biológicos, incluso cuando no haya ninguna diferencia real.

En segundo lugar, gran parte de la investigación sobre la serotonina y la depresión se basa en estudios que comparan a personas con depresión y personas sin depresión. Estas últimas se suelen denominar «sujetos de control sanos» o «grupo de voluntarios sanos», y se supone que se asemejan a los pacientes con depresión, excepto en el hecho de no estar ni haber estado deprimidos. Pero a menudo difieren en aspectos importantes: es probable que los voluntarios estén en mejor forma física o sean más saludables que las personas con depresión, por ejemplo, lo que puede afectar al sistema serotoninérgico; es menos probable que tomen medicación, como analgésicos, que se sabe que influyen en la serotonina, y, por supuesto, generalmente no toman antidepresivos.

Esto es especialmente relevante porque, en la mayoría de estos estudios, los participantes con depresión toman o han tomado antidepresivos, y las pruebas de los estudios en animales y humanos sugieren que los antidepresivos (no solo los inhibidores selectivos de la recaptación de la serotonina) afectan al sistema serotoninérgico, tanto mientras se están tomando como cuando dejan de tomarse[14]. Por consiguiente, los estudios que se basan en una comparación entre personas con depresión y «sujetos sanos» pueden detectar diferencias fortuitas en el sistema serotoninérgico, que no tienen nada que ver con la depresión, sino que están causadas por otras cosas relacionadas con la depresión, incluido el consumo de antidepresivos.

En tercer lugar, está la cuestión de la causalidad y la correlación. En el caso de que se detecten anomalías en el sistema serotoninérgico, o cualquier otra cosa, en personas con depresión, eso no quiere decir necesariamente que sean la causa de la depresión. Podrían deberse a la manera en la que el cerebro reacciona cuando alguien está alicaído. En otras palabras, podrían ser el resultado fisiológico y bioquímico de sentirse deprimido, no la causa.

Por lo general, lo que ocurre es que se publica un estudio reducido que afirma haber encontrado pruebas de la relación entre la serotonina y la depresión. Todo el mundo se entusiasma, los medios de comunicación informan de que la investigación ha descubierto una conexión, y la sociedad se lleva la impresión de que se ha logrado un importante avance científico. Cuando se llevan a cabo estudios más amplios que no logran replicar los resultados positivos, o no se publican —como es probable que ocurriera con los estudios sobre la «psicobiología de la investigación» del National Institute of Mental Health en los años ochenta—, o bien se publican pero se ignoran. Poco a poco, va quedando claro que la investigación no lleva a ninguna parte, y en este momento los investigadores se dan por vencidos y se centran en otras áreas. Pero nadie admite, al menos no públicamente y quizás ni siquiera para sí mismos, que la investigación no ha conseguido encontrar pruebas de los vínculos que se propuso estudiar. Así, la idea de que hay pruebas para respaldar la teoría original sigue circulando y nunca se refuta abiertamente. Y así es como sobreviven las teorías hace tiempo estériles.

LA SEROTONINA Y LA DEPRESIÓN

La idea de que la serotonina está relacionada con el estado de ánimo procede principalmente de estudios que investigan si la serotonina influye en la depresión. Esto es lo que mi equipo y yo nos propusimos analizar en nuestra revisión de las pruebas existentes sobre la teoría de la serotonina y la depresión. En concreto, lo que pretendíamos era examinar la afirmación de que los niveles bajos o la disminución de la actividad de la serotonina causan depresión.

Las revisiones de calidad contrastada tienen que llevarse a cabo de manera sistemática, recurriendo a procedimientos establecidos y métodos transparentes. Dado que se ha investigado tanto sobre la serotonina, optamos por elaborar lo que se conoce como una «revisión general» (*umbrella review* en inglés). Se trata de una revisión de revisiones, y está diseñada para proporcionar una visión general de todas las revisiones sistemáticas, metaanálisis (un metaanálisis es un análisis basado en una combinación de diferentes estudios) y estudios a gran escala en un ámbito particular. Puesto que nos dedicamos a examinar la investigación existente en varias áreas diferentes, nuestra revisión fue en realidad un conjunto de «minirrevisiones generales».

Nos centramos en las principales áreas de investigación sobre la serotonina y la depresión, que han estudiado las concentraciones de serotonina y sus productos de degradación (metabolitos) en la sangre y el líquido cefalorraquídeo, los receptores de la serotonina, la proteína transportadora de la serotonina y el gen del transportador de la serotonina. Los estudios genéticos también han analizado si existe una relación entre el gen transportador de la serotonina y los acontecimientos vitales adversos, lo que de igual forma examinamos para nuestro estudio. Asimismo, revisamos los experimentos que recurren a una técnica denominada «depleción del triptófano», cuyo objetivo es comprobar si la reducción de los niveles de serotonina en el cerebro puede inducir depresión en personas que no están ya deprimidas.

Pues bien, ¿y qué encontramos? Pueden consultarse los detalles de las investigaciones que tuvimos en cuenta para la revisión en la tabla 1 de nuestro artículo, pero los resultados se pueden resumir sin mucha dificultad. A excepción de los estudios genéticos, las investigaciones consistían en estudios reducidos que o bien no demostraban ninguna relación entre la serotonina y la depresión, o bien arrojaban resultados incoherentes. Además, solo unos pocos tenían en cuenta el posible impacto de los antidepresivos. Los estudios genéticos más recientes eran muy amplios y de calidad contrastada, así como inequívocamente negativos.

No fuimos los primeros en señalar que la teoría de la serotonina y la depresión no ha sido confirmada por la investigación científica; así que, en líneas generales, los resultados fueron los esperables. Sin embargo, no éramos conscientes de lo sumamente débiles y confusas que eran las pruebas. También hicimos algunos hallazgos sorprendentes, sobre todo indicios de cómo afectan los antidepresivos a la serotonina. No voy a describir todos los estudios que analizamos porque eso conlleva muchos detalles técnicos y siempre es posible leer el artículo si así se desea[15], pero ofreceré unas pequeñas pinceladas de lo que descubrimos.

ESTUDIOS SOBRE EL PRODUCTO DE DEGRADACIÓN DE LA SEROTONINA EN EL LÍQUIDO CEFALORRAQUÍDEO

Como no se pueden clavar agujas en los cerebros de la gente, por lo general se conviene en que, en la actualidad, la forma más directa que tenemos de medir la serotonina en el cerebro se basa en la concentración del principal producto de degradación de la serotonina en el líquido cefalorraquídeo que rodea al cerebro. Sin embargo, la serotonina es una molécula inestable, por lo que los científicos prefieren medir su principal producto de descomposición (conocido como 5-HIAA), que es más estable. Se pueden tomar muestras del líquido cefalorraquídeo mediante una punción lumbar, pero se trata de un procedimiento invasivo que entraña riesgos de infección y lesiones, por lo que los estudios de este tipo no son frecuentes ni de gran envergadura, aunque se han hecho varios.

Identificamos dos revisiones sistemáticas previas de estudios sobre la concentración del producto de degradación de la serotonina en el líquido cefalorraquídeo. Las dos revisiones analizaron diecinueve estudios independientes entre sí. Ninguna de estas revisiones encontró diferencia global alguna en el nivel del producto de descomposición entre las personas con depresión y las personas sin depresión. Así pues, el método más directo que tenemos actualmente para analizar los niveles de serotonina en el cerebro apunta a que no hay diferencias entre las personas con y sin depresión.

ESTUDIOS SOBRE LA DEPLECIÓN DEL TRIPTÓFANO

El área de investigación que se cita con más frecuencia para respaldar la teoría de la serotonina en la depresión se compone de un curioso conjunto de experimentos conocidos como «estudios de depleción del triptófano»[16]. Su objetivo es reducir la serotonina cerebral agotando el suministro de la molécula precursora de la serotonina: el triptófano. El triptófano es un aminoácido que se produce de forma natural (los aminoácidos son unidades estructurales de las proteínas que componen nuestro organismo) y suele obtenerse a partir de la alimentación, con productos como la leche, el atún, el pollo y el chocolate[17].

El método de depleción del triptófano empleado en los últimos tiempos consiste en dar a la gente una bebida que contiene una mezcla de aminoácidos comunes y que carece específicamente de triptófano. La bebida reduce la cantidad de triptófano que llega al cerebro y se supone que esto ralentiza la síntesis de serotonina en el cerebro. Unas horas después de ingerir la bebida, puede demostrarse que las concentraciones de triptófano en la sangre y en el cerebro caen de forma notable. Aún no se ha demostrado de manera decisiva que esta técnica reduzca los niveles de serotonina en el cerebro, pero los expertos creen que es probable que lo haga, al menos hasta cierto punto[18].

El principal objetivo de los estudios sobre la depleción del triptófano es comprobar si el procedimiento puede inducir un estado depresivo o empeorar el estado de ánimo en voluntarios sanos que, en un principio, no padecen depresión. Se han llevado a cabo numerosos estudios. La última revisión que pudimos encontrar se publicó en 2007, así que, para obtener una visión general de las investigaciones más actuales, también analizamos los diez estudios más recientes sobre la depleción del triptófano que se habían publicado en el momento en que efectuamos nuestra revisión (como se muestra en la tabla 2 de nuestro artículo publicado).

La revisión de 2007 ha tenido una gran influencia. Se llevó a cabo por un grupo de investigadores dirigidos por el profesor Eric Ruhé, de Países Bajos, y en ella se examinaron treinta y dos estudios en los que participaron «voluntarios sanos» y diecinueve estudios que recurrieron a personas con antecedentes de depresión[19]. Los trabajos con voluntarios sanos mostraron en su mayoría que la bebida sin triptófano no tenía ningún efecto sobre el estado de ánimo en comparación con la bebida de control, incluyendo los análisis más rigurosos y de mayor calidad que utilizaron dos grupos (estudios que compararon los efectos de la bebida experimental y la bebida de control en dos grupos separados de personas, en contraposición a los que comparan los efectos de las dos bebidas de manera secuencial en un único grupo).

Ninguno de los diez estudios más recientes que seleccionamos detectó tampoco ningún efecto de la técnica de depleción del triptófano sobre el estado de ánimo de los voluntarios sanos. Por lo tanto, las pruebas existentes no indican que la disminución de la serotonina cerebral mediante la depleción del triptófano induzca la depresión en personas que, de entrada, no están deprimidas.

Por el contrario, varios estudios de la revisión de 2007 en los que participaron personas con antecedentes de depresión revelaron que la bebida sin triptófano sí parecía empeorar el estado de ánimo en comparación con la bebida de control. Sin embargo, los resultados de los trabajos individuales eran dispares, y el número total de personas que participaron era reducido, lo que sugiere que los resultados pueden deberse a un hallazgo casual más que a un efecto real. Además, parecía que algunos estudios se habían contado dos veces, lo que apuntaba a que las cifras eran aún inferiores. La mayoría de los participantes había tomado o estaba tomando antidepresivos, lo que también podría haber modificado los efectos del procedimiento de depleción del triptófano.

En nuestra muestra de estudios más recientes, dos de ellos incluyeron a personas con antecedentes de depresión, y ninguno constató efecto alguno tras la depleción del triptófano. Como ejemplo paradigmático de sesgo interpretativo, en uno de ellos se afirmaba que la depleción del triptófano sí que tuvo un efecto. Sin embargo, lo que realmente se demostró es que el grupo de control experimentó una ligera mejora en el estado de ánimo por alguna razón, lo que marcaba una diferencia entre la bebida real y la falsa. La mejora fue, no obstante, mínima, por lo que es probable que se debiera simplemente a una fluctuación aleatoria[20].

Así pues, los estudios sobre la depleción del triptófano no respaldan la teoría de la serotonina en la depresión. Los experimentos muestran claramente que el procedimiento no provoca depresión en los voluntarios. Algunos estudios anteriores sugerían que la depleción del triptófano podría empeorar el estado de ánimo en personas con antecedentes previos de depresión, pero los resultados fueron variables y no se confirmaron en los estudios más recientes.

ESTUDIOS SOBRE LOS RECEPTORES DE LA SEROTONINA Y EL TRANSPORTADOR DE SEROTONINA

Nos sorprendió descubrir que algunas de las investigaciones que analizamos indicaban que, en todo caso, las personas con depresión podrían presentar un aumento de la serotonina. Los estudios sobre uno de los receptores de la serotonina (el receptor 5-HT1A), que inhibe principalmente la acción de la serotonina, detectaron indicios de niveles reducidos de este receptor en algunas zonas cerebrales. Si se trata de un hallazgo real, significaría que la actividad de la serotonina es mayor, y no menor, en las personas con depresión, ya que el receptor disminuye la actividad de la serotonina. Sin embargo, los resultados fueron distintos según las áreas del cerebro, y el número de participantes fue reducido, por lo que los resultados bien podrían deberse al azar. En los estudios tampoco se tuvo en cuenta el uso de antidepresivos, a pesar de que se ha demostrado que los antidepresivos modifican los receptores de la serotonina[21]. Por lo tanto, lo más probable es que los resultados se deban al azar o a los efectos de los antidepresivos.

Las investigaciones sobre el transportador de la serotonina revelaron un panorama similar. Cabría esperar que las concentraciones elevadas del transportador reducirían la actividad serotoninérgica al retirar la serotonina de la sinapsis nerviosa, donde se encuentra activa, mientras que unos niveles reducidos del transportador incrementarían la actividad de la serotonina. No olvidemos que los inhibidores selectivos de la recaptación de la serotonina bloquean este transportador, que es como se supone que aumentan la actividad serotoninérgica. Pero algunos de los estudios que examinamos detectaron niveles más bajos del transportador de la serotonina en algunas áreas cerebrales de las personas con depresión, lo que implica una mayor actividad de la serotonina. Los niveles elevados del transportador, que se asociarían a niveles más bajos de serotonina, solo se detectaron en una única área cerebral, y en un estudio de escasa calidad. Por lo general, no obstante, como ocurría con el receptor de la serotonina, la investigación sobre el transportador de la serotonina era muy dispar, y lo más probable es que los resultados se explicasen por el azar o por el uso de antidepresivos.

En la mayoría de los estudios, las personas con depresión estaban tomando o habían tomado antidepresivos.

ESTUDIOS GENÉTICOS

Los estudios genéticos exploraron el impacto del gen de la proteína transportadora de la serotonina. Resulta que algunas personas tienen una versión acortada de este gen, que se considera menos eficiente y que daría lugar a una menor producción del transportador de la serotonina. En 1996, se publicó un estudio en el que participaron 1024 personas de distintos países de Europa, en el que se informaba de que las personas con depresión tenían más probabilidades de tener la versión acortada del gen del transportador de la serotonina en lugar de la versión normal, en comparación con las personas sin depresión[22]. Este estudio despertó un interés frenético y decenas de estudios vinieron después.

Los resultados fueron desalentadoramente dispares, pero, en 2003, un grupo de investigadores de Londres declaró que las personas con la versión acortada del gen tenían más probabilidades de padecer depresión, pero solo si también tenían antecedentes de haber estado expuestos a «estrés vital»[23]. Esta investigación tuvo una gran influencia y dio lugar a una nueva proliferación de estudios, y numerosos grupos de investigación se propusieron ver si podían replicar el vínculo entre el gen, la depresión y las experiencias vitales adversas. A medida que se multiplicaban los estudios, se llevaban a cabo más y más revisiones sistemáticas y metaanálisis. Nosotros examinamos los cinco análisis de datos más recientes en esta área.

Los resultados de las investigaciones genéticas fueron concluyentes. Dos estudios decisivos de calidad contrastada (Border *et al.*, 2019, y Culverhouse *et al.*, 2018, como se muestra en la tabla 1 de nuestro artículo)[24], que en ambos casos incluyeron datos de decenas de miles de personas, no hallaron pruebas de que tener la versión acortada del gen del transportador de la serotonina estuviera asociado con la depresión, ni tampoco de una interacción con acontecimientos vitales estresantes, experiencias traumáticas previas, maltrato infantil ni ningún otro caso indicativo de estrés. El estudio más amplio analizó los datos de más de cien mil personas, y ambos incorporaron gran parte de las notas de revisiones e investigaciones anteriores.

Los estudios genéticos ilustran claramente el patrón de investigación que describí al principio de este capítulo. Algunos de los estudios anteriores que revisamos, sobre todo aquellos que analizaban las interacciones entre el gen y el estrés, arrojaron resultados positivos, lo que demuestra cómo es posible que los datos den la impresión de que existe un efecto real incluso cuando no es así. De hecho, si recordamos que se informó por primera vez sobre las pruebas acerca del impacto del gen del transportador de la serotonina en 1996, lo que se muestra es que las investigaciones han estado produciendo resultados falsamente positivos o engañosos durante más de dos décadas, antes de que otros estudios mejores y más amplios revelaran la verdadera situación. La investigación genética se presta muy bien a la realización de estudios de gran envergadura debido a los enormes bancos de muestras genéticas que se han ido recopilando. Este tipo de estudios a gran escala son más difíciles de llevar a cabo en otras áreas, así que es probable que los resultados falsos positivos se propaguen durante todavía más tiempo.

A medida que íbamos poniendo en común nuestros resultados, nos dimos cuenta de que los estudios genéticos también demuestran la poderosa relación entre los acontecimientos negativos de la vida y la depresión. Aunque los estudios que exploraron la interacción entre el gen y el estrés no hallaron ningún efecto del gen, todos ellos identificaron una estrecha relación entre la depresión y las experiencias de estrés, adversidad y maltrato.

LOS ANTIDEPRESIVOS Y LA SEROTONINA

Un resultado inesperado de nuestra revisión fue que, en algunas de las publicaciones que analizamos, se señalaba que el consumo de antidepresivos a largo plazo podría reducir —no aumentar— los niveles de serotonina[25]. Uno de los estudios que incluimos, por ejemplo, fue un metaanálisis de los niveles de serotonina en sangre, que se basó en los datos de tres estudios de gran envergadura en los que participaron un total de 2469 mujeres postmenopáusicas[26-27]. El análisis reveló que las mujeres que tomaban antidepresivos por cualquier indicación (no solo por depresión) tenían niveles más bajos de serotonina en la sangre que aquellas que no los tomaban. En cambio, las mujeres con depresión que no tomaban antidepresivos no presentaban niveles más bajos de serotonina que las mujeres sin depresión.

Se trata de un estudio importante porque fue relativamente amplio y no lo llevaron a cabo personas con un interés particular en la serotonina o en los antidepresivos. Los autores probaron una serie de sustancias químicas y ni siquiera comentaron los resultados de la serotonina, solo se limitaron a presentar los datos.

Los estudios sobre el producto de degradación de la serotonina también evidenciaron que las personas que tomaban antidepresivos tenían concentraciones más bajas en comparación con las que no tomaban antidepresivos[28]. Es más, resulta que hay investigaciones en animales que demuestran que la administración prolongada de inhibidores selectivos de la recaptación de la serotonina, en concreto, reduce la cantidad de serotonina en el cerebro y del producto de degradación de la serotonina en el líquido cefalorraquídeo[29]. Por lo tanto, a pesar de la teoría de que los ISRS aumentan la serotonina, hay pruebas de que, en realidad, pueden disminuir la cantidad de serotonina en la sangre y en el cerebro, al menos cuando se utilizan durante un periodo prolongado.

Es posible que los ISRS aumenten la serotonina al principio y después el cuerpo reaccione a este aumento intentando reducir de nuevo la concentración de la serotonina, pero se exceda y la reduzca en exceso. Se ha descubierto que este fenómeno de sobrecompensación ocurre también con otros fármacos. Los opioides, por ejemplo, suprimen la sensibilidad al dolor al principio, pero pueden ocasionar un aumento de la sensibilidad al dolor cuando se utilizan a largo plazo, lo que se cree que refleja la sobrecompensación del organismo a los efectos del fármaco[30].

Por lo general, sabemos muy poco sobre cómo interactúan los

ISRS o cualquier otro tipo de antidepresivo con el sistema serotoninérgico, inclusive si producen un aumento o una disminución clara de la actividad serotoninérgica[31]. Sin embargo, hay algunos indicios de que, al menos a largo plazo, la reducen.

CONCLUSIONES

Las publicaciones científicas que analizamos para nuestra revisión se habían llevado a cabo durante treinta años en varios continentes. Los estudios genéticos fueron de gran alcance y analizaron datos de decenas de miles de personas, pero los estudios de otras áreas fueron por lo general más reducidos. Un total de 5843 personas participaron en todos los estudios individuales no genéticos. En comparación, los estudios sobre las estatinas para la prevención de enfermedades cardíacas incluyen cientos de miles de participantes[32].

La investigación existente revela que hay muy pocas pruebas que respalden la teoría de la serotonina y la depresión; es decir, la idea de que la depresión está causada por niveles bajos o una menor actividad de la serotonina en el cerebro. Los estudios sobre la serotonina en la sangre, su producto de degradación en el líquido cefalorraquídeo, el receptor que inhibe la serotonina y el transportador de la serotonina arrojaron resultados negativos o poco fiables. Los pocos estudios que sugerían alguna anomalía de la serotonina indicaban que era más alta, y no más baja, en las personas con depresión, pero es probable que esto sea el resultado de fluctuaciones aleatorias o de los efectos inducidos por los antidepresivos. La disminución de la serotonina cerebral mediante el método de depleción del triptófano no provoca depresión en los voluntarios sanos, y los datos obtenidos de las personas con depresión no son concluyentes.

Los estudios sobre el gen del transportador de la serotonina son rotundamente negativos. Además, a excepción de los estudios genéticos, ninguna de las investigaciones que analizamos se había diseñado para detectar si las alteraciones en el sistema serotoninérgico eran anteriores al inicio de la depresión. Por lo tanto, incluso si las publicaciones científicas que examinamos apuntaban a una anomalía de la serotonina, ninguna de ellas podía demostrar que esta fuera la causa de la depresión, sino simplemente una correlación con el estado depresivo.

Ningún científico sensato aceptaría este tipo de pruebas como demostrativas de nada. Como mucho, sirven como estímulo para seguir investigando.

Por supuesto, se pueden buscar otras maneras de estudiar la serotonina, y se pueden llevar a cabo más estudios, lo que permitirá a la gente seguir afirmando que existe una deficiencia de serotonina en las personas con depresión. Pero el conjunto de investigaciones que he descrito constituye la principal base científica en la que se sustenta la teoría de la serotonina de la depresión en la actualidad. Y definitivamente no se sostiene.

9

¿Qué demuestran realmente las investigaciones sobre antidepresivos?

La respuesta más común a nuestro artículo sobre la serotonina fue, por una mayoría aplastante, que no importaba porque «los antidepresivos funcionan». En la revista en línea *The Conversation*, dos psiquiatras de Reino Unido escribieron un artículo titulado «La depresión: tal vez una serotonina baja no sea la causa, pero los antidepresivos siguen funcionando», y un psiquiatra australiano publicó uno con el título «La teoría sobre el desequilibrio químico de la depresión ha expirado, pero eso no significa que los antidepresivos no funcionen». Los dos artículos se basaban en el mismo argumento: no importa que no entendamos cómo funcionan los antidepresivos, lo importante es que funcionan[1].

Así pues, antes de abordar las reacciones a nuestro artículo y lo que revelan sobre cómo se forma y se sustenta la opinión pública sobre la depresión y su tratamiento, es el momento de examinar detenidamente las pruebas que demuestran si los antidepresivos realmente ayudan a las personas. Esto implica presentar algunos datos puros y duros de los ensayos clínicos, y cómo se realizan y se interpretan, pero resulta fundamental entender exactamente en qué se basa la afirmación tan repetida de que «los antidepresivos funcionan». Las cuestiones no son difíciles de comprender, así que ruego un poco de paciencia y espero que el esfuerzo valga la pena. Después de leer los próximos capítulos, ya dispondrá de más información que la mayoría de los médicos.

Confío en que ya haya quedado claro que la forma en la que los antidepresivos producen sus efectos es importante y mucho, aunque también es cuestionable que funcionen. Cuando estaba en periodo de formación como psiquiatra, vi a muchas personas con depresión que estaban empezando a tomar antidepresivos. Algunas mejoraron y otras no. Otros psiquiatras y muchos pacientes pensaban que los antidepresivos eran de gran ayuda, pero yo simplemente no era capaz de verlo así. Cuando las personas mejoraban, normalmente las cosas que les habían causado la depresión en un principio se habían resuelto o mejorado: habían conseguido un nuevo trabajo o se habían recuperado de una ruptura sentimental, por ejemplo. Me di cuenta de que es posible interpretar la misma situación de diferentes maneras. Muchas personas tienden a creer que el tratamiento resulta beneficioso y atribuyen las mejorías a la medicación cuando podría haber otras explicaciones.

Por eso se hacen ensayos clínicos con fármacos. Por eso es preciso comparar fármacos como los antidepresivos con un placebo, es decir, una «pastilla de mentira». Sabemos que nuestro estado de ánimo tiene altibajos naturales; sabemos que el estado de ánimo es un reflejo de nuestras circunstancias, y sabemos que recibir ayuda de un profesional —que nos escuche y empatice con nosotros— aumenta las posibilidades de mejora[2]. Tomar una pastilla que creemos que podría ser eficaz también puede hacernos sentir mejor. Por lo tanto, necesitamos saber si tomar un antidepresivo es más eficaz que no tomarlo, y, si es así, si los beneficios se deben a un efecto farmacológico específico del medicamento, o si se deben al hecho de que la gente crea que el fármaco es beneficioso, lo que se conoce como «efecto placebo».

La mayoría de los ensayos clínicos con medicamentos son lo que se denomina «ensayos clínicos aleatorizados y comparativos», lo que significa que a las personas que participan se les asigna al azar que tomen el principio activo o el placebo. La aleatoriedad del proceso garantiza que no haya diferencias sistemáticas entre las personas a las que se les administran distintos tipos de pastillas (el fármaco real y el placebo) que puedan influir en los resultados del ensayo clínico.

Cuando era médica residente, trabajé en un ensayo clínico para determinar si un fármaco concreto (la naltrexona) era útil para personas con problemas de alcoholismo. Yo trabajaba en Londres para un hospital del National Health Service (el servicio nacional de salud británico), pero el ensayo lo llevaba a cabo una organización de investigación clínica (es decir, una empresa que se dedica a los ensayos clínicos) que había sido contratada por el fabricante del fármaco, la empresa farmacéutica DuPont. Mi trabajo consistía en seleccionar pacientes que pudieran cumplir con los requisitos para participar en el ensayo clínico, inscribirlos si estaban dispuestos a participar y, a continuación, hacerles un reconocimiento médico y extraer muestras de sangre para analizarlas. Lo que más recuerdo es el engorro de tener que cargar con una máquina grande para centrifugar las muestras de sangre antes de enviarlas al laboratorio.

Esta experiencia me proporcionó una valiosa oportunidad de comprender cómo funcionan los ensayos clínicos en la práctica. Aprendí, por ejemplo, que la mayoría de las personas que se inscriben para participar en un ensayo clínico quieren probar el fármaco de verdad, no el placebo. Muchas de las personas que seleccioné estaban desesperadas y dispuestas a probar cualquier cosa que pudiera ayudarlas a permanecer sobrias. También sentían una enorme curiosidad por la verdadera identidad de sus pastillas e intentaban adivinar si estaban tomando el principio activo o el placebo. En breve veremos por qué esto es importante.

LOS RESULTADOS DE LOS ENSAYOS CLÍNICOS CON ANTIDEPRESIVOS

Se han realizado cientos de ensayos clínicos en los que se compara un antidepresivo con un placebo o pastilla falsa. La mayoría han sido dirigidos por empresas farmacéuticas y, por lo general, duraron entre seis y ocho semanas. Lo que principalmente se suele medir es el nivel de los síntomas que se experimentan, lo que se evalúa mediante cuestionarios en los que se le pregunta a la gente sobre sus sentimientos y otros síntomas de depresión, ansiedad o cualquier otra afección que se esté tratando.

Pues bien, ¿y qué muestran estos ensayos? Como hay tantos, los resultados de los ensayos clínicos individuales normalmente se combinan recurriendo a la técnica de metaanálisis. En el caso de la depresión, los metaanálisis indican que, en general, las personas a las que se les administra un antidepresivo muestran una mejora ligeramente mayor durante el transcurso del ensayo que las personas a las que se les administra un placebo. La diferencia es «estadísticamente significativa», lo que significa que no es solo un hallazgo fortuito[3], pero es pequeña.

El cuestionario más utilizado para evaluar la depresión fue diseñado por un psiquiatra llamado Max Hamilton allá por la década de 1960 y se denomina «escala de Hamilton para la evaluación de la depresión»[4]. La versión estándar tiene 17 preguntas y una puntuación máxima de 52 puntos. Los metaanálisis revelan que la diferencia media en esta escala entre las personas a las que se administra al azar un antidepresivo y aquellas a las que se administra un placebo es de 2 puntos o menos.

Un metaanálisis publicado en 2022, por ejemplo, que se basó en los datos de los ensayos clínicos con antidepresivos presentados a la agencia reguladora de medicamentos de Estados Unidos, la FDA (Federal Drug Administration), halló una diferencia promedio de 1,8 puntos[5]. Un influyente metaanálisis de gran envergadura publicado en 2018 por un equipo de investigadores de la Universidad de Oxford reveló una diferencia global de 2 puntos (aunque no fue así como se presentaron los resultados)[6].

LA RELEVANCIA DE LAS DIFERENCIAS ENTRE LOS ANTIDEPRESIVOS Y EL PLACEBO

Así pues, la siguiente pregunta es ¿qué significa todo esto? ¿Es una diferencia de dos puntos entre un antidepresivo y un placebo un dato relevante y útil que refleja un efecto farmacológico, o podría deberse a otra cosa? A primera vista, una diferencia de 2 puntos en una escala de 52 puntos no parece gran cosa, pero ¿qué es lo que nos indican las pruebas?

Medir la depresión no es una tarea sencilla, claro. No es como medir la presión arterial o la cantidad de azúcar en la sangre. Las escalas de evaluación para la depresión consisten en preguntas sobre una serie de manifestaciones o síntomas de la depresión. La escala de Hamilton, al igual que otras escalas para la depresión, es una recopilación arbitraria de algunas de estas preguntas. No incluye una pregunta sobre la incapacidad para experimentar placer en la vida, lo que a menudo se considera un indicio básico de la depresión, y contiene varias preguntas sobre síntomas físicos, como molestias gastrointestinales y alteraciones menstruales, que podrían no tener nada que ver con el estado de ánimo de una persona.

La manera en la que se valoran los ítems también es cuestionable. Tomemos como ejemplo el ítem sobre el estado de ánimo depresivo que se presenta a continuación:

ESTADO DE ÁNIMO DEPRIMIDO
(tristeza, desesperanza, desamparo, inutilidad)

0. Ausente.
1. El paciente solo verbaliza estos estados emocionales si se le pregunta.
2. Estos estados emocionales se manifiestan espontáneamente de forma verbal.
3. El paciente comunica el estado de ánimo de manera no verbal (es decir, a través de la expresión facial, la postura, la voz y la tendencia al llanto).
4. El paciente prácticamente solo comunica estos estados emocionales de forma espontánea en su comunicación verbal y no verbal.

Se considera que una persona está más deprimida si le dice de manera espontánea a la persona que está realizando la evaluación que se siente así (2 puntos) que si solo lo admite después de que se le pregunte (1 punto). Las personas que toman tanto antidepresivos como placebos en los ensayos clínicos normalmente obtienen una puntuación entre 1 y 2 al final de su tratamiento, así que esto se considera una diferencia fundamental[7]. Sin embargo, cada persona tiene una manera distinta de comunicarse, y nadie ha demostrado que hablarle directamente a alguien del estado de ánimo que se tiene indique que se está más deprimido que si se es una persona reservada. Cabría esperar que, al menos en algunas ocasiones, ocurra lo contrario.

Tampoco es necesariamente cierto que las personas que muestran sus sentimientos de forma no verbal, por ejemplo, llorando (y que obtendrían 3 puntos), estén más afectadas que las personas que no lo hacen (y que obtendrían 1 o 2 puntos).

Hay quienes han señalado que la escala de Hamilton no resulta tan buena, lo que es cierto, y que otras escalas podrían revelar la existencia de más efectos de los antidepresivos, pero no es así. La otra escala más utilizada es la «escala de Montgomery-Asberg para la evaluación de la depresión» (conocida como MADRS, por sus siglas en inglés), que lleva el nombre de los dos psiquiatras que la diseñaron[8]. Los ensayos clínicos que han utilizado esta escala han detectado solo modestas diferencias entre los antidepresivos y el placebo que equivalen prácticamente a la diferencia de dos puntos en la escala para la evaluación de la depresión de Hamilton[9].

El problema es que no existe una forma objetiva de identificar o medir la depresión; por lo tanto, no sabemos si estas escalas realmente miden lo que dicen medir. A fin de cuentas, no podemos estar seguros de que alguien que obtiene 20 puntos en una escala para evaluar la depresión esté más deprimida que una que obtiene 10 puntos, y desde luego no tiene sentido afirmar que está justamente el doble de deprimida.

En vista de esto, sería comprensible pensar que los ensayos clínicos con antidepresivos son un completo disparate, y yo diría que esto no está lejos de la verdad. Pero, dejando de lado las reservas más elementales sobre todo el asunto de la medición de la depresión, ¿qué pruebas tenemos de lo que podría significar una diferencia de dos puntos en la puntuación obtenida en la escala de Hamilton para la evaluación de la depresión? La mayoría de los intentos que se han hecho para averiguarlo apuntan a que no representa una diferencia significativa o ni siquiera apreciable.

Una forma de evaluar el significado de las puntuaciones sobre la depresión es compararlas con las puntuaciones de una escala de evaluación ampliamente utilizada que se denomina «escala de impresión clínica global», que valora cómo se encuentran las personas en general[10]. Esta escala requiere que el investigador clasifique a las personas en una de estas siete categorías: «Mucho mejor», «Bastante mejor», «Ligeramente mejor», «Sin cambios», «Ligeramente peor», «Bastante peor» o «Mucho peor».

Un grupo de investigadores de Alemania, dirigido por el reputado y prolífico Stefan Leucht, analizó los datos de un ensayo clínico en el que se evaluó a las personas utilizando la escala de depresión de Hamilton y la escala de impresión clínica global al mismo tiempo. Su análisis puso de manifiesto que un cambio de 3 puntos o menos en la escala de depresión de Hamilton equivalía a la categoría «Sin cambios» en la escala de impresión clínica global. Un cambio de 7 u 8 puntos se correspondía con la categoría de «Ligeramente mejor»[11]. En otras palabras, una diferencia de dos puntos ni siquiera supone una diferencia en la escala de impresión clínica global, y se necesitaría una diferencia de 7 u 8 puntos para sugerir que los antidepresivos presentarían tan solo una «ligera» ventaja con respecto al placebo.

Se han propuesto otros métodos distintos para determinar el grado de diferenciación significativa en las puntuaciones de la escala de Hamilton para la evaluación de la depresión. Ninguno de los métodos es perfecto ni por asomo, debido a la dificultad de medir algo como el estado de ánimo, pero también señalan que una diferencia de 2 puntos no sería suficiente[12]. En definitiva, los ensayos clínicos con los antidepresivos revelan que los antidepresivos no suponen una diferencia significativa en comparación con un placebo.

No obstante, hay otro problema fundamental a la hora de interpretar los ensayos clínicos con antidepresivos, que apunta a que la escasa diferencia entre los antidepresivos y el placebo puede que ni siquiera se deba a un efecto farmacológico en absoluto. Puede que se trate de una «amplificación» del efecto placebo.

Cuando era médica psiquiatra residente y me preguntaba por qué mis colegas pensaban que los antidepresivos eran tan eficaces, le pregunté a Geoff, uno de los médicos con más experiencia de mi equipo, qué opinaba al respecto. Geoff era un mentor que siempre me apoyaba. Siempre tenía buenos consejos sobre cómo manejar situaciones en las que tenía pacientes con tendencias suicidas, psicosis aguda o intoxicación grave, los retos diarios de mi trabajo en el turno de noche de un servicio de urgencias muy ajetreado de Londres. Geoff me dijo que él pensaba que los antidepresivos eran «placebos activos», y me remitió a un artículo publicado en 1982 en la revista científica *British Journal of Psychiatry*. Leer ese artículo fue un momento revelador para mí. Todo encajaba. Ahora comprendía por qué los antidepresivos podían parecer un poco mejores que un placebo en un ensayo clínico pero no tenían un efecto convincente en el mundo real.

El artículo que me recomendó Geoff se titulaba «Efectos secundarios y amplificación del placebo», y lo había escrito un psiquiatra llamado Richard Thomson[13]. Thomson explicaba que los ensayos clínicos controlados con placebo no eliminaban necesariamente el efecto placebo. Esto se debe a que los antidepresivos son fármacos activos y, por lo tanto, la experiencia al tomarlos es diferente a la de tomar una sustancia inerte, como la tiza o la lactosa (que son componentes habituales de las pastillas placebo). Los antidepresivos tienen efectos secundarios reconocibles, como náuseas y somnolencia, y son fármacos psicotrópicos que alteran los sentimientos y sensaciones de forma más o menos perceptible. Teniendo en cuenta estos efectos, es probable que al menos algunas de las personas que participan en los ensayos clínicos sobre antidepresivos sean capaces de averiguar si están tomando el antidepresivo o el placebo. El personal que trabaja en los ensayos también puede ser capaz de adivinar quién está tomando el antidepresivo y quién el placebo por el perfil de efectos secundarios que los pacientes notifican.

El objetivo de realizar un ensayo clínico aleatorizado y controlado es que ninguna de las personas implicadas —ni los participantes ni los investigadores— sepan quién está tomando el fármaco real y quién no. Se supone que deben «estar a ciegas» con respecto a la composición de las pastillas. Esto es lo que se conoce como un diseño metodológico «doble ciego», pero si la gente puede adivinar lo que están tomando, o los investigadores pueden averiguar quién toma qué, entonces el ensayo no aplica bien el doble ciego.

En esta situación, los resultados pueden verse influidos por la creencia común de las personas de que el fármaco será eficaz. Aquellos que crean que están tomando el medicamento real se sentirán más optimistas y esperanzados, lo que puede mejorar su estado de ánimo por sí solo. Por el contrario, aquellos que sospechen que están tomando el placebo pueden sentirse decepcionados y desanimados, lo que empeorará su estado de ánimo. Los investigadores a menudo tienen las mismas expectativas, y podrían acabar valorando mejor a las personas que piensan que están tomando el fármaco real que a las que creen que están tomando el placebo.

Por lo tanto, cuando un ensayo no se diseña debidamente como doble ciego y los participantes e investigadores pueden adivinar quién recibió el fármaco y quién el placebo, todos o parte de los efectos del fármaco pueden deberse a un efecto placebo «amplificado». Se trata de una combinación del efecto placebo habitual, que es la consecuencia de tomar algún tipo de pastilla, que se ve potenciado por el estímulo adicional que se extrae de los efectos secundarios y de otros efectos que indican que se está tomando el medicamento real. En este contexto, el medicamento actúa como un placebo con poderes especiales.

Este problema ya se detectó en los comienzos de la investigación sobre fármacos psiquiátricos en la década de 1960. Para tratar de resolverlo, se llevaron a cabo varios ensayos clínicos en los que se comparó un antidepresivo con un placebo «activo», es decir, un fármaco que produce algunos de los mismos efectos secundarios que el antidepresivo que se está probando, sin que se considere que es un antidepresivo. Thomson describió siete estudios de este tipo que se llevaron a cabo entre los años sesenta y setenta, en los que se utilizó el fármaco atropina como placebo activo en ensayos de varios antidepresivos tricíclicos que se utilizaban en aquella época. La atropina imita algunos —aunque no todos— de los efectos secundarios de los antidepresivos tricíclicos, en particular la sequedad de la boca.

Thomson descubrió que estos ensayos tenían menos probabilidades de detectar un efecto de los antidepresivos en comparación con los ensayos que utilizaban placebos comunes e inactivos. El artículo me causó tal impresión que, en cuanto logré conseguir un puesto en el que podía desarrollar mi propia investigación, actualicé la revisión de Thomson y confirmé que hay muy poca —si es que hay alguna— diferencia entre los antidepresivos y el placebo activo[14].

Desde la década de 1970, nadie ha prestado mucha atención a este problema, y no ha habido más ensayos clínicos con antidepresivos en los que se haya utilizado un fármaco activo como placebo. No obstante, un estudio reciente demuestra claramente el poder de las creencias de la gente a propósito de la medicación. En Suecia, un grupo de psicólogos seleccionaron a cuarenta y siete personas a las que se les había diagnosticado trastorno de ansiedad social, y a todas se les administró el inhibidor selectivo de la recaptación de la serotonina escitalopram, que se considera un tratamiento efectivo contra la ansiedad.

Sin embargo, solo a la mitad de los participantes se le dijo que el fármaco era escitalopram. A la otra mitad se le dijo que se le estaba administrando un placebo. Tras nueve semanas de tratamiento, las personas a las que se les dijo que estaban tomando el antidepresivo experimentaron una disminución del 51 % de sus síntomas de ansiedad social, mientras que aquellas a las que se les dijo que estaban tomando el placebo solo mostraron una reducción del 26 %, una diferencia grande y estadísticamente significativa (es decir, que no se debe al azar)[15].

Un ensayo clínico que comparó los efectos de la sertralina, un inhibidor selectivo de la recaptación de la serotonina, la hierba de San Juan (un extracto de una planta, también denominada «hipérico», que se utiliza ocasionalmente como antidepresivo) y un placebo en personas con depresión también puso de manifiesto la influencia de la creencia de las personas sobre lo que están tomando[16]. Como muestran las columnas de la izquierda en la figura 2, los resultados de este ensayo detectaron diferencias mínimas (de 1 punto o menos en la escala de Hamilton para la evaluación de la depresión) entre los tratamientos en relación con el grado de mejora en las puntuaciones de los participantes, y estas diferencias no fueron estadísticamente significativas (es decir, que podrían deberse al azar).

Cambios en la escala de Hamilton para la evaluación de la depresión a las ocho semanas

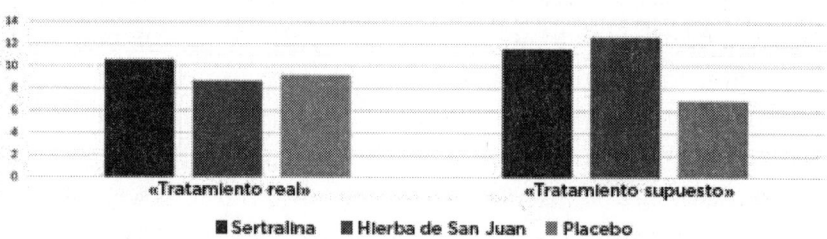

Figura 2. Efectos de las suposiciones en los síntomas de depresión en un ensayo clínico aleatorizado de sertralina, hierba de San Juan y placebo
(a partir de los datos de Chen *et al.*, 2011).

Las columnas de la derecha, sin embargo, revelan que, cuando los datos se analizaron según lo que las personas suponían que estaban tomando, en lugar de lo que realmente estaban tomando, se observó una diferencia más sustancial y estadísticamente significativa. Las personas que creían que estaban tomando sertralina mejoraron 5 puntos más que aquellas que creían estar tomando el placebo, y la diferencia entre las que creían estar tomando la hierba de San Juan y las que pensaban que estaban tomando el placebo fue de casi 6 puntos.

Los participantes de este ensayo no adivinaron lo que estaban tomando con mayor precisión de lo que cabría esperar en caso de que hubiera sido por azar, quizás porque el ensayo incluía dos fármacos activos diferentes, lo que hacía que la suposición fuera bastante complicada. Por lo tanto, las conjeturas no influyeron en los resultados finales del ensayo, que fueron negativos. Sin embargo, demuestra claramente que el hecho de que una persona crea que está tomando un antidepresivo real o un placebo influye de forma significativa en su estado de ánimo, independientemente de lo que esté tomando en realidad.

Por el contrario, en la mayoría de ensayos en los que se pide a los participantes que adivinen la identidad de las pastillas, sí que lo hacen mejor que si se tratara del azar[17]. Por ejemplo, en un ensayo con fluoxetina (Prozac) y un placebo para el tratamiento de personas con problemas de alcoholismo, el 80 % de los participantes a los que se les había asignado la fluoxetina adivinaron correctamente que se les había administrado el fármaco activo, mientras que solo el 45 % del grupo de control con el placebo conjeturaron (erróneamente) que estaban tomando fluoxetina[18]. Cuando esto ocurre, el ensayo no es de doble ciego y, como consecuencia, el antidepresivo puede ejercer un efecto placebo «amplificado», lo que hace que parezca más eficaz de lo que realmente es.

EL ESTUDIO TADS

Los datos de otro estudio ilustran cómo puede suceder esto. A principios de la década de los 2000 se llevó a cabo en Estados Unidos un estudio sobre el tratamiento de adolescentes con depresión («Treatment for Adolescents with Depression Study», conocido por sus siglas TADS), que ha resultado muy influyente a la hora de generar un consenso sobre la eficacia de la fluoxetina como tratamiento antidepresivo para niños y jóvenes. El estudio contó con un complejo diseño que implicaba comparar la fluoxetina con un placebo, en el que algunos participantes también recibieron psicoterapia cognitivo-conductual, mientras que hubo otro grupo que solo siguió la terapia. El artículo principal, publicado en 2004, señaló que los adolescentes que recibieron un tratamiento combinado de fluoxetina y terapia cognitivo-conductual mostraron la mejoría más acusada en sus puntuaciones de depresión, seguidos de los que tomaban solo fluoxetina y, a continuación, de los que tomaron un placebo o solo recibieron terapia cognitivo-conductual[19].

Años más tarde, el profesor Jon Jureidini de la Universidad de Adelaida, en Australia, consiguió los datos del ensayo y dirigió un grupo de investigadores, entre los que me incluía yo misma, para estudiar los efectos de las suposiciones de las personas sobre la identidad de las pastillas, algo que no se había documentado con anterioridad. Como ocurrió con el estudio sobre la sertralina y la hierba de San Juan, descubrimos que lo que los adolescentes creían estar tomando cuando se les preguntó a las seis semanas de comenzar el estudio predecía con gran precisión sus valoraciones sobre el estado de ánimo al final del estudio, seis semanas después (el doble ciego del ensayo duró doce semanas en total). Pero, a diferencia del estudio anterior, todos aquellos que participaron en el estudio TADS —incluidos los participantes adolescentes, sus padres, sus médicos y los investigadores— pudieron adivinar la identidad de las pastillas algo mejor de lo esperado. En lugar de acertar el 50 % de las veces, como cabría esperar si se debiera al azar, acertaron entre el 60 % y el 62 % de las veces.

Nuestro análisis fue un caso sin precedentes, ya que pudimos recurrir a técnicas estadísticas para explorar cómo las suposiciones de las personas interactuaban con los efectos del fármaco. Esto reveló que, cuando se tenía en cuenta el impacto de las conjeturas, la verdadera naturaleza del medicamento (ya fuera fluoxetina o placebo) no tenía ningún efecto en las puntuaciones sobre la depresión. Sin embargo, cuando eliminamos el factor de las suposiciones del análisis, el efecto aparente de la medicación aumentó, y las personas a las que se les administraba la fluoxetina mostraron una ventaja estadística marginal con respecto a las que se les había asignado el placebo[20].

Así pues, demostramos que, si no se tienen en cuenta los efectos de las suposiciones de las personas al realizar un ensayo clínico con antidepresivos, se puede obtener un resultado falsamente positivo: el fármaco parece ser más eficaz que el placebo, cuando en realidad no lo es. Esto es una amplificación del efecto placebo. Si el estudio TADS hubiera incluido un antidepresivo con efectos más perceptibles que la fluoxetina (que tiene relativamente pocos efectos secundarios), las suposiciones de la gente podrían haber sido más precisas. En ese caso, la diferencia entre el antidepresivo y el placebo probablemente habría resultado mayor.

Aunque la mayoría de los defensores de los antidepresivos ignoran la cuestión de la amplificación del efecto placebo, algunos han afirmado que no es relevante porque las conjeturas de las personas pueden basarse en los beneficios que les aporta el fármaco, y no tanto en sus efectos secundarios[21]. Sin embargo, el estudio TADS reveló que las suposiciones no podían deberse al efecto terapéutico del fármaco, ya que no hubo ninguno.

LOS EFECTOS DE OTRAS SUSTANCIAS EN LA DEPRESIÓN

Ahora podemos entender por qué resulta relevante el hecho de que las personas que participan en ensayos clínicos aleatorizados quieran recibir el medicamento con el principio activo y estén tan sumamente interesadas en averiguar qué tipo de pastilla se les ha asignado, como pude constatar en el ensayo clínico para el tratamiento del alcoholismo en el que participé hace mucho tiempo. Las creencias de las personas sobre la posible eficacia de un fármaco influyen sustancialmente en el resultado final, y, si pueden adivinar si están tomando o no el fármaco real, estas creencias pueden influir en los resultados del ensayo.

Esta explicación de los efectos de los antidepresivos permite que algunos hechos curiosos sobre los antidepresivos cobren sentido. Explica por qué constituyen una colección tan dispar de sustancias químicas, con tan poco en común, excepto por su forma de afectar al cerebro de alguna manera, y también por qué numerosas sustancias que normalmente no se consideran antidepresivas han demostrado producir efectos similares a los antidepresivos sobre los síntomas de la depresión. Entre ellas se incluyen las benzodiazepinas, los estimulantes, la anfetamina, el metilfenidato (Ritalin), los opioides, la buspirona (el ansiolítico de los años ochenta) y muchos antipsicóticos, incluyendo la clorpromazina y el Drinamyl (los *purple hearts*), tal y como descubrieron algunos investigadores en la década de 1960[22].

Esto también explica el hallazgo más contradictorio de todos: que un fármaco que produce el efecto contrario al de los inhibidores selectivos de la recaptación de la serotonina, es decir, que aumenta la recaptación de la serotonina, se haya aprobado y se utilice como antidepresivo. Su nombre es tianeptina, y se prescribe en algunos países europeos y sudamericanos. Al igual que otros antidepresivos, la tianeptina se ha sometido a ensayos clínicos y se ha demostrado que es ligeramente mejor que un placebo[23]. Lo que todas estas sustancias químicas tienen en común es que producen cambios o efectos secundarios físicos y mentales significativos. Por lo tanto, el hecho de que todas produzcan prácticamente el mismo efecto sobre la depresión sugiere que actúan gracias a una amplificación del efecto placebo.

LA ANSIEDAD

La investigación sobre la ansiedad es similar a la de la depresión. Hay menos ensayos clínicos, pero, en general, revelan que los antidepresivos mejoran los síntomas de la ansiedad algo más que un placebo. En un metaanálisis reciente de ensayos con personas con ansiedad generalizada, los antidepresivos obtuvieron mejores resultados que el placebo con una diferencia de solo 2 o 3 puntos en una escala de síntomas de la ansiedad que tiene una puntuación máxima de 56[24]. En el caso del trastorno obsesivo-compulsivo, que suele clasificarse como un trastorno de ansiedad, los antidepresivos presentaron una ventaja de 3 puntos en una escala de 40 puntos[25-26].

No hay estudios comparables sobre el significado de estas diferencias en la ansiedad o el trastorno obsesivo-compulsivo, pero tampoco resultan sorprendentes. Además, las personas con ansiedad tienen la misma probabilidad de adivinar la identidad de las pastillas que las personas con depresión, y de verse influidas por las expectativas positivas del tratamiento, como vimos en el experimento con personas con trastorno de ansiedad social. Por tanto, las pruebas de los efectos de los antidepresivos en la ansiedad son las mismas que para la depresión. Los ensayos clínicos controlados con placebo revelan pequeñas diferencias que probablemente no sean relevantes y pueden deberse a una amplificación del efecto placebo.

EL DESARROLLO DE LOS ANTIDEPRESIVOS

En este punto, quizás cabría preguntarse cómo se seleccionan determinados fármacos como antidepresivos, teniendo en cuenta lo que acabamos de comentar sobre su variabilidad. Como se podría suponer, tiene que haber sin duda un proceso científico de desarrollo farmacológico que identifica los psicofármacos de acción antidepresiva y que sigue un criterio racional, ¿no?

Yo también pensaba que este era el caso, hasta que empecé a investigar para mi primer libro. En el transcurso de mis investigaciones, encontré una revisión científica sobre los efectos de los antidepresivos en los «modelos animales» para la depresión[27]. Los «modelos animales» se utilizan para probar los efectos antidepresivos de los fármacos y requieren inducir estados similares a la depresión en algunos animales, como ratas y ratones. El más conocido es la «prueba de natación forzada», que consiste en hacer que los animales naden en una piscina de la que no pueden salir y calcular cuánto tiempo tardan en rendirse (suena cruel, lo sé). Se considera que los fármacos que los mantienen nadando durante más tiempo tienen propiedades antidepresivas.

Yo había dado por sentado que los antidepresivos se identificaban utilizando estos modelos, y luego se probaban en humanos y se comercializaban. Esto es lo que afirman las personas que llevan a cabo estos estudios[28]. Pero resulta que los experimentos con modelos de animales son extremadamente poco fiables: las pruebas realizadas en distintos laboratorios arrojan resultados diferentes. Los antidepresivos no siempre producen los efectos previstos, y algunos fármacos que no se consideran antidepresivos, como la anfetamina, a menudo presentan lo que se conoce como efectos «falsos positivos» (dado que no se consideran antidepresivos, se supone que no deberían producir efectos positivos). Sin embargo, dadas las propiedades estimulantes de la anfetamina, no es de extrañar que mantenga a los animales nadando durante más tiempo.

Dejando de lado el problema evidente de que recurrir a los modelos animales para investigar sobre emociones humanas complejas presenta fallos ya de entrada, esto sugiere que no hay un proceso científico sistemático detrás de la identificación de fármacos que se consideran antidepresivos. Como quizás ya se haya podido imaginar, lo que se cataloga como antidepresivo viene más bien determinado por una combinación de las últimas tendencias sobre la teoría de los neurotransmisores y lo que las empresas farmacéuticas creen que se venderá mejor en un momento determinado.

OTROS RESULTADOS

He expuesto los escasos e irrelevantes efectos de los antidepresivos sobre los síntomas de la depresión, pero ¿qué sabemos sobre cómo afectan a la vida real de las personas? ¿Les ayudan a lidiar mejor con sus responsabilidades cotidianas y les permiten disfrutar de sus relaciones sociales y actividades de ocio? Hay muy poca información sobre estas cuestiones por la sencilla razón de que los ensayos clínicos solo se centran en los síntomas de la depresión. En ocasiones, lo que se conoce como «calidad de vida» se mide mediante cuestionarios, pero se solapan en gran medida con los que evalúan la depresión; sus resultados no se presentan de manera sistemática y también son susceptibles de amplificar los efectos placebo, al igual que los tests sobre la depresión. No existen apenas datos de ensayos clínicos sobre cuestiones tan importantes como si los antidepresivos ayudan a las personas a reincorporarse al trabajo; cuál es su nivel de productividad; en qué medida dependen de los servicios de salud, o cómo afectan los tratamientos a sus relaciones íntimas, su vida social y sus actividades recreativas.

CONCLUSIONES

Las recomendaciones sobre el uso de antidepresivos por parte de autoridades como el National Institute for Health and Care Excellence (NICE, por sus siglas en inglés: un organismo público de Reino Unido que elabora guías y recomendaciones sobre tratamientos médicos) se basan en los ensayos clínicos controlados con placebo que se han mencionado anteriormente[29]. Estos ensayos pretenden medir la depresión como si fuera una hipertensión arterial, sin tener en cuenta la obviedad de que las emociones humanas no se prestan fácilmente a la cuantificación. En la mayoría de casos, estos ensayos apenas duran unas pocas semanas, y rara vez proporcionan datos objetivos sobre cómo las personas afrontan sus vidas. Por lo tanto, resulta dudoso que los ensayos clínicos con antidepresivos nos aporten mucha información, pero, si los aceptamos tal y como son, lo que revelan es que los antidepresivos apenas son mejores que un placebo, y las escasas diferencias que se detectan probablemente se deban a la amplificación del efecto placebo.

Todo esto lleva a preguntarse lo siguiente: ¿cómo se han transformado estas pruebas tan endebles en la idea tan cacareada de que «los antidepresivos funcionan»?

10

Convertir la paja en oro: cómo hemos llegado a creer que los antidepresivos son eficaces

Sabemos desde hace mucho tiempo que los antidepresivos no son muy distintos de un placebo. Irving Kirsch, un referente mundial en el campo de la investigación sobre el placebo, dirigió un equipo que lo demostró ya en 2002. Llevaron a cabo un metaanálisis de ensayos clínicos con antidepresivos que fue ampliamente difundido, en el que concluyeron que los efectos farmacológicos de los antidepresivos, en comparación con sus efectos placebo, eran «insignificantes desde el punto de vista clínico»[1].

Entonces, ¿cómo es que se nos ha hecho creer que los antidepresivos son eficaces y beneficiosos? ¿Y qué hay de otras pruebas sobre los antidepresivos, como, por ejemplo, si ayudan a las personas a largo plazo o cómo les va en la vida real? ¿Qué se desprende de todo esto?

Ignorar los aspectos problemáticos es una de las tácticas empleadas para manipular las pruebas. A pesar de que en la bibliografía científica se ha debatido periódicamente sobre la amplificación del efecto placebo desde el artículo de Thomson en 1982, pocos ensayos requieren que los participantes adivinen qué se les ha asignado tomar o consideran la posibilidad de que la amplificación del efecto placebo pueda explicar los resultados.

Una revisión reciente de 295 ensayos clínicos con antidepresivos, por ejemplo, reveló que solo el 5 % recogía las suposiciones de los participantes sobre lo que estaban tomando[2].

NO PUBLICAR

Otra estrategia consiste en no publicar los estudios negativos, es decir, aquellos que muestran que los antidepresivos no son distintos, o son incluso peores, que un placebo. Esto se conoce como «sesgo de publicación». Las empresas farmacéuticas o los propios investigadores pueden decidir no publicar ensayos con resultados negativos, de modo que los ensayos que consiguen publicarse en el ámbito científico tienen más probabilidades de presentar los efectos positivos de los antidepresivos. En 2008, Eric Turner, antiguo evaluador de medicamentos para la FDA de Estados Unidos, y su equipo señalaron que el 49 % de los ensayos clínicos con antidepresivos que se remitían a la agencia reguladora estadounidense eran negativos, pero la mayoría de ellos o bien no se habían publicado nunca, o bien se habían publicado de tal forma que parecían mostrar resultados positivos[3].

Tampoco existe la obligación de presentar los estudios a las agencias reguladoras, y se ha afirmado que hay cientos de ensayos con antidepresivos que han dado resultados negativos y de los que no existe ningún registro público[4]. Los documentos que Pfizer reveló durante un proceso judicial demuestran que los primeros ensayos de su ISRS sertralina (Lustral o Zoloft) fueron negativos. En memorandos internos se recogen conversaciones dentro de la empresa sobre cómo gestionar esta situación, que estaba provocando que las autoridades reguladoras europeas se negaran a conceder la licencia del medicamento. Así que Pfizer simplemente siguió realizando ensayos hasta que algunos de ellos proporcionaron los resultados deseados[5].

La manipulación de datos en los artículos publicados salió a la luz con el ahora famoso «estudio 329» (*study* 329). El estudio 329 fue un ensayo clínico aleatorizado llevado a cabo por

GlaxoSmithKline en adolescentes, en el que se comparaba su paroxetina, un inhibidor selectivo de la recaptación de la serotonina, con el antiguo antidepresivo tricíclico imipramina y un placebo. Se publicó inicialmente en 2001, y el autor principal de la publicación fue un profesor de la Facultad de Medicina de la Universidad de Brown en Nueva York, aunque posteriormente se descubrió que el artículo lo había escrito un *ghost writer*, es decir, un escritor anónimo contratado por la empresa[6].

El artículo afirmaba que la paroxetina era más eficaz que un placebo, con efectos secundarios generalmente leves, y el ensayo sirvió de base para una campaña de *marketing* que declaraba que la paroxetina tenía una «seguridad y eficacia EXTRAORDINARIAS»[7]. Pero otros documentos que se difundieron después de la publicación, entre los que se incluían correos electrónicos de la empresa, revelaron cómo los investigadores de GlaxoSmithKline habían manipulado los datos al sustituir la medida de resultado principal originalmente designada, que mostraba un resultado negativo, por otra que era positiva[8].

También subestimaron los efectos secundarios de la paroxetina. Al final, el estudio volvió a analizarse según el protocolo original por un grupo de investigadores independientes, entre los que se encontraban David Healy y Jon Jureidini, y se publicó en el *British Medical Journal*. Este estudio reveló que no había diferencias entre la paroxetina y el placebo en ninguno de los resultados primarios o secundarios que se habían especificado en el protocolo original, y que no se habían notificado algunos efectos secundarios graves, como pensamientos y tentativas de suicidio[9].

EL TRUCO DE LA TASA DE RESPUESTA

Los investigadores más respetables también pueden presentar las pruebas de forma engañosa. Por ejemplo, el metaanálisis de 2018 realizado por el equipo de la Universidad de Oxford, del que se proclamó a los cuatro vientos que confirmaba que «los fármacos funcionan, los antidepresivos son eficaces», utilizó un método que inflaba la aparente diferencia entre los antidepresivos y el placebo[10].

El artículo publicado no presentó las puntuaciones de los síntomas de la depresión recopiladas durante los estudios en los que se basó el análisis. En su lugar, informó sobre la probabilidad de manifestar una «respuesta» a un antidepresivo en comparación con un placebo. Cada antidepresivo se examinó individualmente, y en el caso de la amitriptilina, un antidepresivo más antiguo, que mostró la mayor ventaja frente al placebo, la probabilidad —o, técnicamente, la razón de posibilidades u *odds ratio*[11]— de manifestar una respuesta al fármaco era aproximadamente el doble que con el placebo (por ejemplo, si el 30 % de las personas que tomaban el placebo mostraban una respuesta, el 60 % de los que tomaban los antidepresivos mostraban también una respuesta). En el caso de la sertralina, la probabilidad fue 1,7 veces mayor que la del placebo, y en el resto de los antidepresivos la cifra variaba entre 1,4 y 1,9. Al presentar los datos de esta manera, se da la impresión de que el tratamiento para la depresión tiene un resultado binario —o se mejora, o no se mejora— y que tomar un antidepresivo puede duplicar o casi duplicar las probabilidades de mejoría, lo que suena bastante bien.

Sin embargo, recuperarse de la depresión no funciona así. No existe una distinción natural entre mostrar una respuesta o no. Las personas mejoran en diferentes grados. La «respuesta» de la que hablan en los ensayos y en este metaanálisis es una cifra artificial construida al categorizar los datos de los cuestionarios de la depresión utilizando un umbral de corte arbitrario. El problema es que personas con puntuaciones similares pueden acabar en categorías diferentes, y, si muchas puntuaciones están cerca del umbral, esto puede conseguir que una pequeña diferencia parezca mayor de lo que es[12].

Los estadísticos recomiendan constantemente que no se categoricen los datos de las escalas de esta manera[13], pero esto es lo que hicieron los investigadores. Podrían haber optado por fijarse en las puntuaciones globales de la depresión, pero no lo hicieron así. Solo cuando un equipo de Dinamarca analizó estos datos se reveló esta cifra.

Entre los ensayos incluidos en el metaanálisis que habían recurrido a la escala de Hamilton para la evaluación de la depresión (la escala más utilizada habitualmente), la diferencia media en las puntuaciones entre las personas a las que se administró el antidepresivo y las que tomaron placebo fue, como en otros metaanálisis, de apenas dos puntos[14]. En otras palabras, al clasificar a las personas según si mostraban una «respuesta» o no, el equipo de Oxford había transformado una diferencia de dos puntos en las puntuaciones de los síntomas de la depresión en unos datos estadísticos mucho más impresionantes pero engañosos, según los cuales se tenía el doble de probabilidades de responder con una mejoría si se tomaba un antidepresivo, en comparación con un placebo.

Esta técnica de dividir los datos en categorías artificiales, junto con la publicación selectiva de resultados positivos y el hecho de pasar por alto la posible amplificación del efecto placebo, es la razón por la que la escasa e insignificante diferencia entre los antidepresivos y el placebo se ha llegado a percibir como una prueba de la eficacia de los antidepresivos. Cuando se les cuestiona, la mayoría de psiquiatras admiten que la diferencia es poca, pero no suelen decir esto en público. Cuando lo admiten, con frecuencia esgrimen el argumento de que, aun así, algunas personas experimentan un efecto beneficioso, pese a que no es el caso para muchas otras. Por ejemplo, se suele afirmar que los antidepresivos son especialmente eficaces para las personas con una depresión más grave.

¿FUNCIONAN LOS ANTIDEPRESIVOS EN LOS CASOS DE DEPRESIÓN GRAVE?

En realidad, hay muy pocas pruebas de que los antidepresivos tengan efectos significativamente mayores en pacientes con una depresión más grave. Varios metaanálisis han examinado si las personas que tienen una depresión más grave muestran una mayor mejora relativa con un antidepresivo (en comparación con un placebo) que aquellas con una depresión más leve. Algunos indican que sí; otros, que no[15]. En los que afirman que sí, la diferencia entre los antidepresivos y el placebo en las personas con depresión más grave sigue siendo poca. Por ejemplo, en un análisis de gran envergadura a partir de los datos de la FDA estadounidense, publicado en 2022, el 5 % de las personas que presentaban síntomas más graves solo acusaron una diferencia de 2,5 puntos[16]. Esto sigue estando por debajo de todas las estimaciones de un efecto significativo y se explica fácilmente por la amplificación del efecto placebo (recordemos que la diferencia debida a las creencias de la gente sobre lo que estaban tomando fue de 5 puntos o más en el ensayo clínico con la hierba de San Juan y la sertralina)[17].

¿Qué ocurre con las personas que padecen una depresión realmente grave, incluida la depresión «melancólica» que describí en el tercer capítulo? Pues resulta que los antidepresivos no han demostrado ser de ayuda en estas situaciones. En la década de 1960 se llevó a cabo un estudio de gran trascendencia, financiado por el Medical Research Council (el Consejo de Investigación Médica de Reino Unido), con personas que habían sido ingresadas en el hospital con depresión grave. Consistió en un ensayo clínico aleatorizado en el que se compararon los efectos de dos de los primeros antidepresivos —la imipramina y la fenelzina— con un placebo y la terapia electroconvulsiva (TEC). Aunque en ocasiones se afirma que se demostró que la imipramina funcionaba pero la fenelzina no (porque la imipramina tenía efectos ligeramente más potentes), en realidad, ninguno de los antidepresivos pareció surtir efecto. Ninguno de los dos resultó ser más eficaz que el placebo en el resultado principal del ensayo, que se correspondía con el porcentaje de personas que presentaron una «mejora sustancial» después de cuatro semanas, y no hubo diferencias en las puntuaciones de los síntomas. Por el contrario, las personas que se sometieron a la terapia electroconvulsiva obtuvieron mejores resultados que las que tomaron el placebo[18]. Otros estudios de esta época no revelaron tampoco que los antidepresivos fueran más eficaces en la depresión realmente grave que en las formas más leves de depresión «neurótica» o «reactiva»[19].

Por cierto, a modo de inciso, la terapia electroconvulsiva tampoco es un tratamiento específicamente diseñado para la depresión. La TEC a veces puede mejorar temporalmente el estado de ánimo de una persona con depresión grave, pero no porque revierta una deficiencia biológica subyacente; al menos, no hay pruebas de que lo haga. Como explico en otro de mis libros, *The Myth of the Chemical Cure* (*El mito de la curación química*), la terapia electroconvulsiva produce una alteración súbita y drástica del estado normal del cerebro, que por lo general suele provocar cambios en las capacidades mentales, incluyendo la pérdida de memoria. En ocasiones, genera un estado artificial de euforia, similar al que puede producirse después de una lesión cerebral. Estos efectos pueden contrarrestar temporalmente los sentimientos de depresión, pero desaparecen a las pocas semanas y entonces reaparece la depresión. Puede que persista cierto deterioro de la memoria de manera permanente, pero no hay pruebas de que la TEC consiga una mejora duradera en el estado de ánimo[20].

La depresión que se produce en el transcurso de una afección que se conoce como «enfermedad maníaco-depresiva» o «trastorno bipolar» se considera a menudo más grave que otras formas de depresión; sin embargo, dos metaanálisis modernos a gran escala indican que los antidepresivos no son más efectivos que el placebo en personas que padecen este trastorno[21].

Los defensores de los antidepresivos también sostienen a menudo que los antidepresivos «salvan vidas» al reducir las posibilidades de suicidio en las personas afectadas. Pese a ello, nunca se ha demostrado que los antidepresivos disminuyan el número de suicidios. Es difícil demostrar algo relacionado con el suicidio porque es muy poco frecuente, pero no hay pruebas de ensayos clínicos aleatorizados de que los antidepresivos modifiquen las tasas de suicidios reales. Es más, como veremos en el próximo capítulo, en los ensayos con personas jóvenes los antidepresivos aumentan las tasas de intentos de suicidio y de ideación suicida.

La terapeuta Lucy Cavendish, en un artículo publicado en *The Guardian*, expresó la creencia común de que, si alguien no mejora con una intervención no farmacológica, como ir a terapia o hacer más ejercicio, necesita un antidepresivo, ya que los antidepresivos deben ser de gran ayuda en esta situación[22]. Pero el hecho de que otras cosas no funcionen no significa que los antidepresivos sí lo vayan a hacer.

Muchas personas dan por sentado que los antidepresivos funcionan sin duda alguna para quienes padecen depresión grave, por lo que es importante recalcar que esto no se ha demostrado todavía. Aquellos que sufren una depresión más grave no responden a los antidepresivos de manera más satisfactoria que los que padecen una forma más leve de depresión. Y no hay pruebas de que los antidepresivos salven vidas.

EL CONSUMO DE ANTIDEPRESIVOS A LARGO PLAZO

Otra limitación importante de la investigación sobre los antidepresivos es que los estudios duran periodos relativamente cortos en comparación con el tiempo que las personas suelen tomar estos fármacos en la vida real. De los 522 ensayos clínicos que incluyó el equipo de Oxford en su metaanálisis de 2018, el 75 % duró ocho semanas o menos, y solo el 2 % duró más de tres meses[23]. Pero sabemos que muchas personas toman antidepresivos durante años.

Los estudios que se utilizan para justificar el tratamiento con antidepresivos a largo plazo se corresponden con un tipo distinto de estudios, a veces denominados estudios de «prevención de recaídas». Estos incluyen a personas que ya están tomando un antidepresivo, a las que se asigna aleatoriamente continuar con el antidepresivo o cambiar a un placebo. Un resumen de estos estudios que se publicó en 2003 informó de que el 40 % de las personas sufrieron una recaída en la depresión después de cambiar a un placebo, en comparación con solo el 18 % de aquellos que continuaron tomando el antidepresivo[24].

Sin embargo, estos estudios plantean dos problemas fundamentales. En primer lugar, como ocurría con el concepto de *respuesta*, el significado de *recaída* en un trastorno como la depresión no está claro. Los sentimientos de depresión fluctúan, y cada persona tiene una opinión distinta sobre lo que supone una recaída. Las definiciones que se emplean en los ensayos varían y, al igual que con la noción de *respuesta*, muchos utilizan criterios arbitrarios que no se ha demostrado que se correlacionen con nada en la vida real.

En segundo lugar, los antidepresivos producen síndrome de abstinencia, que incluye síntomas como cambios en el estado de ánimo, el sueño y la concentración. Se ha comprobado que estos síntomas pueden imitar una recaída en personas que pasan de tomar antidepresivos a placebo, sobre todo porque los antidepresivos suelen interrumpirse de manera brusca, lo que es probable que provoque síntomas de abstinencia particularmente intensos[25]. La aparición de síntomas de abstinencia puede causar también un verdadero empeoramiento del estado de ánimo, ya que, si las personas no son conscientes de que están experimentando el síndrome de abstinencia, pueden asustarse ante la posibilidad de una recaída. En esta situación, las expectativas negativas pueden convertirse en una profecía que se acaba cumpliendo; el escenario opuesto al de la amplificación del efecto placebo. El hecho de que en los estudios sobre prevención de recaídas se haya ignorado la cuestión del síndrome de abstinencia hasta hace poco significa que la mayoría de ellos no solo no sirven, sino que son contraproducentes a la hora de aportar pruebas sobre los beneficios del tratamiento prolongado con antidepresivos.

Un estudio publicado en 2021, conocido como el estudio ANTLER («ANTidepressants to prevent reLapse in dEpRession», es decir, «Antidepresivos para prevenir la recaída en la depresión») y llevado a cabo por colegas míos de la University College de Londres, fue diseñado para minimizar los efectos de la retirada de los antidepresivos[26]. El estudio ANTLER fue bueno en muchos aspectos. Se trataba de un ensayo clínico controlado con placebo para la suspensión del tratamiento; pero, para minimizar los síntomas de abstinencia, a las personas a las que se les asignó el placebo se les redujo gradualmente la dosis de antidepresivos durante un periodo de dos meses antes de sustituirlos completamente por las pastillas de placebo. Se preguntó a los participantes sobre los síntomas de abstinencia y se les pidió que completaran las escalas habituales para evaluar la depresión y otras medidas; la recaída se definió como un periodo referido de bajo estado de ánimo de al menos dos semanas, en lugar de con un umbral de corte en una escala de depresión.

El problema es que ahora sabemos que ir reduciendo los antidepresivos a lo largo de dos meses no es necesariamente un periodo de tiempo suficiente para prevenir los síntomas de abstinencia, especialmente en el caso de personas que han estado tomando antidepresivos durante varios años[27]. El 70 % de los participantes en el estudio ANTLER habían tomado antidepresivos durante más de tres años antes de participar en el estudio.

El ensayo del estudio ANTLER señaló que el 56 % de las personas a las que se les había suspendido el tratamiento con antidepresivos y cambiado por placebo sufrieron una recaída en el lapso de un año, en comparación con el 39 % de personas a las que se asignó aleatoriamente que continuaran con los antidepresivos. Esta diferencia es menor que la observada en la mayoría de los ensayos anteriores, lo que apunta a que la retirada gradual de los antidepresivos pudo haber ayudado a mitigar los síntomas de abstinencia. No obstante, las pruebas indicaban que seguía habiendo síntomas del síndrome de abstinencia, como nerviosismo, llanto, insomnio, cansancio y falta de concentración, que podrían haberse confundido con una recaída. Esto parece especialmente probable, dado que varios síntomas que se consideran indicativos de una recaída, incluyendo el «desasosiego» y la pérdida de la capacidad de concentración, son síntomas reconocibles del síndrome de abstinencia.

Los investigadores que llevaron a cabo el estudio ANTLER admitieron que demostraba que algunas personas podían dejar los antidepresivos con éxito, pero también concluyeron que, «para muchos pacientes, el tratamiento a largo plazo es adecuado»[28]. Sin embargo, las cartas científicas enviadas a la revista *New England Journal of Medicine*, en la que se publicó el ensayo, destacaron el problema de que los efectos del síndrome de abstinencia podrían explicar potencialmente la recaída, así como que el doble ciego del ensayo no era fiable: la mayoría de las personas a las que se les había asignado aleatoriamente la suspensión del tratamiento con antidepresivos habían sido capaces de averiguar en qué grupo les había tocado[29].

No hay estudios que comparen los efectos de empezar a tomar un antidepresivo y de tomarlo durante varios años —como sucede en muchos casos en la práctica— con tomar un placebo. Pero los estudios que aspiran a justificar el uso prolongado no consiguen hacerlo, porque la aparición de síntomas de abstinencia implica que dejar de tomar un antidepresivo no es lo mismo que no haberlo tomado nunca. De esto se deduce que no hay pruebas sólidas sobre los efectos beneficiosos o nocivos de tomar antidepresivos durante más de unos pocos meses. Como reconoció Allen Frances, destacado psiquiatra estadounidense y editor de la cuarta edición del *Manual diagnóstico y estadístico de los trastornos mentales* (DSM), a una presentadora de la Cable News Network (CNN): «Se está haciendo una especie de experimento de salud pública con cientos de millones de personas en todo el mundo sin conocer realmente los efectos a largo plazo»[30].

EN LA VIDA REAL

Los ensayos clínicos controlados con placebo son importantes, pero se trata de situaciones muy artificiales. Muchos ensayos se anuncian para buscar pacientes y, como consecuencia, las personas que participan no son necesariamente las mismas que acuden a los servicios de salud en busca de ayuda. Además, los participantes de los ensayos son objeto de un atento seguimiento, son atendidos por jóvenes investigadores entusiastas y sienten que están haciendo algo que merece la pena, por lo que es poco probable que los resultados sean los mismos que los de un tratamiento habitual en una consulta muy concurrida. Por estas razones, conviene examinar lo que nos dicen otras pruebas sobre los efectos de los antidepresivos, especialmente en relación con el tratamiento a largo plazo. La cosa no resulta prometedora.

El estudio STAR-D (siglas del inglés para «Alternativas de tratamiento secuenciado para aliviar la depresión») fue un proyecto financiado por el Gobierno de Estados Unidos en el que participaron más de cuatro mil personas, y constituye el estudio de mayor envergadura sobre el tratamiento de la depresión que jamás se ha realizado. Su objetivo era evaluar los efectos del tratamiento de referencia con pacientes asiduos de los servicios de salud habituales. No se empleó ningún placebo.

Las personas que participaron se sometieron primero a un tratamiento con citalopram (un inhibidor selectivo de la recaptación de la serotonina) durante doce semanas. Aquellas que no mejoraron lo suficiente fueron asignadas aleatoriamente a distintas variaciones del tratamiento, incluyendo la sustitución por otros antidepresivos, la terapia cognitivo-conductual y diversas combinaciones de antidepresivos entre sí y con otros fármacos. Se diseñó para reflejar la forma en la que se trata la depresión en la vida real, en la que, cuando alguien no mejora, por lo general se le propone otro tratamiento, y luego otro, y así sucesivamente. El estudio duró un año, y los participantes recibieron atención médica constante durante todo ese tiempo, con el objetivo de ayudar a las personas no solo a mejorar, sino a seguir bien.

Los principales resultados de este estudio se publicaron en 2006, y el titular fue que el 67 % de las personas se «recuperó» de la depresión después de recibir entre una y cuatro de las opciones de tratamiento[31]. Pero los datos siempre han despertado sospechas porque el análisis no se basó en la escala de Hamilton para la evaluación de la depresión, que se había especificado como la principal forma de medir los resultados en el protocolo del estudio. En su lugar, los investigadores recurrieron a un cuestionario que diseñaron ellos mismos, que originalmente estaba pensado para hacer un seguimiento en la consulta de cómo se encontraban las personas. Además, llegaron a la cifra de 67 % incluyendo a pacientes que técnicamente no eran aptos para participar en el estudio porque ya cumplían con los criterios de recuperación antes incluso de empezar, e ignoraron a las personas que abandonaron el ensayo en una fase temprana, a pesar de que se suponía que estas debían clasificarse entre las que no habían mejorado[32].

Ed Pigott es un psicólogo que ejerce su profesión en Rhode Island (Estados Unidos) y que, según cuenta él mismo, «se obsesionó al instante» con el ensayo STAR-D cuando se publicó debido a sus «aparentes sesgos»[33]. En 2010, Ed y algunos colegas publicaron un artículo en el que demostraban lo catastróficos que eran realmente los resultados. Señalaron que, sin hacer conjeturas sobre las personas que habían abandonado, solo el 46 % de las 4041 personas que comenzaron su participación en el estudio mejoraron en algún momento, según el cuestionario de los investigadores. Sin embargo, la mayoría de esas personas recayeron o abandonaron el ensayo posteriormente, y solo 108 —un irrisorio 2,7 % de la muestra original— se mantuvieron bien y permanecieron en el estudio hasta el seguimiento final que se hizo un año después[34].

En 2023, Pigott formó equipo con algunos investigadores más —entre ellos, Irving Kirsch—, para llevar a cabo un nuevo análisis exhaustivo de los datos del estudio STAR-D de acuerdo con el protocolo original (es decir, utilizando la escala de Hamilton para determinar el grado de recuperación). Esto reveló un resultado aún peor, ya que solo el 35 % de las personas se recuperaron en algún momento durante el año que duró el estudio[35].

Se trata de un resultado extremadamente malo, teniendo en cuenta que la mayoría de las personas con depresión acaban mejorando por sí solas. Un estudio llevado a cabo con pacientes a los que se había derivado a los servicios médicos de salud mental, por ejemplo, reveló que el 85 % de las personas que no recibieron tratamiento inicial para un episodio depresivo se recuperaron al cabo de un año[36]. Una encuesta entre la población reveló que el 86 % de las personas que no recibieron tratamiento para la depresión se habían recuperado para cuando fueron a la siguiente valoración en consulta dos años después[37].

El estudio STAR-D ofreció a las personas atención médica gratuita «de vanguardia», de gran calidad y continua; sin embargo, solo algo más de un tercio mejoró, y el 90 % sufrió una recaída o abandonó el tratamiento posteriormente[38]. Los resultados plantean la cuestión de si el tratamiento médico estándar para la depresión podría dificultar la recuperación, en lugar de facilitarla.

Otras pruebas apuntan a que esto, de hecho, podría ser así. Un estudio realizado con 591 personas en Zúrich (Suiza) en el transcurso de cincuenta años, entre 1978 y 2008, reveló que las personas deprimidas que tomaban antidepresivos presentaban una depresión más grave en las revisiones de seguimiento posteriores que las deprimidas que no los tomaban. Este resultado se obtuvo después de tener en cuenta la naturaleza y la gravedad de los síntomas originales; es decir, que no se trataba solo de que las personas que tomaban antidepresivos estuvieran más deprimidas en un primer momento[39].

Así pues, los antidepresivos no solo son más o menos indistinguibles de un placebo en los ensayos clínicos a corto plazo, sino que, en la vida real, parece que tomar antidepresivos puede ser peor que no tomar nada.

¿POR QUÉ CREE LA GENTE QUE LOS ANTIDEPRESIVOS FUNCIONAN?

A pesar de las pruebas científicas, muchas personas piensan que los antidepresivos las han ayudado. Cuando *The Guardian* pidió en 2013 a sus lectores que escribieran sobre sus experiencias, más de tres mil personas respondieron, y la mayoría consideraron que los antidepresivos les habían resultado beneficiosos. Lou comentó, a propósito del tiempo en el que estuvo tomando antidepresivos: «Por fin volví a sentirme yo misma; aunque suene a tópico, verdaderamente sentí como si me hubieran quitado un peso de encima». Andrew pasó años tomando dos antidepresivos diferentes que no le hicieron ningún efecto, pero al final empezó a tomar uno que cree que le ayudó: «Ojalá no tuviera que tomarlos [los antidepresivos], pero sé que impiden que caiga en una espiral hasta tocar fondo», afirmó[40].

¿Cómo es posible que la gente albergue estas convicciones, si los antidepresivos no funcionan realmente? Todo se reduce a dos cosas: al poder del efecto placebo y a que la depresión es un trastorno fluctuante, por lo que la mayoría de las personas mejoran con el tiempo.

El efecto placebo influye sobre todo en las valoraciones subjetivas que hace la gente sobre cómo se encuentra (y en las valoraciones de los investigadores sobre cómo se encuentran los participantes). Esto quedó reflejado en un ensayo clínico aleatorizado, e ingeniosamente diseñado, para personas con asma. El estudio reveló que las personas que recibieron un tratamiento con un medicamento estándar para el asma o con dos intervenciones con placebo señalaron que su respiración había mejorado sustancialmente (entre el 45 % y el 50 %), frente a las personas que no recibieron ningún tratamiento (que la calificaron como un 21 % mejor). Sin embargo, cuando los investigadores midieron la respiración de las personas de forma objetiva utilizando un espirómetro, descubrieron que solo las personas que habían tomado el principio activo del fármaco habían mejorado. Los placebos no supusieron ninguna diferencia en la respiración de los participantes, pero ellos se sentían mejor gracias a ellos[41].

La depresión es un caso aparte porque una parte inherente del efecto placebo es la esperanza. Por lo tanto, no solo el resultado es subjetivo (es decir, la evaluación que hacen las personas de sus sentimientos o síntomas), sino que, dado que la desesperanza, el desánimo y el pesimismo son una parte intrínseca de la depresión, cualquier cosa que devuelva la esperanza probablemente resulte un potente antidepresivo, al menos temporalmente. Esto es lo que sugieren los estudios que demuestran la existencia de la amplificación del efecto placebo.

Le pregunté a Mark si había experimentado un efecto placebo cuando empezó a tomar antidepresivos, y me dijo que no estaba seguro. Los antidepresivos le hacían sentirse un poco «atontado», lo que resultaba «inquietante», pero siguió tomándolos porque pensaba que debía hacerlo. Pensaba: «Probablemente sean buenos para mí», y, como le hacían sentir un poco raro, llegó a la conclusión de que «sin duda estaban surtiendo efecto».

A pesar de su incertidumbre, alentó a sus amigos a tomar antidepresivos y defendió su uso frente a las críticas. Cuando una médica de cabecera le propuso dejar de tomarlos porque parecía que se encontraba bien, él le dijo que, si estaba bien, era porque se estaba tomando la medicación. Alguien que hubiera conocido a Mark en esta época habría llegado a la conclusión de que él pensaba que los antidepresivos lo habían ayudado, aunque, en el fondo, no estuviera seguro.

El hecho de que el estado de ánimo de las personas experimente altibajos de forma natural y como respuesta a los acontecimientos vitales también puede llevar a la gente a pensar que tomar una pastilla ha surtido efecto cuando no es así. Las personas suelen ir al médico cuando están pasándolo peor o cuando atraviesan una crisis. El hecho mismo de ir al médico puede constituir una señal de advertencia de que algo tiene que cambiar, y puede ayudar a motivar a las personas a averiguar qué es y qué hacer al respecto. Es muy probable que la percepción generalizada de que los antidepresivos tardan dos semanas o más en hacer efecto se deba a que, en pocas semanas, muchas crisis vitales se resuelven y las personas empiezan a sentirse mejor de forma natural[42].

Las personas que se sienten deprimidas y ansiosas son muy vulnerables; si el médico les dice que tienen un desequilibrio químico y que hay una pastilla que lo arregla, se sienten predispuestas a sentir alivio y gratitud. Cuando empiezan a tomar las pastillas y experimentan los efectos secundarios que ponen de manifiesto que están tomando un medicamento de verdad, se sienten animadas por haber encontrado algo que las ayuda.

¿QUÉ TIENE DE MALO EL EFECTO PLACEBO?

Podría pensarse que no importa si los antidepresivos solo funcionan como placebos. Si contribuyen a darles esperanza a las personas y ayudarlas a mejorar, sin duda eso es algo bueno, aunque no tenga nada que ver con sus efectos farmacológicos, ¿no? Pero es que los antidepresivos no son pastillas de azúcar. Son medicamentos reales que producen efectos secundarios y complicaciones físicas. Volveremos sobre esta cuestión en breve, pero antes veamos por qué el propio efecto placebo tiene también un lado negativo.

Joe Tudor, de quien hablaremos también más adelante, es un joven que cayó en una depresión cuando tenía poco más de veinte años. Cuando le recetaron un antidepresivo, al principio sintió «un ligero subidón» al tomar algo que pensaba que le iba a ayudar.

Pero, cuando la angustia volvió a apoderarse de él, se sintió peor que nunca. El tratamiento había fracasado, así que pensó que debía pasarle algo malo a él. Le preocupaba vivir en ese estado para siempre. Pensó que su vida había acabado.

Permítanme presentarles otro escenario típico[43]. Una joven está pasando por un momento difícil durante su primer año de universidad. Siempre ha sido una persona ansiosa y le ha costado hacer amigos. Empieza a beber demasiado, se aísla socialmente y descuida sus estudios. Al final del año, se da cuenta de que necesita ayuda y acude al servicio de salud para estudiantes. La persona que la atiende le recomienda que empiece a tomar antidepresivos, pero ella no quiere. Recibe apoyo psicológico y consigue controlar su consumo de alcohol. Presta más atención a sus estudios y encuentra algunos amigos con los que congenia. Poco a poco, va ganando seguridad, se siente mejor consigo misma, su ansiedad disminuye y mejora su estado de ánimo.

Si esta mujer hubiera aceptado tomar los antidepresivos que le recomendaron, su mejora habría coincidido con su consumo, y probablemente le habría resultado difícil resistirse a la idea de que habían desempeñado un papel esencial en su recuperación. En esta situación, es posible que no valorara la importancia de las medidas que adoptó para cambiar su estilo de vida. Aunque se hubiera mostrado escéptica con respecto al tratamiento farmacológico, viviría con la sospecha constante de que había necesitado los antidepresivos para ponerse mejor. Esto podría haber minado su confianza en su propia capacidad para gestionar sus emociones y tomar las riendas de su vida, volviéndola más susceptible de sufrir depresión en el futuro.

Estos efectos negativos de tomar un medicamento que se ha vendido a la gente como solución para sus cerebros estropeados podrían explicar los penosos resultados del estudio STAR-D y las otras pruebas de que las personas que toman antidepresivos acaban peor a largo plazo que aquellas que no los toman. Los fármacos como los antidepresivos, que lo más probable es que actúen como placebos, pueden hacer que las personas se sientan mejor al principio, pero, al final, tienden a socavar la seguridad en sí mismas y dejarlas en un estado peor del que se encontraban en un primer momento (sin contar con las complicaciones físicas que pueden padecer).

EMBOTAMIENTO EMOCIONAL

Además del efecto placebo y de la amplificación del efecto placebo, existe la posibilidad de que los antidepresivos mejoren las puntuaciones sobre la depresión de la gente al reducir su capacidad para sentir emociones, como se mencionó en el cuarto capítulo. En el próximo, expondré las pruebas que hay de que la mayoría de antidepresivos disminuyen la intensidad de todo tipo de emociones, incluyendo la tristeza y la ansiedad, pero también la felicidad. Lógicamente, parece tener sentido que los fármacos que amortiguan las emociones reduzcan la intensidad de la depresión y den como resultado puntuaciones más bajas en las escalas para evaluar la depresión, como la de Hamilton. Veremos cómo algunas personas parecen agradecer este efecto, mientras que a otras no les gusta. Con todo, los datos de los ensayos clínicos apuntan a que es poco probable que este efecto se traduzca en un beneficio significativo para la sociedad en general.

Además, independientemente de si los escasos efectos de los antidepresivos se atribuyen a la amplificación del efecto placebo, al embotamiento emocional o a una combinación de ambos, no hay pruebas de que rectifiquen un desequilibrio químico subyacente ni cualquier otro proceso biológico anómalo. En otras palabras, no están actuando como se ha dicho que lo hacen.

¿POR QUÉ SE SIGUEN TOMANDO ANTIDEPRESIVOS?

¿Qué debemos pensar del hecho de que los antidepresivos, que se encuentran entre los fármacos más utilizados en la actualidad, no hayan demostrado de manera convincente ser beneficiosos, ni a corto ni a largo plazo? La sertralina, por ejemplo, es actualmente el antidepresivo más recetado en Reino Unido, a pesar de que Pfizer tuvo dificultades para obtener su autorización porque los primeros ensayos clínicos revelaban que no era mejor que un placebo. Muchas personalidades destacadas, como Irving Kirsch, llevan décadas señalando que las pruebas indican que los antidepresivos no producen efectos que merezcan la pena[44]. Así pues, ¿cómo es posible que los médicos, las autoridades políticas, los medios de comunicación y la sociedad hayan continuado actuando como si los tuvieran?

Más adelante, abordaremos algunas de las explicaciones de esta situación, entre las que se incluye que la comunidad psiquiátrica no quiere admitir que su tratamiento más comúnmente recetado es un sofisticado placebo. Las autoridades políticas y legislativas también quieren creer en los antidepresivos para evitar la descomunal tarea de idear soluciones políticas para combatir la insatisfacción y el descontento generalizados que parecen caracterizar a la sociedad contemporánea.

Los médicos a veces se quejan de que se sienten presionados por los pacientes para que les receten antidepresivos[45]. No es de extrañar que la gente quiera creer que existe una solución rápida y sencilla para los problemas personales y sociales, pero también deberíamos recordar cómo la industria farmacéutica y la medicina han educado a la gente durante años para creer que los antidepresivos son seguros y eficaces, y rectifican un desequilibrio químico subyacente. Si la gente ha llegado a creer que hay una pastilla para cada enfermedad, eso es exactamente lo que les han dicho que hagan.

No debemos ser indulgentes con esta situación. Tomar un medicamento cuyos efectos beneficiosos no se han demostrado es difícilmente lo mejor que se puede hacer. En los próximos capítulos revisaremos las pruebas de que los antidepresivos pueden perjudicar considerablemente la salud física y el bienestar de las personas que los toman. La esperanza puede ser beneficiosa, pero la falsa esperanza es perjudicial.

11

Cómo afectan los antidepresivos a las emociones y la sexualidad

En este capítulo y el siguiente me gustaría centrarme en lo que se conoce comúnmente como los «efectos secundarios» de los antidepresivos. Muchas personas creen que esto es simplemente algo con lo que lidiar, lo que se debe en parte a que la propia expresión «efectos secundarios» es engañosa; da a entender que estos efectos son incidentales y colaterales con respecto a los efectos del medicamento para combatir la enfermedad. Pero, como hemos visto, no se ha demostrado que los antidepresivos tengan efectos específicos para combatir una enfermedad. Por lo tanto, los efectos secundarios que voy a describir no son estrictamente «efectos secundarios», sino los «efectos previsibles» de tomar una sustancia que altera la composición química normal del cerebro e interfiere en sus funciones naturales.

Los antidepresivos modernos no son tan peligrosamente tóxicos como los barbitúricos o los antidepresivos tricíclicos más antiguos, pero sus efectos secundarios no son nimios, ya que pueden afectar significativamente a la calidad de vida de las personas y, lo que es más preocupante, no siempre desaparecen cuando se dejan de tomar los antidepresivos. Los antidepresivos cambian el estado mental de las personas, y estos efectos son relevantes por la forma en la que pueden afectar a nuestro estado de ánimo.

Tenemos que saber en qué consisten estos cambios para evaluar los antidepresivos de acuerdo con el modelo centrado en los fármacos que he descrito anteriormente (la idea de que los efectos inducidos por los fármacos, que «alteran la mente», se superponen a los problemas emocionales subyacentes) y para determinar si sus efectos pueden ser beneficiosos, así como el daño que pueden causarnos.

EFECTOS SOBRE LAS EMOCIONES

En el cuarto capítulo, describí cómo los antidepresivos suelen hacer que la gente se sienta un poco «grogui» o embotada y cómo alteran las experiencias emocionales normales. La mayoría de los fármacos psicoactivos influyen en nuestras emociones. El alcohol y las sustancias con efectos similares, como las benzodiazepinas, pueden hacer que nos sintamos más emotivos, pero también que nuestras emociones sean más primitivas, menos refinadas y acordes con aquello a lo que reaccionamos. Los fármacos «antipsicóticos» que se utilizan para tratar a las personas diagnosticadas con esquizofrenia o brotes psicóticos anulan drásticamente las emociones, y las personas que los toman a veces refieren no sentir ya nada en absoluto[1]. Los opiáceos como la heroína y la morfina (así como los opioides sintéticos como el OxyContin o el fentanilo) producen un estado más placentero de indiferencia emocional.

Aunque sus efectos son más sutiles que los de los antipsicóticos o los opiáceos, muchos antidepresivos también reducen la intensidad de las emociones. Esto ha tardado en reconocerse porque los médicos se han mostrado reacios a admitir que los antidepresivos tienen efectos psicoactivos generalizados (es decir, que alteran el estado del cerebro y de la mente) en lugar de ejercer acciones específicas.

Allá por la década de los años 2000, yo tampoco estaba segura de los efectos de los antidepresivos en el embotamiento emocional, pero tenía mucho interés por investigar más a fondo los cambios que provocaban. Así que, cuando una prometedora estudiante llamada Lucy Goldsmith se dirigió a mí tras obtener financiación para llevar a cabo un proyecto durante el verano, le propuse hacerlo. Lucy y yo analizamos varios cientos de casos sobre dos antidepresivos ampliamente utilizados —la fluoxetina (Prozac) y la venlafaxina (Efexor)— a partir de un sitio web creado para que los pacientes contasen sus experiencias con todo tipo de medicamentos. Los resultados disiparon cualquier duda que pudiera tener.

A menudo, las personas describían un embotamiento o aplanamiento emocional al tomar cualquiera de estos dos antidepresivos. Manifestaban estar menos conectados con sus sentimientos, ser incapaces de llorar, sentir indiferencia o falta de motivación, y algunos sentían que ya no eran ellos mismos. Una persona describió sentirse así: «Menos creativa, menos motivada y me parece que menos como soy yo». Otra afirmó sentirse «alejada de la vida». Otra se describió a sí misma como «indiferente y emocionalmente plana la mayor parte del tiempo». También constatamos que los efectos emocionales estaban relacionados con la disfunción sexual[2].

En 2009, un grupo de investigadores de la Universidad de Oxford, entre los que se incluía el célebre experto en psiquiatría biológica Guy Goodwin, describió estos efectos de manera más detallada en un artículo publicado en la revista académica *British Journal of Psychiatry*[3]. Las personas entrevistadas para este estudio manifestaron sentirse «aplanadas», «desganadas», «bloqueadas» y «apagadas»[4]. Declararon que su capacidad para experimentar emociones positivas, como la alegría, el entusiasmo y la felicidad, había menguado, así como la intensidad de los sentimientos negativos, como la tristeza, la ira, la irritabilidad y la ansiedad. Sentían menos amor o afecto por sus familiares y amigos, y su interés por la vida se había reducido.

Algunas afirmaron sentirse distanciadas de sus emociones y de sus anteriores preocupaciones e inquietudes, una sensación de estar «en el limbo» o «desconectadas» del mundo. Muchas manifestaron apatía y falta de motivación, a pesar de que su depresión había mejorado. Otras personas dijeron que ya nada les importaba y que habían experimentado un desapego imprudente hacia sí mismas y sus responsabilidades[5]. Este último efecto se describió vívidamente en otro estudio llevado a cabo por el psicólogo británico John Read y sus colegas, en el que una persona que había tomado antidepresivos en el pasado explicaba: «No tenía percepción del peligro a mi alrededor y muchas veces estuve a punto de tener un accidente en el coche y en la cocina (por ejemplo, al cortar alimentos y apagar aparatos electrodomésticos)»[6].

Algunos investigadores han caracterizado los efectos de los antidepresivos en términos de «pérdida de motivación, astenia [falta de energía] y ausencia de curiosidad»[7]. Read y su equipo apuntaron que los antidepresivos podrían conducir a «una especie de "encierro", un retraimiento del mundo afectivo e interpersonal»[8].

Algunos de los participantes en el estudio de Oxford consideraron que el embotamiento emocional había sido de ayuda al principio, cuando se encontraban en un estado de angustia profunda, pero, cuando empezaron a sentirse mejor, les preocupó su falta de emociones. Reconocieron que el fármaco les impedía reaccionar apropiadamente ante las malas noticias, las situaciones tristes o los acontecimientos agradables o gratificantes. Sin embargo, otros agradecían sentirse más distanciados emocionalmente de la vida y estaban encantados de continuar con esta experiencia (como en las historias de Peter Kramer sobre las transformaciones de la personalidad producidas por Prozac). Todos los participantes identificaron claramente los efectos emocionales como una consecuencia del tratamiento con antidepresivos, en lugar de como algo derivado de la depresión o de su estado de ánimo subyacente.

Así pues, en la década de los años 2010, ya se reconocía que el embotamiento emocional era una consecuencia habitual del consumo de antidepresivos, pero aún no estaba claro hasta qué punto era frecuente. En 2014, John Read publicó una encuesta sobre los efectos de los antidepresivos, realizada con una muestra de casi dos mil personas de Nueva Zelanda, donde vivía en ese momento. En respuesta a las preguntas sobre sus emociones, el 60 % de los participantes describió haber experimentado un embotamiento emocional, y el 42 % había notado una disminución de los sentimientos positivos. La mitad de los encuestados (el 52 %) afirmó que ya no se sentían como ellos mismos, y el 39 % dijo que se preocupaban menos por otras personas[9]. En otro estudio publicado en 2017 por el equipo de Oxford, el 47 % de las personas que respondieron a una encuesta en línea manifestaron sentir un «embotamiento emocional significativo»[10].

Las personas que responden a las encuestas son en su mayoría gente que consume los antidepresivos a largo plazo, por lo que estas cifras no se aplican necesariamente a aquellas que han tomado antidepresivos durante periodos cortos; no obstante, apuntan a que el embotamiento emocional inducido por los antidepresivos es una experiencia común. Con todo, existe la posibilidad de que la gente estuviera confundiendo las causas de su aplanamiento emocional: podrían pensar que el efecto tenía que ver con los antidepresivos, cuando en realidad se debía a su depresión.

Es cierto que algunas personas con depresión sienten este embotamiento emocional, y el grupo de Oxford mostró una correlación entre el aplanamiento afectivo y los síntomas de la depresión en su encuesta de 2017. Sin embargo, la encuesta también reveló que el embotamiento es más grave entre las personas con depresión que están tomando antidepresivos que en las personas que no los toman, incluso después de tener en cuenta la gravedad de los síntomas depresivos.

Algunas personas describen que el embotamiento emocional que producen los antidepresivos es un estado distintivo que se siente de manera diferente a las emociones normales. Un participante en la investigación de Oxford comparó la experiencia con tener «sentimientos químicos». Además, la conexión entre la pérdida de emociones y de sentimientos sexuales, que ya se ha documentado en la actualidad por varios grupos de investigación, es una prueba convincente de que se trata de aspectos complementarios de un único efecto farmacológico[11].

La cuestión de cómo afectan los antidepresivos a las emociones normales y si provocan embotamiento emocional podría resolverse llevando a cabo un estudio con personas que no tienen depresión. Se podría aleatorizar a «voluntarios sanos» para que tomaran un antidepresivo o un placebo durante unas semanas y pedirles que evaluaran la intensidad de una serie de emociones.

Hasta donde yo sé, nadie ha llevado a cabo un estudio de este tipo, pero un grupo de académicos de la Universidad de Copenhague presentó pruebas más indirectas de que los antidepresivos disminuyen la capacidad de respuesta emocional en voluntarios. En este estudio, publicado en 2023, se aleatorizó a sesenta y seis voluntarios sanos para que tomaran escitalopram (un inhibidor selectivo de la recaptación de la serotonina) o un placebo durante tres semanas. Al final de este periodo, se les pidió que ejecutaran una serie de tareas psicológicas.

Una de estas tareas fue la del aprendizaje probabilístico de inversión (PRL, por sus siglas en inglés), que está diseñada para evaluar la capacidad de respuesta ante una retroalimentación positiva. El estudio reveló que aquellas personas que tomaban escitalopram eran menos sensibles a los comentarios positivos que aquellas que tomaban el placebo, lo que sugiere que tenían menos motivación o les importaba menos. Las personas que tomaron el antidepresivo eran más propensas a experimentar disfunción sexual que aquellas que tomaban el placebo, tal y como era de esperar, pero no se observaron diferencias en el estado de ánimo ni en los niveles de ansiedad o ira de los participantes[12].

Así pues, aunque aún seguimos a la espera de un estudio concluyente con voluntarios, son ya pocas las personas que niegan en la actualidad que los antidepresivos aplanan las emociones. En 2023, un equipo de investigadores publicó una revisión exhaustiva sobre este tema, en el que participó el profesor David Baldwin, un destacado investigador británico en antidepresivos y defensor de los fármacos, que concluyó que la «apatía inducida por los antidepresivos» (utilizada como sinónimo de embotamiento emocional) es un problema importante que merece «una atención clínica pormenorizada». La revisión señaló que estos efectos se habían detectado en personas con diversos diagnósticos y seguían presentándose después de que las personas se hubieran recuperado de su problema original. Se reflexionó sobre cómo estos efectos podrían explicar la acción de los antidepresivos y se citó mi trabajo sobre el modelo centrado en el fármaco. También se señaló que muchas personas que tomaban antidepresivos podían no ser capaces de reconocer los cambios emocionales que estaban experimentando, lo que implicaría que los efectos podrían ser aún más frecuentes de lo que sugieren los datos de los que se dispone en la actualidad[13].

NEGACIÓN Y MINIMIZACIÓN

Tras la publicación de nuestro artículo sobre la serotonina, empecé a hablar sobre el embotamiento emocional que producen los antidepresivos en los medios de comunicación y en la prensa generalista, y expuse cómo podría afectar esto a las personas con depresión y otros problemas psicológicos. Señalé que podría hacer que las personas se sintieran menos terriblemente angustiadas a corto plazo, y cómo podría haber gente que agradeciera esta anestesia emocional. Pero también subrayé que, en última instancia, podría resultar perjudicial para las perspectivas de recuperación, al impedir a las personas abordar las causas de su sufrimiento y aprender otras formas de gestionar sus sentimientos.

A pesar del reconocimiento generalizado del embotamiento emocional que inducen los antidepresivos, suponía que mis intervenciones en público sobre estos efectos incomodarían a algunos psiquiatras. Tal vez esto se deba a que socava la idea de que los antidepresivos son un tratamiento médico selectivo que actúa centrándose en la enfermedad. También pone de manifiesto que los antidepresivos causan algo antinatural en nuestros cerebros y emociones, lo que suena preocupante.

En definitiva, tras la publicación de nuestro artículo de revisión, varios psiquiatras intervinieron para restarles importancia a los efectos del embotamiento emocional de los antidepresivos. En septiembre de 2022, Ronald Pies y otro destacado psiquiatra estadounidense, George Dawson, publicaron un artículo en línea titulado «Los antidepresivos no actúan embotando las emociones». Trece años antes, Pies había admitido que los antidepresivos «pueden hacer que algunas personas se sientan algo "aplanadas" emocionalmente. También pueden quejarse de que disminuya su libido o apetito sexual, o de que su capacidad para pensar se vea un poco "nublada" o ralentizada»[14]. En el artículo publicado en línea en 2022, Dawson y Pies no llegaron a contradecir del todo la declaración anterior de Pies, pero sí argumentaron que «no debería darse por sentado que el antidepresivo del paciente sea necesariamente la causa de la queja del paciente [sobre el embotamiento emocional]»[15]. Sugirieron que la causa suele ser la propia depresión y que se ha exagerado el efecto del embotamiento producido por los antidepresivos, que no puede explicar los efectos del fármaco.

Coincido con Dawson y Pies en que es complicado afirmar que el embotamiento emocional explique los efectos beneficiosos de los antidepresivos, ya que, como hemos visto, estos efectos beneficiosos son mínimos y probablemente atribuibles a la amplificación del efecto placebo. Sin embargo, los efectos emocionales de los antidepresivos, que pocas personas niegan ya en la actualidad de forma tajante, difícilmente pueden resultar irrelevantes para la forma en la que influyen en el estado emocional de las personas.

AGITACIÓN, CONDUCTA SUICIDA Y AGRESIVIDAD

Aunque resulte algo paradójico, además de embotar las emociones, algunos antidepresivos, y en particular los inhibidores selectivos de la recaptación de la serotonina (ISRS), provocan a veces sentimientos de agitación o tensión, y, en muy raras ocasiones, estas sensaciones se manifiestan en impulsos suicidas o en comportamientos agresivos. No está claro cómo se relacionan estos efectos con el embotamiento emocional, y, aunque se ha sugerido que el embotamiento podría reducir la inhibición y la regulación emocional[16], lo cierto es que no se sabe realmente. Con todo, una vez más, estos efectos ponen de relieve lo poco que sabemos sobre los antidepresivos.

La conexión entre los antidepresivos y la conducta suicida ha sido objeto de acalorados debates desde principios de la década de 1990. Algunos autores sostienen que se ha exagerado este riesgo y que las advertencias al respecto podrían haber provocado más suicidios al disuadir a las personas de buscar lo que se supone que es un tratamiento eficaz[17].

David Healy ha estado a la vanguardia a la hora de exponer estos peligros de los antidepresivos. Basándose en las observaciones de sus propios pacientes y en informaciones que iba recibiendo de otras partes, ya en 1991 empezó a sospechar que los inhibidores selectivos de la recaptación de la serotonina, en particular, podían inducir un estado inusual de «agitación mental»[18]. Ya en aquel entonces, había pruebas que apuntaban a que este estado podía darse en ocasiones en personas que no tenían antecedentes de trastornos nerviosos y que podía inducir a las personas a comportarse de manera inusitadamente suicida o violenta[19]. Healy se convenció aún más cuando llevó a cabo un estudio sobre la sertralina (un ISRS) y otro antidepresivo con voluntarios del personal de su hospital local: dos de las veinte personas que participaron presentaron conductas suicidas poco después de tomar sertralina[20].

Healy hizo campaña durante años para denunciar estos problemas y, en 2002, convenció al programa de reportajes de investigación *Panorama*, de la BBC, para que abordara este tema. El programa se centró en la paroxetina (también conocida como Seroxat o Paxil) y relató dos tragedias muy sonadas: un suicidio y un asesinato, ambos cometidos por personas que tomaban paroxetina[21]. Tras el programa, el fabricante del fármaco, GlaxoSmithKline, mantuvo una serie de reuniones con el organismo regulador de medicamentos de Reino Unido, la MHRA (Medicines and Healthcare Products Regulatory Agency), que exigió a la empresa que presentara sus datos sobre los efectos adversos detectados durante los ensayos clínicos.

Cuando la empresa finalmente presentó los datos, se reveló que la paroxetina estaba asociada con un ligero aumento de los intentos de suicidio y las ideas suicidas en los ensayos clínicos con niños y adolescentes. Entre los participantes a los que se asignó la paroxetina, el 3,4 % mostró signos de conducta o ideación suicida, en comparación con el 1,2 % a los que se administró un placebo[22]. Los datos llevaron al organismo regulador británico, y posteriormente a la FDA en Estados Unidos, a difundir advertencias sobre la potencial capacidad de la paroxetina para desencadenar pensamientos y conductas suicidas en niños y adolescentes; una advertencia que se extendió a todos los antidepresivos tras los resultados de un análisis encargado por la FDA[23].

Por suerte, el suicidio y los intentos de suicidio son sucesos poco frecuentes, por lo que también es poco habitual que se den en los ensayos clínicos, especialmente además porque estos ensayos excluyen normalmente a las personas que tienen pensamientos suicidas antes de que se inicien. Sin embargo, varios metaanálisis posteriores han confirmado un aumento de las conductas suicidas, como los intentos de suicidio, en niños y jóvenes que toman antidepresivos, en comparación con aquellos que toman un placebo[24].

Uno de estos análisis lo llevó a cabo un grupo de investigadores daneses que consiguieron obtener informes de ensayos clínicos no publicados sobre siete antidepresivos. Su análisis reveló que los niños y los jóvenes que tomaban antidepresivos tenían más del doble de probabilidades de presentar tendencias suicidas que los que tomaban un placebo, y eran más propensos a mostrar agresividad. Asimismo, descubrieron que muchos de los casos de conductas suicidas y agresión que se recogían en los informes no se habían incluido en la versión publicada de los ensayos[25].

La cuestión de la relación entre los antidepresivos y la violencia también ha sido objeto de controversia. Varios estudios no aleatorizados indican que los jóvenes que toman antidepresivos son más propensos a cometer actos violentos que aquellos que no los toman[26]. No obstante, estos estudios no demuestran que los antidepresivos causen agresividad, porque los jóvenes con problemas tienen, de entrada, más probabilidades para que se les receten antidepresivos. El metaanálisis danés es la única prueba existente basada en ensayos clínicos aleatorizados, que no están sujetos a esta limitación, y en él se sugiere que el comportamiento agresivo puede aumentar ligeramente entre los jóvenes que toman antidepresivos[27].

En líneas generales, parece que las intuiciones iniciales de Healy eran correctas y que, en ocasiones, los antidepresivos —y, en particular, los inhibidores selectivos de la recaptación de la serotonina— pueden provocar conductas violentas y suicidas. No está claro por qué esto sucede principal o exclusivamente en niños y jóvenes, aunque se sabe que el cerebro inmaduro es más susceptible a los fármacos[28]. Los antidepresivos ISRS también pueden tener un patrón de efectos distinto en los niños y en los jóvenes en comparación con los adultos: los primeros son más susceptibles de presentar agitación inducida por los fármacos, que se piensa que puede estar relacionada con los impulsos suicidas y agresivos, mientras que los adultos se ven más claramente afectados por la sedación y la apatía[29].

LOS ANTIDEPRESIVOS Y EL SEXO

Es bien sabido que la mayoría de los antidepresivos alteran la función sexual normal, y los inhibidores selectivos de la recaptación de la serotonina son los más perjudiciales debido al papel inhibidor de la serotonina en nuestra biología sexual. Los antidepresivos pueden reducir el deseo sexual, disminuir la excitación sexual, retrasar y reducir la intensidad del orgasmo y producir problemas de erección y eyaculación retardada. Como ya se mencionó en el capítulo ocho, los ISRS reducen de forma sistemática la actividad sexual en los estudios con animales, y estos efectos son lo bastante fiables como para que se prescriban a los agresores sexuales con el fin de reducir su impulso sexual[30], además de ser objeto de ensayos clínicos para probar su eficacia contra la eyaculación precoz.

Aunque la prevalencia de la disfunción sexual es difícil de estudiar debido a la reticencia natural de las personas, Healy, que también es un investigador prominente en los efectos secundarios sexuales de los medicamentos sujetos a prescripción médica, considera que cierto grado de disfunción en el placer y el rendimiento sexual es un efecto casi universal de los inhibidores selectivos de la recaptación de la serotonina. Indica que la disminución de la sensibilidad genital puede producirse en los treinta minutos siguientes a la toma de la primera dosis y que el orgasmo retardado

y debilitado puede producirse poco después, mientras que la pérdida de la libido tarda más en desarrollarse. Relata el dramático
caso de una mujer que tomaba un ISRS y que tenía sus órganos
genitales tan insensibilizados que podía cepillarlos con un peine
sin sentir nada[31].

DISFUNCIÓN SEXUAL TRAS TOMAR ANTIDEPRESIVOS

Una de las complicaciones más preocupantes del consumo de
antidepresivos es que los efectos secundarios sexuales pueden
persistir después de interrumpir el tratamiento con antidepresivos. Aunque todavía no se ha reconocido de forma generalizada,
la disfunción sexual persistente se señaló por primera vez a las
agencias reguladoras en 1991, de acuerdo con Healy[32].

En 2005, se creó un foro en internet llamado *SSRIsex*, en el que
muchas personas relataron los problemas sexuales que seguían
teniendo después de haber dejado los antidepresivos. En 2008, un
grupo de investigadores de la Universidad de Pittsburgh entrevistó
a algunos miembros de este foro y publicó algunas historias características. Entre ellas se encontraba la de un hombre de cuarenta y
cuatro años que describía sentir pérdida de libido, insensibilidad
genital, disminución de la intensidad del orgasmo y dificultad para
mantener la erección cuatro años después de haber dejado el ISRS
citalopram, que había tomado durante dieciocho meses. O la de un
hombre de veintiocho años que sufría una pérdida de libido persistente, insensibilidad genital y falta de placer durante el orgasmo
después de terminar dos años de tratamiento con un ISRS[33].

En una carta publicada en 2009 en una revista sobre salud
sexual, dos médicos que trabajaban en una clínica de salud sexual
en Belfast relataron que cada vez estaban atendiendo a más y más
pacientes con disfunción sexual persistente tras el tratamiento
con antidepresivos, que consistía principalmente en «pérdida de
sensibilidad y de excitación sexual», y comentaron cómo este problema afectaba a la «calidad de vida y las relaciones personales»[34].

Desde entonces, han aumentado los casos de disfunción sexual persistente relacionada con el consumo de antidepresivos, a menudo denominada «disfunción sexual post-ISRS» (o PSSD, por sus siglas en inglés), ya que los inhibidores selectivos de la recaptación de la serotonina parecen ser los causantes más comunes. No obstante, también se asocia a los IRSN (inhibidores de la recaptación de serotonina y noradrenalina) y posiblemente también con algunos antidepresivos tricíclicos (probablemente aquellos que tienen efectos más significativos sobre el sistema serotoninérgico)[35]. Por lo general, se da en personas que han tomado antidepresivos durante meses o años, pero también se han dado casos de algunas personas que solo los han tomado durante unas pocas semanas o incluso unos días. Los síntomas característicos incluyen insensibilidad o sensibilidad reducida de los órganos genitales, disminución del deseo sexual, disfunción eréctil o problemas de lubricación vaginal, así como retraso y debilitación del orgasmo[36].

En 2019, en respuesta a una solicitud y petición formal encabezada por David Healy, la Agencia Europea de Medicamentos reconoció el trastorno y exigió a las empresas farmacéuticas que producían ISRS e IRSN que incluyeran la disfunción sexual persistente tras suspender el fármaco en la lista de efectos secundarios del prospecto oficial de «información sobre el producto»[37].

Al igual que el embotamiento emocional, los problemas sexuales pueden producirse durante la depresión, por lo que no siempre son achacables a los antidepresivos. Sin embargo, la disminución de la sensibilidad genital, que constituye una queja común y característica entre las personas que padecen disfunción sexual asociada al consumo de antidepresivos, no es un síntoma de la depresión.

La investigación con animales también es reveladora. Dos estudios demostraron que las ratas jóvenes tratadas con diversos inhibidores selectivos de la recaptación de la serotonina, incluida la fluoxetina (Prozac), se mostraban después menos activas sexualmente que las ratas que no habían recibido un tratamiento con ISRS[38]. Otro estudio reveló que las ratas recién nacidas a las que se les administró el ISRS citalopram mostraron deficiencias en

195

la actividad sexual cuando alcanzaron la madurez adulta[39]. Una revisión sistemática de catorce estudios con animales mostró una reducción persistente de la actividad sexual y de la eyaculación en ratas tratadas previamente con un ISRS, en comparación con las ratas a las que se había administrado un placebo[40].

El hecho de que pueda producirse una disfunción sexual persistente tras el tratamiento con otros fármacos —como la finasterida, utilizada como tratamiento contra la pérdida de cabello, o el Roaccutane, para tratar el acné— apunta a que la función sexual es vulnerable a ciertas sustancias químicas. Los mecanismos que subyacen a estos efectos pueden variar según el fármaco en cuestión[41].

Resulta difícil determinar la prevalencia de este problema. En 2020, un equipo de urólogos de Estados Unidos informó de que el 4 % de los hombres que acudían a una consulta por un problema de disfunción sexual presentaban disfunción sexual post-ISRS[42]. Otro grupo de investigadores israelíes identificaron cuatro casos claros de disfunción sexual post-ISRS de hombres físicamente sanos de entre veinte y cuarenta y nueve años que acudían a su servicio de disfunción eréctil[43]. De acuerdo con el número de personas a las que se les había recetado ISRS en la población local, extrapolaron que el trastorno podría afectar a aproximadamente uno de cada doscientos hombres que hubieran tomado alguna vez ISRS en este grupo de edad.

Aun así, el número de «casos» fue reducido, por lo que esta estimación es, en el mejor de los casos, una conjetura. También es probable que se pasaran por alto muchos otros casos, dado que no todas las personas con disfunción sexual tras el consumo de antidepresivos presenta disfunción eréctil, y no todas las personas con disfunción eréctil buscarían tratamiento en ese servicio sanitario concreto. Se necesita urgentemente más investigación sobre la prevalencia de este problema, pero las principales entidades de financiación muestran escaso interés por los efectos secundarios de los antidepresivos.

En las redes sociales, hay gente que describe que sigue sintiendo embotamiento emocional y disfunción sexual después de interrumpir el tratamiento con antidepresivos. Para muchos, ambas experiencias están intrínsecamente relacionadas. Otro grupo de médicos israelíes con experiencia en el tratamiento de pacientes con disfunción sexual persistente indicó que existía «un cierto grado de trastorno emocional no específico» en la mayoría de personas que atendían y que presentaban disfunción sexual inducida por antidepresivos, que se caracterizaba por una disminución de la sensación de placer, apatía y pérdida de sensibilidad emocional[44].

Las emociones, el deseo sexual y el placer son partes fundamentales de nuestra vida como seres humanos. Al perderlos se puede llegar a sentir como si se perdiera la propia identidad. Roy, de ahora treinta y ocho años, relata su historia sobre la disfunción sexual post-ISRS en la web *PSSD Network*. Casi inmediatamente después de empezar a tomar el ISRS citalopram, con tan solo veintidós años, empezó a experimentar efectos secundarios sexuales, como la «falta de sensibilidad genital, una pérdida casi completa de la libido y orgasmos sin placer». Al poco tiempo, se dio cuenta de que sus emociones se habían apagado. Tal y como escribe:

> El embotamiento emocional también ha tenido un profundo impacto en mi vida. Ya no soy capaz de sentir toda la variedad de emociones que solía experimentar. No puedo sentirme emocionado por ir de vacaciones, pasar tiempo con un amigo o dedicarme a un pasatiempo; y no puedo sentirme triste, tener sentimientos románticos o empatizar con los demás de la misma manera que antes. Tampoco puedo disfrutar de la música como solía hacerlo, ya que mis emociones están demasiado insensibilizadas como para disfrutar de los estímulos afectivos[45].

Otra víctima de este fenómeno es Audrey Bahrick, orientadora psicológica en la Universidad de Pittsburgh (Estados Unidos) y una de las autoras del artículo de 2008 sobre las historias del foro *SSRIsex*. Audrey empezó a tomar Prozac a los treinta y siete años, según contó a *The New York Times* cuando la entrevistaron para un artículo sobre la disfunción sexual post-ISRS en 2023, y de inmediato su clítoris y su vagina quedaron insensibilizados.

«Era como si los cubriera un guante… Una sensación muy, muy amortiguada»[46]. Al principio, pensó que era un efecto secundario «aceptable de forma temporal», pero, dos años después, cuando conoció a alguien con quien quería tener una relación, suspendió el tratamiento, a la espera de que la insensibilidad desapareciera. No lo hizo. La relación se rompió debido a su falta de interés por el sexo, y, aunque ella seguía albergando la esperanza de que el problema mejoraría si comía bien y se cuidaba, no se resolvió. Audrey fue entrevistada para el programa *Panorama* de la BBC sobre los antidepresivos que se emitió en 2023, y les dijo a los realizadores: «Seguí esperando durante meses, y luego años». Y, tras una pausa: «Ya han pasado veintisiete años»[47].

Audrey quiso publicar artículos sobre este trastorno para ayudar a otras personas en su misma situación. «Fue un viaje largo y solitario», dijo a propósito del tiempo que transcurrió antes de entrar en contacto en internet con otras personas afectadas, y una de las cosas que más difícil le resultó fue que no la creyeran. En la última escena del documental de *Panorama*, se ve a Audrey en el jardín con su perro, que responde a los realizadores: «Me habéis preguntado cómo creo que hubiera sido mi vida si esto no hubiera pasado. Es una pregunta terriblemente dolorosa. Ha dejado una marca imborrable en mi vida». Su entereza y su resignación hacen que esta declaración sea aún más conmovedora, pero Audrey también se alegró de que, por fin, se le prestara algo de atención a su problema: «He estado esperando a que aparecierais durante quince años», le dijo al equipo del documental[48].

No existe una cura conocida para la disfunción sexual persistente inducida por los antidepresivos, y se desconoce cuánto tiempo dura. Según los testimonios, parece ser que mejora con el tiempo en algunas personas, pero en otras como Audrey puede durar muchos años. No es de extrañar que pueda conducir a la desesperación y a la desesperanza. Roy declaró haber vivido con ello como si fuera «una forma de tortura mental prolongada»[49].

LAS REACCIONES DE LOS MÉDICOS

A pesar del creciente interés y atención por este trastorno en la bibliografía médica y en la prensa[50], muchos médicos no están al tanto de ello o se muestran reacios a creer que se trata de un problema provocado por los fármacos. Existe una creencia generalizada de que los fármacos solo pueden afectar al organismo mientras se consumen, y se tarda tiempo en reconocer que pueden tener efectos duraderos.

En 2019, Healy publicó junto con otros colegas un artículo sobre las experiencias de la gente cuando informaron a su médico o psiquiatra de que tenían disfunción sexual tras interrumpir el tratamiento con antidepresivos. Una persona contó que su psiquiatra «descartó la idea de la disfunción sexual post-ISRS como algo imposible y sugirió que era asexual y tenía un trauma». Otro psiquiatra «no era capaz de aceptar la idea de que los ISRS tuvieran un impacto a largo plazo», y añade el paciente: «En lugar de hablar del asunto, fingía no oírme o cambiaba el tema de la conversación. Fue una experiencia surrealista». A otra persona le dijeron que «no estaba diciendo nada más que tonterías» y que sus síntomas sexuales eran el resultado de sus «constructos psicológicos»[51].

La psiquiatra estadounidense Anita Clayton, que ha investigado sobre los efectos secundarios sexuales de los inhibidores selectivos de la recaptación de la serotonina en el pasado, también negó que existiera la disfunción sexual post-ISRS. En unas declaraciones para un artículo de 2023 en *The New York Times*, afirmó: «Creo que se trata de una recaída de la depresión. Hasta que se demuestre lo contrario, eso es lo que es»[52]. Pero, por lo general, cuando existe una posible complicación de semejante gravedad, debería asumirse que se trata del fármaco hasta que se demuestre lo contrario. George Dawson, aunque no rechazó de plano su existencia, acusó a quienes llaman la atención sobre este trastorno de tener un «sesgo ideológico»[53].

Sin embargo, en su mayoría, los profesionales médicos simplemente no han prestado atención a las pruebas cada vez más numerosas sobre la disfunción sexual después del tratamiento con antidepresivos. Si se lo tomaran en serio, al menos habría advertencias circulando abiertamente al respecto. Habría directrices sobre cómo tratar el tema con los pacientes antes de empezar el tratamiento con antidepresivos, y sobre cómo hablar con las personas que ya están tomándolos acerca de cuáles son sus opciones. No se han hecho tales advertencias ni comunicados.

Aunque sea un efecto poco frecuente, las personas que toman antidepresivos son tantas hoy en día que es probable que la disfunción sexual persistente afecte a un número significativo de ellas, y esto puede resultar devastador para quienes lo padecen. Cualquier persona que tome o esté considerando tomar antidepresivos tiene que ser prevenida de sus posibles complicaciones, especialmente los jóvenes, que corren el riesgo de perder años de placer sexual e intimidad.

Los antidepresivos, según parece, pueden menoscabar aspectos fundamentales de la experiencia humana. En casos poco frecuentes, pero no excepcionales, privan a la gente de algunos de los elementos más importantes y potencialmente gratificantes de la vida humana, y reprimen su desarrollo social y afectivo. Los efectos secundarios sexuales de Roy persistieron a lo largo de su juventud. Según escribió: «También siento que no llegué a desarrollarme adecuadamente como una persona joven en muchos aspectos diferentes debido a la disfunción sexual post-ISRS y al embotamiento emocional».

Cuando *The New York Times* escribió su reportaje, Yassie Pirani, una terapeuta de Vancouver, declaró al periódico: «Las personas a las que les recetan estos fármacos a una edad temprana pueden no llegar a saber nunca quién habrían sido si no los hubieran tomado». Las personas que toman antidepresivos tienen que saber que están jugando con su vida sexual y su salud emocional, quizá por muchos años.

ANTIDEPRESIVOS, FERTILIDAD Y EMBARAZO

El tema de los antidepresivos y la fertilidad ha recibido todavía menos atención que la de los efectos en la función sexual. No obstante, los experimentos con animales han demostrado con pruebas sólidas que los inhibidores selectivos de la recaptación de la serotonina, en particular, dañan el material genético o DNA que contienen los espermatozoides, disminuyen su concentración y motilidad (algo esencial para que los espermatozoides alcancen el óvulo) y dan lugar a menos embarazos viables en las hembras[54]. Los estudios con humanos apuntan a efectos similares. En dos estudios en los que participaron hombres que habían seguido un tratamiento con un ISRS para tratar la eyaculación precoz, se descubrió una reducción en las concentraciones de espermatozoides, cambios en el tamaño y en la forma, una disminución de la motilidad y un mayor daño en el ADN[55]. En 2012, se añadió «alteración del esperma» en las fichas de varios inhibidores selectivos de la recaptación de la serotonina[56].

En el caso de las mujeres, las pruebas indican que los antidepresivos no afectan a la capacidad de quedarse embarazadas, pero sí está demostrado que aumentan el riesgo de sufrir un aborto[57], una hemorragia postparto[58] y, posiblemente, un parto prematuro[59]. Los antidepresivos en general, y los ISRS en particular, también aumentan la probabilidad de malformaciones congénitas, sobre todo defectos cardíacos. Las malformaciones congénitas son poco frecuentes, y el aumento del riesgo por el consumo de antidepresivos no es significativo, por lo que esta no es una complicación frecuente. No obstante, las pruebas son concluyentes, y, cuantas más altas sean las dosis y la duración del tratamiento, mayor es el riesgo, lo que suele considerarse una prueba sólida de la relación causal[60]. Después del nacimiento, el 30 % de los bebés nacidos de madres que toman antidepresivos sufren síntomas de abstinencia, y una pequeña proporción desarrolla un problema respiratorio poco común pero grave (conocido como «hipertensión pulmonar persistente»)[61].

El doctor Adam Urato, profesor de Obstetricia y Ginecología en la Universidad Tufts, en Estados Unidos, calificó esta situación como una «emergencia de salud pública» en un artículo publicado en internet en 2011. También subrayó la cuestión de cómo podrían los antidepresivos afectar al desarrollo del cerebro de los bebés: «Los embriones y fetos en desarrollo están cargados de receptores de serotonina, y el sistema serotoninérgico desempeña un papel crucial en el desarrollo del feto». A lo que añadió posteriormente: «¿Qué pasa con el desarrollo del cerebro y el comportamiento humano cuando alteramos este sistema?»[62].

La comunidad psiquiátrica se niega a admitir los riesgos de los antidepresivos durante el embarazo, al igual que los efectos secundarios emocionales y sexuales. La información oficial recomienda a las mujeres y a sus médicos que no tengan miedo de tomar antidepresivos, y culpa a la depresión de los acontecimientos adversos del embarazo. Una guía típica advierte a los médicos de cabecera londinenses: «Los riesgos de no tratar la depresión incluyen daños a la madre por un autocuidado insuficiente, falta de atención obstétrica o autolesiones y daños al feto o al recién nacido»[63].

La depresión se asocia con diversas complicaciones del embarazo, probablemente debido a desventajas sociales y económicas que conducen a la depresión en primer lugar, pero los efectos de los antidepresivos se han demostrado independientemente de los efectos de la depresión[64], y los antidepresivos no tratan eficazmente la depresión en ningún caso.

Los efectos de los antidepresivos en el deseo y el rendimiento sexual pueden influir en la fertilidad, junto con otros efectos más directos. Sin duda, hay muchos factores que influyen en la disminución de la actividad sexual que se observa en los países con ingresos altos (el tiempo que pasan las personas frente a las pantallas, la pornografía, la ansiedad)[65], pero no resulta inverosímil que el uso generalizado de fármacos que inhiben la función sexual pueda desempeñar un papel en todo esto.

En conjunto, las pruebas apuntan a que los antidepresivos alteran profundamente algunos de nuestros impulsos y funciones biológicas más básicos. Dado que hay millones de personas que consumen estos fármacos a largo plazo, debemos plantearnos cómo podrían estar cambiándonos. ¿Qué nos está haciendo a nosotros y a nuestra sociedad la manipulación química generalizada y poco comprendida de nuestras emociones, nuestra sexualidad y nuestra salud reproductiva?

12

Síntomas de dependencia y síndrome de abstinencia de los antidepresivos

En el capítulo anterior, describí cuáles son las principales manifestaciones de cómo los antidepresivos alteran nuestros estados mentales y emocionales, así como sus efectos sobre el funcionamiento sexual. En este capítulo, expondré la cuestión de la dependencia y el síndrome de abstinencia. Veremos que, al igual que ocurre con la disfunción sexual, los efectos de la abstinencia pueden prolongarse y durar mucho tiempo después de que se hayan dejado de tomar los antidepresivos.

David Healy acuñó la expresión «efecto residual» o «efecto legado» (del inglés *legacy effect*) para referirse a un efecto que persiste después de suspender un fármaco[1]. Un efecto residual ampliamente reconocido es una complicación neurológica derivada del consumo de medicamentos antipsicóticos llamada «discinesia tardía», que se manifiesta en movimientos involuntarios y cierto grado de deterioro mental general[2]. Suele aparecer durante un tratamiento prolongado y a menudo persiste después de dejar de tomar el medicamento, aunque por lo general mejora gradualmente con el paso del tiempo[3].

La disfunción sexual persistente y el síndrome de abstinencia prolongado que causan los antidepresivos también pueden considerarse efectos residuales de este tipo. Su aparición lleva a pensar que los antidepresivos alteran el cerebro y el sistema nervioso de tal manera que puede tardarse mucho tiempo en volver a la normalidad.

LOS EFECTOS DEL SÍNDROME DE ABSTINENCIA

Por lo general, los antidepresivos no suelen hacer que la gente se sienta eufórica, como las drogas recreativas. De hecho, a menudo hacen que las personas se sientan ligeramente peor; pero, como expliqué con anterioridad, esto no significa que no puedan causar dependencia. La dependencia se produce porque el cuerpo modifica su estructura y su actividad biológicas en respuesta a la ingestión continuada de un fármaco. Cuando se deja de tomar el fármaco, estos cambios provocan los efectos del síndrome de abstinencia.

El Dr. Tom Stockmann, que formó parte del equipo del artículo de revisión sobre la serotonina, empezó a trabajar conmigo cuando era un psiquiatra en formación en 2015. Durante una de nuestras sesiones de supervisión, me confesó que había estado tomando un antidepresivo y que estaba intentando dejarlo. A pesar de que solo había tomado la medicación durante dieciocho meses, estaba resultando ser un proceso difícil.

A Tom le habían recetado duloxetina (Cymbalta), un inhibidor de la recaptación de serotonina y noradrenalina, que es similar a la venlafaxina (Efexor), cuyo uso está más extendido, y ambas son conocidas por causar síntomas de abstinencia particularmente graves. Dejar la duloxetina y la venlafaxina es complicado, en parte porque no se comercializan en dosis pequeñas, así que Tom tenía que abrir las cápsulas y medir una cantidad cada vez menor de las diminutas bolitas que contenían. Esta era la única forma en que podía reducir la dosis del medicamento a un ritmo lo suficientemente lento como para que los síntomas de la abstinencia fueran más o menos tolerables. Si lo hacía demasiado rápido, se mareaba, tenía problemas para concentrarse y experimentaba unos vértigos atroces y «descargas cerebrales» (una sensación que podría asemejarse a la de unas corrientes eléctricas atravesando el cerebro).

Tom tardó casi un año en dejar el medicamento por completo. «No tenía ni idea de lo duro que sería», declaró en una entrevista con *The New York Times* en 2018. Pero mereció la pena, porque Tom tuvo la suerte de no sufrir efectos persistentes. Después de suspender el tratamiento, volvió a recuperar sus emociones, que se habían visto atenuadas mientras tomaba la medicación. En esta misma entrevista, recordó: «Hubo un momento verdaderamente significativo: estaba paseando cerca de mi casa, por un bosque, y de repente me di cuenta de que podía sentir de nuevo todo el espectro de emociones. Los pájaros cantaban más fuerte, los colores eran más vivos... Me sentía feliz»[4].

Como parte de una serie de artículos sobre el síndrome de abstinencia publicados en 2018, *The New York Times* invitó a los lectores a describir sus experiencias al dejar los antidepresivos. Casi nueve mil personas respondieron. Manifestaron haber sentido mareos, náuseas, cansancio, síntomas parecidos a los de la gripe, ansiedad, ataques de pánico, llanto excesivo, embotamiento y las extrañas pero características «descargas eléctricas» que Tom había experimentado, que también describen las personas que dejan las benzodiazepinas[5].

Sin embargo, aún no estaba claro hasta qué punto eran comunes esos problemas, de modo que James Davies, un reconocido académico y autor[6], y el psicólogo John Read llevaron a cabo una revisión de la bibliografía existente sobre la abstinencia de los antidepresivos para comprobar qué indicaban las pruebas. Los motivó el hecho de que el síndrome de abstinencia de los antidepresivos se presentaba en la mayoría de fuentes oficiales como insignificante y pasajero. La guía clínica de 2010 de la American Psychiatry Association (APA) señalaba que las reacciones de abstinencia «por lo general se resuelven sin necesidad de tratamiento específico en una o dos semanas», por ejemplo. La guía clínica de 2009 del National Institute for Health and Care Excellence (NICE) de Reino Unido informaba de que «los síntomas suelen ser leves y se limitan a una semana aproximadamente», aunque sí que añadía que «pueden ser graves, especialmente si se interrumpe el tratamiento de forma brusca»[8]. En la edición de 2020 del *New Oxford Textbook of Psychiatry*, el síndrome de abstinencia de los antidepresivos figura en una tabla, pero no se describe en absoluto dentro del propio texto[9].

Davies y Read identificaron catorce estudios que habían investigado la prevalencia, gravedad y duración de los síntomas de abstinencia de los antidepresivos, entre los que se incluían encuestas y ensayos clínicos aleatorizados. La proporción de personas que experimentaron síntomas de abstinencia varió entre el 27 % y el 86 % en estos estudios, lo que probablemente se deba a los diferentes diseños de los estudios, al hecho de que algunos antidepresivos son más propensos a provocar síndrome de abstinencia que otros y a que las personas habían estado tomando antidepresivos durante periodos de tiempo dispares antes de dejarlos. La proporción media fue del 56 %, y casi la mitad de estas personas (el 46 %) —es decir, una cuarta parte del total— afirmó que los efectos de la retirada habían sido «graves». Varios estudios recogieron casos de síntomas de abstinencia que duraron semanas, meses e incluso años[10].

La revisión de Davies y Read, que se publicó en una revista llamada *Addictive Behaviours*, tuvo una gran difusión y un gran impacto al influir en un cambio de perspectiva sobre el síndrome de abstinencia. Con todo, era una revisión limitada a la naturaleza de los estudios en los que se basó. Las encuestas que incluía, por ejemplo, se habían publicado en línea para que cualquiera pudiera responderlas, por lo que cabía la posibilidad de que hubieran llamado la atención de personas que habían tenido una experiencia particularmente mala con los antidepresivos o con el síndrome de abstinencia de los antidepresivos (aunque la mayoría de las personas que respondieron a la encuesta consideraron que los antidepresivos las habían ayudado)[11]. Así pues, justo antes de la pandemia de COVID-19, el Dr. Horowitz y yo elaboramos una encuesta dirigida a los pacientes que acudían a un servicio local de terapia psicológica del National Health Service (NHS) de Reino Unido. Nuestro objetivo era explorar las experiencias de síndrome de abstinencia entre un grupo más típico de usuarios de antidepresivos.

Seleccionamos a trescientas diez personas que habían tomado antidepresivos y los habían dejado o habían intentado dejarlos en algún momento. Cerca de un 80 % manifestó haber experimentado síntomas de abstinencia de algún tipo. Para muchas personas estos síntomas fueron leves, pero casi la mitad de la muestra (el 49 %) afirmó haber experimentado síntomas moderados o graves (el 15 % tuvo síntomas graves). Sin embargo, lo más revelador fue que un 38 % de las personas había intentado dejar los antidepresivos, pero no había podido.

También descubrimos que, de media, el síndrome de abstinencia se volvía más grave cuanto más tiempo se hubieran consumido los antidepresivos. Cuatro de cada cinco personas que habían tomado un antidepresivo durante más de dos años no habían sido capaces de dejarlo cuando lo intentaron. Aunque los síntomas de abstinencia duraron unas semanas para la mayoría de personas, el 10 % indicó que en su caso habían durado más de un año[12].

Resulta que los efectos de la retirada de los antidepresivos ya se habían descrito allá por la década de 1950[13]; pero, como vimos anteriormente, las campañas promocionales y profesionales de las décadas de 1990 y 2000 hicieron todo lo posible para borrar este conocimiento de la memoria colectiva. Incluso después de que se reconociera ampliamente que la paroxetina (Paxil o Seroxat) —un inhibidor selectivo de la recaptación de la serotonina— provocaba síntomas de abstinencia considerables y graves (en parte, gracias a la emisión del programa de la BBC *Panorama* de 2002), y aunque el uso de la paroxetina cayera en picado después de esto[14], se siguió creyendo que, en la mayoría de los antidepresivos, los efectos de retirada eran mínimos.

Junto con la revisión de Davies y Read, nuestros hallazgos apuntan a que esta percepción es errónea. Nuestra encuesta estuvo supeditada a las limitaciones habituales de las encuestas, como que las personas puedan atribuir síntomas de abstinencia a efectos que, en realidad, no están relacionados, y quienes participaron en la encuesta pudieron haber tenido experiencias particularmente negativas. Aun así, parece que los síntomas de abstinencia graves y prolongados son relativamente comunes, especialmente entre las personas que toman antidepresivos a largo plazo, y pueden hacer que muchas personas se vean atrapadas con una medicación que ya no quieren seguir tomando.

EL SÍNDROME DE ABSTINENCIA PROLONGADO DE LOS ANTIDEPRESIVOS

Adele Framer es alguien que descubrió por sí misma algunas de las nefastas consecuencias de la abstinencia de los antidepresivos. Adele creció en el estado de Nueva York en los años sesenta, y me contó que tuvo una infancia difícil porque su madre prefería jugar al *bridge* y tener aventuras amorosas antes que cuidar de sus hijos, mientras que su padre estaba demasiado alicaído para compensar esta situación. A pesar de ello, fue a la universidad, obtuvo un título universitario, se mudó a San Francisco y empezó a trabajar en el sector en auge de la tecnología de la información. En la década de 1990, un ginecólogo le recetó Prozac para tratar sus problemas premenstruales. Prozac acababa de salir al mercado, y Adele, como millones de personas, se dejó convencer para probarlo.

El Prozac le provocó la típica disfunción sexual, pero ningún otro efecto adverso significativo, y lo dejó después de un par de años sin demasiada dificultad. Unos años después, cuando trabajaba para una empresa puntocom en quiebra, le recetaron paroxetina (Paxil o Seroxat) para tratar la ansiedad social. Tomó este medicamento religiosamente durante los dos años siguientes, pero empezó a sentirse cada vez más embotada, tanto emocional como sexualmente. Así que, en 2004, decidió dejarlo y lo fue reduciendo durante un periodo de varias semanas.

Este fue el comienzo de una experiencia infernal que duró varios años. Al principio, se sentía eufórica y estaba hiperactiva, además de presentar otros síntomas de abstinencia más característicos, como las descargas cerebrales y la despersonalización (una sensación de sentirse desconectado del propio cuerpo). Con el paso del tiempo, estos síntomas remitieron y empezaron a aparecer otros nuevos, sobre todo insomnio, incapacidad para concentrarse, desorientación y episodios breves y agudos de pánico, así como una profunda desesperación. Estos síntomas aparecían y desaparecían de forma intermitente, siguiendo un patrón que se describe ahora como de «oleadas de altibajos» (en inglés, *windows and waves*, en referencia a las fases de remisión o momentos de alivio y los picos de síntomas más intensos). Le costaba concentrarse y trabajar; le resultaba imposible tener una vida social o personal, y, al cabo de unos años, tuvo que dejar de trabajar por completo.

Al principio, Adele no tenía ni idea de lo que le estaba sucediendo, ni tampoco lo sabía ninguno de los médicos a los que consultó. Pero los síntomas que tenía eran muy diferentes de todo lo que había sentido antes de empezar a tomar el fármaco, por lo que pronto cayó en la cuenta de que estaba experimentando el síndrome de abstinencia de la paroxetina. Al percatarse de esto, Adele empezó a leer todo lo que pudo encontrar sobre la abstinencia de los antidepresivos y buscó pruebas que le confirmaran que había otras personas que estuvieran experimentando los mismos síntomas.

En 2005 se unió a *Paxilprogress.org*, uno de los varios sitios web de apoyo para el síndrome de abstinencia de los antidepresivos que entonces estaban operativos, que por aquel tiempo ya contaba con veinte mil miembros. En 2011, hizo uso de sus habilidades tecnológicas para crear su propio sitio web, que en la actualidad es una de las comunidades en línea más longevas para personas que sufren síndrome de abstinencia de psicofármacos: *Surviving Antidepressants* (*Sobrevivir a los antidepresivos*).

Además de ponerla en contacto con miles de personas en la misma situación, la web *Surviving Antidepressants* permitió a Adele aprovechar los conocimientos que había acumulado sobre el síndrome de abstinencia (y puedo decir que es una de las personas mejor informadas que conozco sobre este tema). El sitio web contiene información sobre cómo suspender de forma gradual los antidepresivos y otros fármacos psiquiátricos para reducir el riesgo de un síndrome de abstinencia grave y prolongado, y contiene foros en los que la gente puede intercambiar consejos y recomendaciones. Desde su creación, el sitio web cuenta con veinte mil miembros, y Adele considera que ha ayudado personalmente a miles de personas que se han puesto en contacto con ella a través de la página para pedirle consejo y apoyo.

Los síntomas de Adele duraron once años, y le costaron su carrera y muchas otras cosas. Tenía cincuenta y cuatro años cuando dejó la paroxetina. Según escribe: «Cuando me recuperé, ya era una jubilada con el pelo blanco»[15].

Cuando me enteré por primera vez de que había personas que declaraban tener síntomas de abstinencia que persistían durante años después de dejar el tratamiento, me quedé sorprendida y quizás algo escéptica. Tradicionalmente se pensaba que los síntomas de abstinencia desaparecían rápidamente a medida que el fármaco se eliminaba del organismo. El síndrome de abstinencia del alcohol, por ejemplo, desaparece en unos pocos días, o al menos eso parece. Los antidepresivos se eliminan más lentamente, pero aun así la mayoría de ellos habrán desaparecido casi por completo en una semana, como promedio, aunque el Prozac perdura durante algunas semanas[46].

Pero entonces recordé que, a finales de la década de 1980, se publicaron unos artículos que informaban sobre estados de abstinencia prolongados tras interrumpir el consumo de benzodiazepinas. Estos artículos los escribió una antigua profesora mía de la Universidad de Newcastle upon Tyne, la farmacóloga Heather Ashton.

Ashton creó en la década de 1980 el primer servicio público británico adscrito al National Health Service (NHS) dedicado a ayudar a las personas a dejar las benzodiazepinas, y es muy conocida entre aquellos que han desarrollado dependencia a las benzodiazepinas y otros fármacos psiquiátricos porque fue una de las primeras personas en tomarse en serio el problema del síndrome de abstinencia. Elaboró cuidadosamente unas pautas de reducción gradual para ayudar a las personas a dejar la medicación sin problemas y las publicó en lo que se conoció como el *Manual de Ashton* (*Ashton Manual*), que sigue siendo un valioso recurso para quienes buscan ayuda para dejar estos fármacos[17].

Ashton pronto se dio cuenta de que los síntomas de abstinencia de las benzodiazepinas podían durar meses y, en ocasiones, incluso más tiempo después de dejar de tomar los fármacos. Además de la ansiedad y la depresión, que Ashton consideraba parte del síndrome de abstinencia, los síntomas persistentes solían consistir en *tinnitus* (zumbido en los oídos), espasmos musculares, síndrome de piernas inquietas, dolor, entumecimiento y hormigueo. La naturaleza de estos síntomas sugiere que las benzodiazepinas «resetean» el sistema nervioso sensorial y motor, lo que hace que las personas se vuelvan hipersensibles e hiperreactivas tras su retirada. Ashton concluyó que las benzodiazepinas no solo podían producir «cambios funcionales lentamente reversibles en el sistema nervioso central», el mecanismo generalmente aceptado tras la retirada del fármaco, sino que también podían «causar ocasionalmente daño neuronal estructural»; en otras palabras, daños cerebrales[18].

Otras sustancias también pueden provocar síntomas que se prolongan tras la retirada. Aunque las manifestaciones más dramáticas de la abstinencia del alcohol o la heroína desaparecen relativamente rápido, otros síntomas más leves, como trastornos relacionados con el estado de ánimo, el sueño y la concentración, pueden durar meses e incluso años[19]. El problema es que rara vez se investigan, por lo que hay muy pocos datos al respecto.

Nuestra encuesta indicó que alrededor del 10 % de los participantes habían experimentado síntomas que se prolongaron durante más de un año, pero es difícil saber con certeza cuántas personas se ven afectadas. Con todo, decenas de miles de víctimas se han congregado en sitios web como el de Adele. La mayoría habían estado tomando antidepresivos durante años cuando intentaron dejarlos. A muchos se les dijo que dejar los antidepresivos no era difícil y que podían conseguirlo en dos o cuatro semanas, como recomendaban las guías clínicas oficiales. Sin embargo, al intentarlo, y al igual que Adele, se vieron catapultados a un estado de agitación física y mental, con consecuencias terribles en algunos casos.

En 2021, llevé a cabo otra encuesta (junto con Mark Horowitz y John Read), esta vez sobre las experiencias de los miembros de estos grupos de apoyo en línea. Participaron más de mil personas.

La mayoría de ellas se habían unido a estos grupos porque consideraban que los consejos de sus médicos no les habían sido de ayuda[20].

Cuando se les preguntó sobre las consecuencias de la abstinencia prolongada, una cuarta parte dijo que había sufrido una ruptura sentimental; una quinta parte tuvo que dejar el trabajo, y una tercera parte había reducido sus horas de trabajo o sus obligaciones. Algunas personas relataron que habían estado «postradas en la cama» o «incapaces de lidiar con las responsabilidades diarias normales» durante semanas o meses tras interrumpir el tratamiento, y que el proceso de dejar los antidepresivos había «arruinado» o «cambiado para siempre» sus vidas. Habían perdido tiempo con sus hijos; habían tenido que renunciar a carreras prometedoras y cerrar negocios, y muchos habían perdido la confianza en sí mismos y la autoestima. Algunos acabaron aislados socialmente e incluso «enclaustrados». Muchos afirmaron sentir tendencias suicidas[21].

En 2015, los principales periódicos nacionales de Reino Unido empezaron a publicar reportajes sobre lo difícil que podía llegar a ser la abstinencia de los antidepresivos. Uno de los primeros casos fue el de Luke Montagu, hijo del conde de Sandwich, miembro de la Cámara de los Lores británica. Luke había sufrido unos síntomas de abstinencia devastadores tras someterse a una desintoxicación rápida y poco ortodoxa de una benzodiazepina y, posteriormente, dejar de tomar un antidepresivo. Luke nunca había tenido antes problemas emocionales significativos, y le habían recetado medicamentos psiquiátricos tras desarrollar síntomas neurológicos después de una operación de los senos nasales.

Luke conocía al editor del periódico *The Times*, que se había interesado por la experiencia de Luke y publicó algunos artículos sobre la abstinencia de las benzodiazepinas. Posteriormente, *The Daily Mail* publicó una serie de reportajes en torno al tema del síndrome de abstinencia de medicamentos recetados en general, incluidos los antidepresivos. Luke también planteó la cuestión entre los miembros del Parlamento británico y ayudó a crear el All Party Parliamentary Group on Prescribed Drug Dependence (Grupo Parlamentario

Multipartidista sobre la Dependencia de los Medicamentos Recetados). En 2018, este grupo impulsó una importante revisión sobre el tema que llevó a cabo Public Health England (la entonces agencia gubernamental de salud pública de Reino Unido)[22].

A partir de ese momento, se incrementó la cobertura mediática sobre el síndrome de abstinencia de los antidepresivos. Varios personajes públicos conocidos, como la periodista británica Sarah Vine, describieron sus experiencias en *The Daily Mail*, y *The New York Times* publicó una serie de artículos en 2018[23].

En 2019, tras un debate en Twitter (ahora X) entre Wendy Burn, la entonces presidenta del Royal College of Psychiatrists (el organismo profesional de psiquiatras de Reino Unido), y varios activistas, el Real Colegio de Psiquiatras encargó a Mark Horowitz que reescribiera la sección sobre la abstinencia de los antidepresivos de su sitio web. La nueva guía reconocía que el síndrome de abstinencia podía ser grave y duradero para algunas personas y aconsejaba que los antidepresivos se fueran suspendiendo gradualmente, sobre todo si las personas los habían tomado durante mucho tiempo[24].

LA REACCIÓN DEL SECTOR PROFESIONAL

Aun así, hubo críticas de algunos miembros de la profesión. Recurriendo a tácticas que acabarían resultándome demasiado familiares, dos jóvenes psiquiatras académicos, Joseph Hayes, de mi departamento en la University College London, y Sameer Jauhar, del King's College, en Londres, arremetieron contra la revisión de Davies y Read. Alegaron que estaba repleta de «errores» y «fallos», y que «no reflejaba con precisión los datos»[25]. Esto suena a críticas condenatorias, y los científicos no suelen utilizar este tipo de lenguaje por lo general, a menos que estén seguros de que un artículo tiene defectos fundamentales. Sin embargo, como mostraron Davies y Read en su respuesta, muchas de las acusaciones eran incorrectas; otras, simplemente triviales[26].

Hayes y Jauhar acusaron a Davies y Read de omitir cinco

estudios relevantes, por ejemplo. Davies y Read explicaron que estos estudios —que llevaron a cabo las empresas farmacéuticas Lundbeck y Forest Pharmaceuticals (los fabricantes de los ISRS citalopram y escitalopram)— no se incluyeron porque ninguno de los informes incluía ningún dato sobre los efectos de la abstinencia. Hayes y Jauhar también señalaron que Davies y Read habían omitido determinados estudios en su estimación de la gravedad del síndrome de abstinencia. Pero, una vez más, Davies y Read explicaron que no habían omitido nada. Los estudios que se les reprochaba haber omitido no presentaban datos sobre la gravedad.

Hayes y Jauhar criticaron a Davies y Read por meter todos los estudios en el mismo saco, pero luego realizaron su propio análisis combinado, añadiendo datos de los ensayos de Lundbeck y Forest disponibles en un análisis posterior elaborado por la compañía. A pesar de añadir estos ensayos clínicos, en los que participaron personas que solo habían tomado antidepresivos durante unas pocas semanas o meses (por lo que se subestimaba la probabilidad del síndrome de abstinencia en los pacientes a largo plazo), se obtuvo una proporción total de síntomas de abstinencia del 44 %. Esto no es que esté precisamente lejos del 56 % que señalaron Davies y Read, quienes indicaron que, teniendo en cuenta el uso extendido de antidepresivos, un 44 % representa aun así una cifra de 3,2 millones de adultos solo en Inglaterra. El caso es que, se mire como se mire, muchísimas personas experimentan síntomas de abstinencia tras dejar los antidepresivos.

Hayes y Jauhar no fueron los únicos en mostrar su rechazo hacia esta revisión. Coincidiendo con el momento en que publicaron su artículo en un blog de internet, un psiquiatra británico de experiencia consolidada y cercano a Hayes y Jauhar escribió a *Addictive Behaviours* (la revista en la que se publicó la revisión) exigiendo que se retirara la publicación. En un momento dado, se comunicó a la revista que, si esto no sucedía, una gran parte del consejo editorial dimitiría. La revista no cedió ante las presiones y recomendó al reclamante que presentara sus críticas en una respuesta académica, que se consideraría para su publicación, como es habitual en el debate científico. El psiquiatra nunca lo hizo[27].

Parece que los que criticaban la revisión no solo intentaban afinar nuestros conocimientos sobre el síndrome de abstinencia, sino que estaban tratando de modificar los datos científicos. A primera vista, no queda claro por qué unos psiquiatras deberían oponerse tanto a un artículo que recoge la investigación existente sobre el síndrome de abstinencia de los antidepresivos, especialmente cuando el Royal College of Psychiatrists de Reino Unido se encontraba en vías de reconocer el problema. Es muy probable que el hecho de que James Davies y John Read sean críticos reconocidos de los fármacos psiquiátricos tuviera algo que ver con ello. Si la revisión hubiera sido escrita por la British Association of Psychopharmacology (Asociación Británica de Psicofarmacología), es poco probable que hubiera suscitado las mismas críticas. Nadie negaba la existencia del síndrome de abstinencia de los antidepresivos; los críticos de la revisión discutían sobre nimiedades metodológicas y cifras exactas en lo que parecía más bien un intento de menoscabar la credibilidad de un artículo ampliamente difundido. Irónicamente, el debate que crearon solo consiguió llamar aún más la atención sobre la magnitud del problema de la abstinencia de los antidepresivos.

En 2024, los defensores de los antidepresivos tuvieron una nueva oportunidad para minimizar el alcance y la importancia de los efectos del síndrome de abstinencia. La ocasión fue la publicación de otra revisión sistemática de estudios sobre la abstinencia de los antidepresivos, dirigida por dos psiquiatras alemanes de la Universidad de Colonia. Como señalamos Mark Horowitz y yo misma en *The Conversation*, la revisión se basó en un conjunto de estudios de escasa calidad, en su mayoría financiados por empresas farmacéuticas, en los que participaron personas que solo habían tomado antidepresivos durante unas pocas semanas o meses, y no hicieron el menor intento por evaluar los síntomas de abstinencia de manera fiable o sistemática. A pesar de estos defectos, el estudio reveló que, aun así, aproximadamente una de cada seis personas había experimentado síntomas de abstinencia farmacológica al dejar de tomar el antidepresivo, sin tener en cuenta el hecho de que algunas personas experimentaron síntomas después de dejar un placebo. Solo el 3 % presentó síntomas graves, pero la valoración de la gravedad fue aún más imprecisa que la de los síntomas propiamente dichos[28].

La revisión fue inmediatamente aclamada por demostrar que los riesgos del síndrome de abstinencia se habían exagerado. Sameer Jauhar creyó que se le estaba dando la razón y declaró al Science Media Centre, que había ayudado a difundir la revisión, que era «gratificante saber que los índices del síndrome de abstinencia no son ni de lejos tan altos como se ha señalado». Otros comentarios de expertos se sumaron a los aplausos por la revisión, dado que garantizaba la seguridad de que no había nada de lo que preocuparse a propósito de los antidepresivos. El psiquiatra británico Paul Keedwell tranquilizó a la gente diciendo que «los síntomas de abstinencia no son peligrosos, y el riesgo de experimentarlos en el futuro no debería ser motivo para negarse a recibir un tratamiento con antidepresivos»[29]. Otra persona declaró que «se ha desmentido el mito de que los antidepresivos son adictivos: son una herramienta esencial para la psiquiatría», y afirmó que la gente «debería quedarse tranquila por la incidencia tan baja de síntomas graves de discontinuación»[30].

Por el contrario, las personas que habían tenido dificultades para dejar los antidepresivos expresaron su consternación en las redes sociales por la forma en la que se estaba interpretando la revisión[31]. Por mi parte, cuanto más detenidamente leía la revisión, más me daba cuenta de lo mala que era. Muy pocos de los estudios que se incluyeron en la revisión se habían tomado siquiera la molestia de preguntar a la gente específicamente sobre los síntomas de abstinencia. Sin embargo, se proclamaba que demostraba que el síndrome de abstinencia no era motivo alguno de preocupación.

Un usuario de X comparó este lavado de imagen con el intento de Pfizer de ocultar información sobre la abstinencia, como se reveló en un antiguo memorándum obtenido por la BBC para su programa *Panorama* de 2023. El documento de Pfizer decía: «No deberíamos describir voluntariamente los síntomas de abstinencia [de su fármaco sertralina], pero sí preparar una lista consensuada en caso de que nos insistan [los organismos reguladores]»[32].

Admitir que su medicamento más emblemático y ampliamente utilizado genera una dependencia significativa y problemas relacionados con el síndrome de abstinencia ha sido algo difícil de aceptar para la profesión psiquiátrica. A muchas de las personas que sufren abstinencia prolongada se les ha dicho que están experimentando una recaída de su problema psicológico. A otras se les diagnostica que padecen molestias «psicosomáticas», para colmo de males[33]. Antes de su prematura muerte tras su propia experiencia con el síndrome de abstinencia, Ed White[34] describió a la profesión como en un estado de «negación vehemente», que reaccionaba de una forma que delataba «arrogancia profesional, proteccionismo, negación y minimización»[35].

Resulta preocupante que, solo cuando el hijo de un miembro de la Cámara de los Lores (Luke Montagu) sufrió los efectos de la abstinencia de los antidepresivos, el tema salió en los periódicos y se incluyó en la agenda parlamentaria, lo que finalmente obligó a la profesión médica a reconocer el problema. Las empresas farmacéuticas no tienen ningún interés en desvelar lo sumamente difícil que es dejar de tomar sus productos. Los investigadores en psiquiatría y las entidades que financian la investigación también prefieren concentrarse en los avances positivos del tratamiento médico y no en sus inconvenientes. Así pues, queda en manos de los «consumidores» poner de relieve los efectos nocivos de medicamentos como los antidepresivos, y tienen que enfrentarse al escepticismo y la negación de los profesionales.

El hecho de que los antidepresivos puedan producir síntomas de abstinencia duraderos e incapacitantes y de que puedan acabar con la sensibilidad sexual y emocional de las personas mucho después de que hayan dejado de tomarse sugiere que alteran profundamente el funcionamiento del cerebro. Puede que no sepamos exactamente en qué consiste esta alteración, pero, como observó Heather Ashton, la naturaleza prolongada de los síntomas plantea la posibilidad de que los fármacos puedan causar daños duraderos o incluso permanentes en los propios tejidos cerebrales[36].

SOPESAR LOS EFECTOS DE LOS ANTIDEPRESIVOS

En este sentido, ¿cómo podemos sopesar los distintos efectos de los antidepresivos? El embotamiento emocional que se describió en el último capítulo podría, en teoría, ser de ayuda para las personas que se encuentran en una situación de profundo sufrimiento o que están experimentando dolor emocional o ansiedad. Podría ayudar a reducir la intensidad de estos sentimientos. Podría actuar como amortiguador contra las cosas que desaniman o causan preocupación. Si lo hacen de manera eficaz, podría permitir a esa persona seguir una terapia o hacer cambios para mejorar su situación que de otro modo no sería capaz de afrontar. También podría reducir la sensibilidad de las personas en situaciones ante las que no necesitan ser tan sensibles. Estos podrían ser los efectos que Peter Kramer observó en sus pacientes y que describen algunos de los participantes en la investigación de Oxford.

Los ensayos clínicos aleatorizados sugieren que, en última instancia, es la amplificación del efecto placebo lo que distingue a un antidepresivo de un placebo, pero no es el caso de estos efectos. Así pues, creo que deberíamos ser cautelosos a la hora de asumir que el embotamiento emocional podría ser de ayuda. También está la cuestión problemática de que, al insensibilizar nuestras emociones, podríamos estar ocultando el origen del problema. Podría permitirnos seguir adelante con una situación que nos hace —que debería hacernos— infelices, como las frustradas y sin duda a veces maltratadas amas de casa de los años sesenta que sobrellevaban el día con «la ayudita para las madres» (en inglés, *Mother's Little Helper*, título de una canción de Rolling Stones): el Valium.

Todo el mundo está de acuerdo en que los antidepresivos tienen efectos secundarios desagradables y, en ocasiones, incapacitantes, como todos los demás medicamentos, pero esto no siempre se les explica a los pacientes. Sin embargo, muchos médicos no son conscientes de los graves efectos residuales de los antidepresivos —como la disfunción sexual persistente o los síntomas graves y prolongados del síndrome de abstinencia— y, por lo tanto, rara vez se habla de ellos. Pero no se le deberían recetar antidepresivos a nadie sin advertirle de estas posibles consecuencias. Si la gente decide tomar antidepresivos a sabiendas de los riesgos, está tomando una decisión con conocimiento, pero debemos evitar que más personas se conviertan en víctimas incautas.

Para cualquiera que esté tomando antidepresivos, enterarse de estos efectos debe resultar aterrador. Aunque hay personas que manifiestan tener disfunción sexual persistente después del uso a corto plazo de los antidepresivos, lo más probable es que su uso a largo plazo conlleve riesgos más significativos tanto de disfunción sexual persistente como de síndrome de abstinencia prolongado y grave. Por lo tanto, mi consejo para cualquiera que sienta que debe probar a tomar un antidepresivo es que lo tome durante el menor tiempo posible. Una vez que lo peor haya pasado, considere dejarlos, y con ayuda profesional, por supuesto.

Para aquellas personas que ya están tomando antidepresivos, especialmente quienes los han estado tomando durante más de un año, es importante acometer la retirada de forma lenta y gradual para minimizar la gravedad de los síntomas de abstinencia y la probabilidad de sufrirlos de manera prolongada. Una de las lecciones que se aprenden de los miles de personas que han estado sufriendo marginadas en las comunidades en línea es que la profesión médica necesita estar mejor formada para ayudar a las personas a dejar de tomar medicamentos como los antidepresivos.

Por suerte, Mark Horowitz y David Taylor, profesor de Psicofarmacología en el King's College de Londres y autor de la guía de referencia para la prescripción de psicofármacos *Maudsley Prescribing Guidelines*, han publicado ahora juntos la *Maudsley Deprescribing Guidelines*. Este recurso tiene como objetivo ayudar a los médicos a orientar a los pacientes en la retirada de una serie de medicamentos psiquiátricos, incluidos los antidepresivos, de la forma más segura e inofensiva posible[37].

Los profesionales también necesitan orientaciones para aprender a ayudar a las personas que sufren complicaciones inducidas por los fármacos. Como se ha ilustrado con las historias personales que se han reflejado aquí, los antidepresivos han privado a algunas personas de años de vida saludable y satisfactoria... Es lo menos que podemos hacer.

PARTE IV
Las reacciones

13

Cambiar las reglas del juego

Después de presentar las pruebas sobre los antidepresivos, me gustaría pasar ahora a las diversas respuestas a nuestro artículo sobre la teoría de la serotonina de la depresión. En parte, escribí este libro porque me sorprendió enormemente la forma en la que reaccionó el sector profesional al que pertenezco, el de la psiquiatría. Antes de describir la naturaleza de estas reacciones, permítanme que me detenga a exponer tan solo cuál podría haber sido una respuesta razonable, una «en consonancia con la ciencia».

La comunidad psiquiátrica podría haber aprovechado la publicación del artículo como una oportunidad para reflexionar sobre por qué no se había reconocido antes la falta de pruebas. Podría haber mostrado consternación por haber hecho que la gente creyera que la base biológica de la depresión estaba demostrada cuando no lo está, o por no haber impedido que otros sectores, como la industria farmacéutica, engañaran a la gente. Podría haber expresado su preocupación por el hecho de que muchas personas hubieran tomado decisiones sobre si tomar o no antidepresivos basándose en información errónea.

Los psiquiatras podrían haberse preguntado qué supone la falta de pruebas de una causa neuroquímica de la depresión para nuestra comprensión de la enfermedad. Podrían haberse preguntado qué hacen los antidepresivos en el cerebro si no rectifican un desequilibrio químico subyacente, y cómo podría afectar esto a los millones de personas que los toman. Podrían haber exigido que se investigara para aclararlo. Podrían haber reconsiderado las pruebas que aseguran respaldar la idea de que «los antidepresivos funcionan» y haber prestado más atención a los efectos nocivos sobre los que la gente ha estado informando en los últimos años. Por lo menos, podría haber habido un debate con amplitud de miras sobre estas cuestiones.

Lamentablemente, nada de esto ocurrió, al menos no en los niveles más altos de la profesión. Algunos colegas de mentalidad más abierta me invitaron a hablar en algunas reuniones, pero no hubo ningún reconocimiento profesional. Mientras que el público general se mostró consternado al descubrir que los habían estado engañando durante décadas, la comunidad profesional intentó neutralizar los hallazgos y desviar la atención de la gente de sus implicaciones para nuestra comprensión de los antidepresivos.

En el capítulo quince describiré las tácticas y motivaciones de la profesión, incluyendo cómo se culminó con una campaña orquestada para desacreditar el artículo, que lideró un grupo de psiquiatras ofendidos de Reino Unido. Pero, ahora, prefiero centrarme en los argumentos que se esgrimieron para contrarrestar el impacto del artículo y exponer las investigaciones que se propusieron para salvar la teoría de la serotonina, junto con otras teorías alternativas sobre la base biológica de la depresión.

La publicación de nuestro artículo desató el pánico entre los miembros de la comunidad psiquiátrica. Sabían que abriría un debate público sobre los antidepresivos y no querían que eso sucediera. La organización Science Media Centre de Reino Unido coordinó la respuesta inicial. La misión de este centro es mejorar la comprensión pública de la ciencia —un objetivo loable—, pero recibe financiación de numerosas empresas farmacéuticas, así como de la asociación comercial de la industria que representa a las compañías farmacéuticas en Reino Unido, la Association of the British Pharmaceutical Industry[1]. Entre sus portavoces en materia de salud mental, se incluyen habitualmente acérrimos defensores de los tratamientos farmacológicos y de otras intervenciones biológicas.

Irónicamente, en un principio fue el gabinete de comunicación de mi universidad el que contactó al Science Media Centre para colaborar en la difusión del artículo, como hacen con otros artículos importantes. Para nuestra sorpresa, al principio el centro se ofreció a ayudar, pero luego cambió de opinión y retiró su propuesta. En su lugar, el centro hizo un comunicado informativo para los medios de comunicación en el que participaron siete «expertos», todos psiquiatras, que criticaron y desaprobaron el artículo. También se citó a un portavoz del Royal College of Psychiatrists, la asociación profesional de psiquiatras de Reino Unido, que tranquilizó a la gente a propósito del uso de antidepresivos[2].

Los expertos declararon que, de todos modos, nadie creía en la teoría de la serotonina para explicar la depresión, pero que, al mismo tiempo, la serotonina estaba involucrada. Afirmaron que los estudios que habíamos analizado eran inapropiados porque solo medían la serotonina de forma indirecta, o porque eran demasiado dispares. Algunos declararon que había nuevas pruebas que respaldaban el papel de la serotonina, y otros, que la teoría de la serotonina había sido reemplazada por ideas más recientes sobre la biología de la depresión. Y, por último, todos repitieron una y otra vez que no importaba lo que hubiéramos descubierto porque los antidepresivos «funcionan».

Las respuestas recuerdan a la historia de Freud sobre la tetera prestada: Freud relata cómo un hombre es acusado por su vecino de devolverle rota una tetera que le había prestado. El hombre da tres excusas contradictorias: que la tetera no está realmente rota, que ya estaba rota cuando se la prestaron y que, para empezar, nunca la tomó prestada[3].

Las reacciones a nuestro artículo muestran a una profesión que intenta aferrarse a la idea de que la depresión tiene raíces biológicas con cualquier argumento contradictorio que se le ponga por delante. Esto refleja el objetivo real de poder justificar el uso de antidepresivos según el modelo centrado en la enfermedad, es decir, poder afirmar que los antidepresivos actúan sobre los mecanismos biológicos que supuestamente producen la depresión. Es como la vaca sagrada que hay que mantener con vida a toda costa. La gente no debe enterarse ni siquiera de las pruebas que hemos descubierto, las pruebas que señalan que los antidepresivos no hacen nada por el estilo, y que, muy probablemente, son ineficaces y perjudiciales.

«YA LO SABÍAMOS, DE TODOS MODOS»

El primer argumento que esgrimieron aquellos que querían rebatir el artículo es que no tenía mucha importancia. Según afirmaban, la gente ya sabía que la teoría de la serotonina para explicar la depresión no estaba respaldada por pruebas. David Curtis, de Dundee, comentó al Science Media Centre: «Desde luego, no es ninguna novedad que la depresión no está causada por "niveles bajos de serotonina". La idea de que la depresión se debe a un "desequilibrio químico" está desfasada»[4]. Tal vez no fuera una novedad para David Curtis, pero sí para otras personas, incluida, cabe suponer, la American Psychiatric Association, que en aquel momento (y todavía en febrero de 2024) seguía diciendo a la gente que las «diferencias» en las sustancias químicas del cerebro podían estar relacionadas con la depresión[5].

Dos semanas después de la publicación del artículo, Ronald Pies y otro psiquiatra estadounidense, George Dawson, escribieron un artículo en *Psychiatric Times* titulado: «La fijación por la serotonina: mucho ruido y pocas nueces sobre ninguna novedad». En 2011, en la misma revista, Pies había tenido que admitir que «sin duda hay psiquiatras, y también otros médicos, que han utilizado el término "desequilibrio químico" para explicar una enfermedad psiquiátrica a un paciente, o al recetar un medicamento para la depresión o la ansiedad»[6]. Sin embargo, en 2022, Dawson y Pies afirmaron que la teoría de la serotonina de la depresión «nunca» había sido «adoptada por los psiquiatras académicos, los especialistas en psicofarmacología, los libros de texto tradicionales sobre psiquiatría o las organizaciones profesionales de psiquiatría, al menos en Estados Unidos». A esto añadieron que otras cuatro revisiones ya habían concluido que «el conjunto de pruebas no era concluyente ni coherente». Compararon la revisión evaluativa de las pruebas de la teoría de la serotonina para la depresión con explorar la teoría de que la depresión está causada por un exceso de «bilis negra» o «un desequilibrio de los cuatro humores corporales»[7]. En otras palabras, a pesar de que a Pies ya lo habían señalado por plantear este argumento, siguió planteando que era ridículo tomarse en serio la teoría de la serotonina.

David Hellerstein, profesor de Psiquiatría Clínica en el Centro Médico de la Universidad de Columbia en Nueva York y director del Columbia's Depression Evaluation Service, el servicio de evaluación de la depresión de la universidad, declaró que nuestra revisión «fue básicamente recibida con bostezos por parte de la comunidad psiquiátrica», y recurrió a la misma analogía de la bilis negra, añadiendo el siguiente comentario sarcástico: «Vaya, lo siguiente que hará [refiriéndose a mí] será tratar de refutar la teoría de la bilis negra para explicar la depresión»[8].

La hipocresía de estos comentarios resulta asombrosa. Es bien sabido que la profesión psiquiátrica ha promovido la teoría de la serotonina para explicar la depresión. El propio Pies defendió una versión de esta, y la bibliografía académica y la información pública han presentado la teoría durante décadas como una explicación creíble, si no certera, de la depresión[9]. Como ya se ha visto, numerosas organizaciones han venido indicando hasta hace poco que la depresión está causada por un desequilibrio químico, y muchas —entre ellas, la American Psychiatric Association (APA)— siguen haciéndolo (véase el Apéndice 1 a este respecto)[10].

Es posible que, si se les hubiera presionado, algunos psiquiatras habrían admitido que la teoría de la serotonina de la depresión no se sostiene. Pero nadie en la comunidad psiquiátrica difundió este hecho. Como escribió el periódico canadiense *National Post*: «Los médicos ya no creen que el "desequilibrio químico" sea la causa de la depresión. Pero no nos lo dijeron»[11]. La inmensa mayoría de la sociedad ha seguido creyendo que la teoría de la serotonina estaba demostrada, como ha quedado reflejado en las encuestas[12]. Y aunque ya se habían realizado revisiones previas sobre esta cuestión, nadie antes había examinado las pruebas de forma sistemática y exhaustiva como lo hicimos nosotros, lo que nos permitió afirmar con seguridad que la teoría no tiene ni pies ni cabeza.

«LA SEROTONINA ESTÁ IMPLICADA»

Al mismo tiempo que afirmaban que refutar la teoría de la serotonina de la depresión no era ninguna novedad, los críticos de nuestro artículo sostenían que la serotonina sí que está implicada en la depresión, pero que resulta «complicado»[13]. Pies y Dawson indicaron que «se están desarrollando activamente teorías integradoras más recientes que incorporan los sistemas basados en 5-HT [la serotonina] con otras hipótesis sobre la depresión», y que algunas investigaciones sobre la serotonina y sus metabolitos sí que han respaldado el papel de la serotonina en la depresión[14]. Por supuesto, algunos estudios han arrojado resultados positivos, pero ya hemos demostrado que, cuando se analizan los datos en su conjunto, estos se ven superados por los resultados negativos. La investigación sobre la serotonina y sus metabolitos, en particular, no aportó indicios de que la serotonina estuviera relacionada con la depresión.

Phil Cowen, de la Universidad de Oxford, también quiso enfatizar que había algunos resultados positivos, aunque estaba de acuerdo con nuestras conclusiones de que la teoría de la serotonina no se sostiene científicamente. «He estudiado durante tres décadas el papel de la serotonina en personas con depresión y, en líneas generales, estoy de acuerdo con las conclusiones de los autores sobre nuestros resultados actuales», declaró. Cowen concluyó sugiriendo que «sería sorprendente que un sistema neuromodulador tan ampliamente extendido no estuviera involucrado en absoluto en las complejas experiencias que componen la depresión clínica»[15]. Probablemente esto sea cierto, por supuesto, porque hay serotonina en el cerebro y necesitamos un cerebro para sentir cualquier cosa, incluida la depresión. Pero no es una propuesta informativa ni comprobable. Es el equivalente a decir que la sangre está relacionada con la depresión porque está «ampliamente extendida» por todo el cerebro.

Así pues, al mismo tiempo que afirmaban que la teoría de la serotonina para explicar la depresión nunca resultó creíble, Pies, Cowen y otros plantearon que la serotonina sí que desempeña, en realidad, un papel en la depresión. Sin embargo, se cuidaron mucho de especificar en qué consistía realmente este papel. También olvidaron añadir que existen pocas pruebas que respalden estas afirmaciones. Por su parte, David Curtis afirmó con rotundidad: «Está muy claro que las personas que sufren un trastorno depresivo presentan alguna anomalía en la función cerebral», si bien admitió que «todavía no sabemos de qué se trata»[16].

Una versión del argumento de «Es complicado» es la propuesta de que la serotonina está implicada en los casos de algunas personas con depresión o en algunos tipos de depresión. Una de las respuestas a nuestro artículo por parte de dos psiquiatras húngaros y uno británico afirmaba, por ejemplo, que «la disminución de la actividad de la serotonina, que sin duda desempeña un papel fundamental en la patogenia de la depresión, es característica solo de un subgrupo de sujetos deprimidos»[17].

Es posible que la serotonina esté relacionada con la aparición de depresión en personas con ciertos subtipos de depresión —todo es posible—, pero sencillamente no hay pruebas que respalden esta idea. De hecho, no existe un consenso sobre si hay distintos subtipos distintivos de depresión. Como ya vimos con anterioridad, desde la publicación de la tercera edición del *Manual diagnóstico y estadístico de los trastornos mentales* (*DSM*, por sus siglas en inglés) en 1980, la depresión se ha considerado oficialmente como un único trastorno que puede presentar distintos grados de gravedad, y no como un grupo de trastornos diferentes. La investigación ha seguido el mismo camino y, por ende, pocos estudios distinguen distintos tipos de depresión.

Las opiniones de que la serotonina está implicada en un escenario causal más complicado también se plantearon en cartas científicas enviadas a la revista *Molecular Psychiatry* en respuesta a nuestro artículo. Al igual que la propuesta de Cowen, resultaban vagas y demasiado genéricas, imposibles de comprobar e imposibles de refutar. En realidad, no eran teorías científicas, sino conjeturas. Los autores de una de las cartas, por ejemplo, plantearon que la depresión es el resultado de un complejo «sistema dinámico desequilibrado que implica vulnerabilidades genéticas, epigenéticas, ambientales y del estrés que desencadenan una cascada de alteraciones neurobiológicas dentro y fuera del funcionamiento serotoninérgico». A continuación, sugirieron que estas alteraciones afectan a la neurotransmisión, la neurogénesis (es decir, la formación de nuevas células cerebrales), los «circuitos neuronales» (un término poco preciso para referirse a la conectividad de distintas partes del cerebro), los sistemas hormonales, la inflamación y los vasos sanguíneos, y que están mediados por la serotonina, junto con la noradrenalina, la dopamina, el glutamato, el GABA y muchas otras sustancias químicas[18]. En otras palabras, plantearon que todo lo que hay en el cerebro está relacionado con la aparición de la depresión, que es como decir que necesitamos un cerebro para sentirnos deprimidos. Sin duda, es así, pero esto no explica las causas de la depresión, y nada de lo que propusieron constituye una afirmación comprobable.

OTRAS INVESTIGACIONES SOBRE LA SEROTONINA Y LA DEPRESIÓN

Los autores de otra carta afirmaron que «las pistas de nuevas investigaciones emergentes apuntan a que la serotonina desempeña un papel fundamental dentro de los complejos sistemas cerebrales que se ven afectados en la depresión mayor y que están relacionados con la respuesta al tratamiento antidepresivo»[19]. A continuación, pasaron a exponer una serie de estudios de toda una variedad de áreas de investigación diferentes que, si se echa mucha imaginación y se pasan por alto las flagrantes incongruencias, podrían indicar que la serotonina está asociada a la depresión.

Otro ejemplo de estas investigaciones «emergentes» reside en una extraña serie de experimentos que llevaron a cabo algunos de los autores de la carta. Se alega que estos experimentos se proponen comprobar si los antidepresivos modulan el «procesamiento emocional» normal, en referencia a nuestra capacidad de reconocer e interpretar las emociones en otras personas. Consisten en administrar a los voluntarios sanos una dosis de un antidepresivo o un placebo y pedirles que identifiquen, lo más rápido posible, diversas expresiones faciales que se les muestran mediante fotografías de personas desconocidas. En algunos experimentos, también se les pide que clasifiquen determinados rasgos de la personalidad como positivos o negativos, también bajo la presión del tiempo. La teoría plantea que los antidepresivos aumentan la receptividad de las personas a los estados emocionales y los rasgos de la personalidad positivos, y reducen la sensibilidad a los negativos, justo lo contrario de lo que se presupone que ocurre con la depresión. Dado que se cree que los antidepresivos aumentan la actividad serotoninérgica, de ello se deduce que cualquier efecto observado está mediado por la serotonina.

En uno de estos primeros experimentos, publicado en 2004, las personas a las que se les administraron los antidepresivos eran menos propensas a identificar correctamente las expresiones de miedo que aquellas que tomaron un placebo, lo que coincidía con las predicciones, si bien en el caso de otras emociones, como la felicidad y la tristeza, los resultados no mostraron diferencias o fueron incoherentes. Sin embargo, varios estudios han arrojado resultados opuestos. Dos de ellos revelaron que las personas que tomaban antidepresivos eran más propensas a identificar expresiones de miedo que las que tomaban un placebo, y otro sostenía que se les daba mejor reconocer expresiones de desagrado. Un par de estudios concluyeron que las personas que tomaban antidepresivos identificaban ligeramente mejor las expresiones de felicidad, pero en ninguno de los estudios se observó ningún efecto para la mayoría de las expresiones emocionales que se analizaron. Además, los pocos efectos contradictorios que se detectaron probablemente fueran «falsos positivos» (resultados positivos aleatorios) debido al gran número de pruebas que se debieron haber realizado con distintas combinaciones de expresiones emocionales, tiempos de reacción y respuestas correctas e incorrectas[20].

Aun así, estos estudios se presentan a menudo como si demostraran que los antidepresivos actúan corrigiendo anomalías subyacentes en «la manera en la que vemos el mundo que nos rodea», como explicó un psiquiatra, e impidiendo que «lo veamos desde una perspectiva tan negativa»[21]. Están lejos de ser convincentes, incluso si se acepta la premisa cuestionable de que identificar expresiones faciales de personas desconocidas constituye una forma de medición válida de nuestras reacciones emocionales. Por consiguiente, esta investigación tampoco demuestra que la serotonina desempeñe ningún papel.

UN NUEVO ESTUDIO

Unos meses después de que se publicara nuestra revisión, un nuevo estudio acaparó todos los titulares, del que se proclamó que había descubierto «la primera prueba directa de una relación entre los niveles bajos de serotonina y la depresión»[22]. Ni que decir tiene que a la gente no se la informó de que las investigaciones previas eran meramente «indirectas» en el momento en que se les dijo que tenían un desequilibrio químico; pero, en realidad, estas primeras pruebas distaban mucho de ser directas, y aún más de ser convincentes.

El estudio consistió en administrar a personas con depresión y a voluntarios sanos una dosis de anfetamina, que estimula la liberación de la serotonina (junto con otras sustancias), con el fin de medir si la anfetamina estimulaba más la liberación de serotonina en voluntarios sanos que en personas con depresión. Esto se midió inyectando a los participantes una sustancia que actúa como marcador radioactivo y que se une a uno de los receptores de la serotonina en el cerebro, y que puede detectarse mediante una tomografía por emisión de positrones (PET, por sus siglas en inglés). Se consideró que los cambios en la concentración del marcador radioactivo reflejaban la cantidad de serotonina liberada, ya que la serotonina puede desplazar al marcador del receptor (y el marcador solo se detecta cuando se une al receptor).

En realidad, los autores admitieron que no estaban midiendo la serotonina directamente, al describir cómo conceptualizaban el cambio en el marcador radioactivo como un «índice» de la serotonina en el cerebro[23]. La justificación que dieron a esta suposición consistió en un estudio en el que participaron cuatro cerdos, que mostró cierta correlación entre una técnica similar y las concentraciones de serotonina en el cerebro de los cerdos, que se midieron mediante el muestreo de líquido cefalorraquídeo (algo que no se puede hacer con seres humanos). Sin embargo, la correlación distaba mucho de ser perfecta, y el estudio era demasiado reducido como para confirmar que las dos medidas estaban realmente relacionadas[24].

En cualquier caso, en el nuevo estudio solo participaron diecisiete personas con depresión en total, de las cuales un tercio había tomado antidepresivos anteriormente y cinco padecían además la enfermedad de Parkinson. Esta enfermedad destruye sobre todo la capacidad del cerebro para producir dopamina, pero también afecta a otros sistemas químicos cerebrales, incluido el serotoninérgico[25].

Aun así, los resultados no fueron convincentes. Solo después de excluir a un participante cuyos resultados eran extremos y de utilizar una prueba estadística «unilateral» poco convencional, fue posible demostrar que había una diferencia entre las personas con y sin depresión[26]. Por otra parte, la diferencia seguía dependiendo de tres valores atípicos y, si se eliminaban, la diferencia desaparecía[27]. En una respuesta al artículo que se publicó, los psicólogos Michael Hengartner (que formó parte de nuestro equipo de revisión sobre la serotonina) y Martin Ploederl analizaron los datos de otra manera y utilizaron la prueba estadística «bilateral» recomendada. No encontraron ninguna diferencia[28].

TEORÍAS ALTERNATIVAS SOBRE LOS ORÍGENES BIOLÓGICOS DE LA DEPRESIÓN

Tras la publicación de nuestro artículo, además de intentar reforzar la teoría de la serotonina, se plantearon diversas opciones para sustituirla. Hay una gran variedad entre las que elegir. En la red social X (antes Twitter), un psiquiatra hizo una lista con cincuenta y nueve teorías diferentes sobre los orígenes biológicos de la depresión…, y aún hay más[29]. Muchas fueron populares durante un tiempo y luego cayeron poco a poco en el olvido, ya fuera porque las pruebas eran contradictorias o porque los investigadores se aburrieron y pasaron a ocuparse de otras ideas.

LAS CÉLULAS CEREBRALES Y LAS CONEXIONES NEURONALES

Una teoría actualmente en boga, citada en varias respuestas a nuestro artículo[30], es que la depresión implica un deterioro de la «neurogénesis» (la generación de nuevas células nerviosas) o la «neuroplasticidad», un término que engloba la neurogénesis, pero que también se puede referir al crecimiento de las prolongaciones de las células nerviosas o de las espinas dendríticas. Esta teoría también sostiene que los antidepresivos, junto con la ketamina y los psicodélicos, actúan estimulando la producción de nuevas células nerviosas o de nuevas prolongaciones y conexiones neuronales.

La página web de la Universidad Johns Hokpins (Estados Unidos), por ejemplo, señala a propósito de la esketamina: «Las investigaciones existentes apuntan a que la depresión que no se trata causa daños cerebrales a largo plazo». Uno pensaría que harían falta pruebas bastante sólidas para hacer una declaración tan aterradora, pero hay que saber que la unidad de investigación sobre fármacos de la universidad (John Hopkins Drug Discovery Unit) y algunos miembros académicos de esta institución reciben financiación de Janssen, los fabricantes de la esketamina[31]. El sitio web también le dice a la gente: «La esketamina puede contrarrestar los efectos nocivos de la depresión»[32].

Así pues, ¿hay alguna base para estas afirmaciones tan preocupantes? La teoría de la neurogénesis para explicar la depresión es todavía más vaga que la de la serotonina y, por lo tanto, ni siquiera está claro qué pruebas se necesitarían para demostrarla. Tiene su origen en un estudio publicado en la década de 1990 que demostraba la formación de nuevas células nerviosas en una parte del cerebro llamada «hipocampo» en cinco personas que habían muerto de cáncer[33]. Antes de esto, la creencia general era que no se formaban nuevas células nerviosas en el cerebro humano adulto. Unos años después, un experimento con animales planteó que la inyección de antidepresivos en el cerebro, así como la administración de descargas eléctricas, aumentaba los signos de neurogénesis en partes del hipocampo[34].

No obstante, no hay pruebas directas de que la depresión afecte negativamente a la neurogénesis, y tampoco están claros los efectos de los antidepresivos. En ocasiones se afirma que esta teoría se apoya en las investigaciones sobre el tamaño del hipocampo, que a menudo se dice que es más pequeño en las personas con depresión, pero esto no se ha confirmado. Los estudios a este respecto han arrojado resultados variables, y otros estudios de más envergadura y calidad no han mostrado diferencias en el tamaño del hipocampo entre las personas con depresión y los voluntarios sanos[35]. Es más, las pruebas indican que el estrés, el maltrato infantil, la mala salud física y los antidepresivos (a pesar de las investigaciones con animales sobre la neurogénesis) pueden reducir el volumen del hipocampo, lo que probablemente explique los efectos observados en muchos estudios[36]. De hecho, otros estudios amplios y bien desarrollados señalan que las diferencias entre los cerebros de los pacientes deprimidos y los individuos sanos son «considerablemente insignificantes» y que predomina la «semejanza»[37].

Las pruebas de que los antidepresivos estimulan la neurogénesis también son incongruentes y ambiguas. Una revisión de investigaciones con animales encontró resultados sumamente diferentes entre los estudios, además de pruebas de sesgo de publicación (la publicación selectiva de resultados positivos). Cuando se eliminó este sesgo, no se observó ningún efecto aparente de los antidepresivos sobre la neurogénesis[38]. Los ensayos clínicos de los antidepresivos para el tratamiento de las enfermedades neurodegenerativas como la esclerosis múltiple o el Alzheimer han fracasado[39]. Además, si los antidepresivos estimularan la neurogénesis, esto podría indicar que están dañando el cerebro, no reparándolo. Las lesiones cerebrales, como los accidentes cerebrovasculares, provocan diversos aspectos de la neurogénesis como proceso compensatorio[40], y las pruebas de que las descargas eléctricas en el cerebro (como las que se administran durante la terapia electroconvulsiva) se asocien con signos de neurogénesis también apuntan a que puede tratarse de una reacción a una lesión o alteración[41].

En otras palabras, no hay pruebas directas de que la depresión se asocie a una anomalía en la generación de nuevas células nerviosas o de conexiones neuronales. El tamaño del hipocampo, donde se cree que tiene lugar la regeneración de las células nerviosas, no guarda una relación clara con la depresión. Las pruebas de que los antidepresivos estimulan la neurogénesis no son convincentes, y, si lo hacen, puede ser motivo de preocupación, no un efecto beneficioso. Por último, toda la premisa de esta área de investigación sigue siendo objeto de debate, y algunos estudios no han encontrado pruebas de que la neurogénesis se produzca en seres humanos adultos después de todo[42].

LA TEORÍA INFLAMATORIA DE LA DEPRESIÓN

Otra candidata citada frecuentemente como base biológica de la depresión es una anomalía en la respuesta inflamatoria[43]. La inflamación es un proceso natural mediante el cual el organismo se cura a sí mismo de infecciones y lesiones. No obstante, los mecanismos de inflamación pueden volverse hiperactivos y actuar contra partes normales del organismo. Esto es lo que ocurre con las enfermedades autoinmunitarias, como la artritis reumatoide, en la que un proceso inflamatorio crónico en las articulaciones causa dolor, hinchazón y daño.

Algunos estudios revelan diferencias en los niveles de sustancias químicas inflamatorias entre personas con depresión y voluntarios sanos; pero, al igual que ocurría con el hipocampo, el sistema inflamatorio puede verse afectado por casi cualquier cosa, como la obesidad, el ejercicio, la privación del sueño y la clase social, por no mencionar los antidepresivos[44]. Todos estos factores están relacionados con la depresión y pueden explicar los resultados de dichos estudios.

Da la casualidad de que Mark Horowitz estudió la relación entre la inflamación y los antidepresivos para su tesis doctoral en el prestigioso instituto de psiquiatría, psicología y neurociencia del King's College, el Institute of Psychiatry, Psychology and Neuroscience de Londres. Utilizó células nerviosas tratadas con sustancias químicas inflamatorias para replicar el estado del sistema nervioso en situación de estrés, y añadió antidepresivos a las células para ver si neutralizaban los efectos de las sustancias inflamatorias. En general, los fármacos no tuvieron ningún efecto y, cuando sí lo tuvieron, los efectos fueron contradictorios, ya que algunos antidepresivos produjeron un aumento de los niveles de inflamación[45]. Posteriormente, Mark describió la investigación como un «desastre descomunal». La experiencia lo convenció de que buscar la depresión en el cerebro es buscar en el lugar equivocado.

Al margen de los resultados de estos experimentos, resulta interesante observar el tipo de investigación en el que se basan las afirmaciones sobre los orígenes biológicos de la depresión. Si se considera que estudiar las reacciones de las personas ante fotografías artificiales de expresiones emocionales es una manera cuestionable de comprender las emociones humanas, entonces estudiar el comportamiento de las células en una placa de Petri parece sin duda más que ridículo. Aun así, cuando Mark empezó a cuestionarse si se podía averiguar algo sobre «la mente» a partir de estos métodos, le dijeron que estaba siendo nihilista. Terminó su doctorado y recibió un premio por su investigación concedido por la British Association of Psychopharmacology. En el proceso, contribuyó a la inmensa cantidad de investigación biológica que no descubre nada, pero cuya mera existencia parece indicar que el campo de investigación sigue avanzando.

También se ha sugerido que las anomalías en otros sistemas químicos del cerebro, como el del glutamato, podrían ser el origen de la depresión, especialmente por parte de personas dedicadas a la comercialización o a la promoción del uso de la ketamina y la esketamina. Por ejemplo, John Miller, un miembro del consejo asesor de Janssen que da charlas sobre la esketamina, escribió un artículo titulado «El viaje de la depresión: de las monoaminas al glutamato», en el que planteaba que estos fármacos podían estar actuando contra diversas deficiencias en el sistema del glutamato de la depresión[46]. La Universidad John Hopkins también indica que la esketamina produce sus efectos a través de su acción sobre el glutamato[47].

No obstante, la investigación sobre el glutamato es más escasa y confusa que la que hay sobre la serotonina, y también está muy influenciada por los efectos de los antidepresivos. Un metaanálisis reciente reveló que las personas deprimidas que toman antidepresivos tenían niveles más bajos de glutamato que los voluntarios, pero aquellos que no tomaban antidepresivos no los tenían[48]. Por otro lado, la ketamina y la esketamina (cuyos efectos antidepresivos resultan dudosos, en cualquier caso) producen efectos en muchos otros sistemas químicos del cerebro, no solo sobre el glutamato[49].

Ninguna de las pruebas para estas alternativas a la teoría de la serotonina se sostiene si se somete a un análisis riguroso. Tampoco están cerca siquiera de demostrar una conexión causal. Pero las teorías no se promueven por su mérito científico. Las que perduran, por lo menos, son las que se alinean con los imperativos del *marketing* y las últimas tendencias en panaceas médicas.

Son muchas las teorías sobre los orígenes biológicos de la depresión y sobre la acción de los antidepresivos que han ido surgiendo y desapareciendo. Lo que reflejan tan claramente las respuestas al artículo sobre la serotonina es la táctica de siempre de cambiar las reglas del juego. Esto ha sido así durante setenta años ya, desde que el campo de la psiquiatría biológica moderna empezó a despuntar en la década de 1950. Se han llevado a cabo miles de estudios sobre todos los aspectos imaginables de la función cerebral en la depresión. El volumen de investigación genera una ilusión de progreso y constituye la base de tantas teorías que resulta imposible que alguien pueda evaluar a fondo cada una de ellas. En cuanto se refuta una teoría, los defensores del paradigma biológico recurren a otra, presentando un nuevo conjunto de estudios poco convincentes, no concluyentes y ambiguos como supuestas pruebas. Intentar cuestionar el modelo biológico de la depresión es como el juego de aplastar al topo con el martillo. En cuanto se descarta una teoría, surge otra.

CONCLUSIONES

Sigue siendo cierto que la teoría de la serotonina para explicar la depresión es una de las más estudiadas de los últimos tiempos. Además, constituye la principal justificación para el uso de antidepresivos. Es importante averiguar si la teoría de la serotonina se sostiene o no al someterla a un minucioso análisis, y los estudios que hemos examinado eran, y siguen siendo, el principal conjunto de investigaciones diseñadas para poner a prueba esta teoría. Las pruebas que respaldan las propuestas más populares sobre la teoría de la serotonina son escasas y poco convincentes, y muchas otras supuestas teorías son demasiado vagas siquiera como para poder demostrarse.

Los intentos por ocultar esta situación pueden no ser una conspiración activa, urdida por personas sentadas en habitaciones oscuras y llenas de humo. Pero existe una confluencia de intereses y de poder que hace casi imposible vencer la posición consensuada sobre la biología de la depresión, por muy débil que sea la base empírica de sus pruebas. Tanto los investigadores como los organismos de financiación, los editores de revistas y los periodistas de los medios de comunicación están empeñados en creer que la depresión es una enfermedad biológica, y ellos son los que tienen el control sobre los recursos y la infraestructura para la investigación, las publicaciones académicas y la publicidad.

La comunidad psiquiátrica y sus aliados parecieron sentirse profundamente insatisfechos de que nuestro artículo pusiera en tela de juicio esta postura. Intentaron neutralizar la amenaza inundando la bibliografía académica y al público en general con una avalancha de más estudios poco convincentes y teorías alternativas, adornados con un lenguaje complejo y detalles técnicos. Parecía que aún quedaba vida en el enfoque biológico de la depresión, pero lo que se proponía no era más que una quimera disfrazada con terminología científica.

Como señalamos en nuestra respuesta a la primera serie de cartas enviadas a la revista *Molecular Psychiatry* a propósito del artículo sobre la serotonina:

> Siempre se pueden presentar más estudios que respalden la teoría de la serotonina, así como investigaciones en otros posibles mecanismos biológicos, que pueden o no estar relacionados con la serotonina [...]. Es la responsabilidad de otros presentar un caso convincente que se base en otros tipos de investigación o en hipótesis alternativas, no la nuestra de refutar cada especulación[50].

Sin embargo, las especulaciones no cesan y se siguen presentando con toda seguridad como si fueran hechos científicos respaldados por pruebas sólidas e indiscutibles. Se sigue dando a entender a la gente que la causa biológica de la depresión se ha identificado, cuando salta a la vista que esto no es cierto.

14

Prepararse para la tormenta: las reacciones públicas

Nunca se me ocurrió siquiera intentar darle difusión a nuestro artículo. Había llevado a cabo la investigación, por lo que algo había quedado registrado en la bibliografía científica, pero esperaba que pasara desapercibido. Fue Mark quien sugirió pedir ayuda al gabinete de comunicación de la University College London para dar más difusión al artículo, pero ni siquiera entonces esperaba que acaparara demasiada atención. La reacción de la opinión pública fue impresionante y una auténtica sorpresa para mí. El modo en el que se fueron desarrollando los acontecimientos da una idea de algunos de los intereses que operan entre bastidores para dar forma a la manera en que se presenta la ciencia para el consumo público.

Las semanas que siguieron a la publicación del artículo fueron frenéticas y surrealistas. Mi escacharrado teléfono móvil apenas daba abasto para atender todas las solicitudes que recibía para participar en programas y entrevistas. Durante varias semanas, concedí una docena de entrevistas a la semana, a menudo bien entrada la noche o durante mi pausa para comer. Mark también lo hacía.

Al principio fue emocionante: ir corriendo de un estudio de televisión a otro, los retoques de maquillaje, conceder entrevistas por teléfono mientras iba por la calle. También fue alentador. Por fin, el mundo tenía oportunidad de oír lo que tenía que decir, y millones de personas se habían desengañado de la historia falsa que les habían contado. Pero entonces empezaron a formarse los nubarrones y me di cuenta de que estaba presenciando un encubrimiento científico en tiempo real.

Los antidepresivos son demasiado importantes como para perderlos. Están en juego los intereses de las empresas farmacéuticas y la buena reputación de los profesionales; pero, además, muchas personas de los medios de comunicación, como en otros ámbitos de la vida, los toman también. Para todos ellos, nuestro artículo planteaba preguntas incómodas: «¿No se sabe si la depresión es un problema del cerebro?», y «¿De verdad he estado tomando sustancias químicas potencialmente nocivas sin motivo alguno?».

Una de las personas con las que hablé en las semanas posteriores a la publicación fue Caroline (no es su nombre real), de Estados Unidos. Caroline es periodista y me dijo que quería escribir sobre el artículo, pero parecía que lo que realmente quería era contarme su historia y lo enfadada que estaba por haber sido engañada, tal y como ella lo veía. Había ido al médico durante una época estresante de su vida y, según recordaba, le habían comunicado que tenía un desequilibrio químico en el cerebro y que debía empezar a tomar antidepresivos. Desde entonces, había tomado sus antidepresivos religiosamente e incluso había animado a sus familiares a que también los tomaran.

Ahora que Caroline se había enterado de nuestra investigación, se preguntaba qué le estaba haciendo el fármaco en el cerebro. Decidió dejarlo tan pronto como fuera posible. Estaba escandalizada al descubrir que había estado tomando una sustancia química potencialmente nociva sobre la base de una teoría no demostrada que le habían presentado erróneamente como un hecho. En retrospectiva, sentía que la habían engañado para que viera los altibajos normales de la vida como un trastorno médico. Había echado a perder años de su vida pensando que su decaimiento era una consecuencia inevitable de su naturaleza biológica, cuando podría haber estado tratando de solucionar sus problemas[1].

En la misma línea, Clive me escribió un correo electrónico para decirme que se sentía decepcionado con la profesión médica.

Ahora pensaba que le habían recetado «equivocadamente» un antidepresivo, y que los graves efectos secundarios que había sufrido podían considerarse un «crimen en toda regla». Decía a continuación: «Me alegro mucho de que toda esta información nueva se haya hecho pública, y me gustaría darle las gracias por hablar sobre este tema»[2].

Pero otras personas se enfadaron conmigo. ¿Acaso no había pensado en cómo la publicación de nuestra investigación afectaría negativamente a millones de personas?, me preguntó una persona por correo electrónico, a lo que añadió un sarcástico «Enhorabuena». Otra persona pensaba que nuestros hallazgos podían ser «extremadamente peligrosos», y otra señaló que estábamos causándole sufrimiento a la gente sin motivo alguno porque, como decían los «expertos» de los que hablamos en el último capítulo, los científicos ya sabían que la teoría de la serotonina era una simplificación excesiva y que lo importante era que los antidepresivos «sí funcionan»[3].

Algunas personas sintieron que la investigación echaba por tierra su decisión de tomar medicación, y esto les infundió miedo y ansiedad. Hubo quienes buscaron otra teoría biológica que pudiera llenar ese vacío; otros buscaron razones para creer que debía ignorarse la investigación. En declaraciones a la revista *Vice*, Jake Jackson, un filósofo de la Temple University de Filadelfia (Estados Unidos), expuso cómo la teoría del desequilibrio químico le había proporcionado a las personas «una balsa a la que aferrarse mientras se encontraban a la deriva» entre las incertidumbres que rodean a la naturaleza de los problemas de salud mental y a las formas adecuadas de responder a ellos. En este contexto, afirmó que «la gente se aferra a cualquier verdad a medias o teoría no concluyente que les parezca sensata»[4]. Quitarles la balsa dejó a las personas a la deriva, sin estar ya seguras de lo que estaban experimentando o incluso de quiénes eran.

Pero había algo más en juego. Los antidepresivos y la idea de que la depresión es un problema médico se han convertido en parte de la narrativa del sistema político y cultural actual; parte de una visión del mundo que se presenta como un consenso indiscutible respaldado por la ciencia. En este escenario, resulta fundamental que la sociedad siga creyendo a los supuestos expertos que les dicen lo que muestra la ciencia. La narrativa debe blindarse, y cómo se hace esto y lo que se sacrifica en el proceso no es importante.

LA PRIMERA FASE: SORPRESA Y CURIOSIDAD

El día de su publicación, nuestro artículo sobre la serotonina fue noticia en todos los principales periódicos nacionales de Reino Unido, en la televisión nacional y en las noticias de la radio[5]. Me invitaron a debatirlo en persona en *GB News*[6] esa misma mañana, donde los presentadores se mostraron muy interesados en debatir sobre el uso de los antidepresivos y receptivos a la idea de que se recetaban en exceso y de que quizás habíamos malinterpretado la naturaleza de la depresión.

Yo no tengo mucha experiencia con los medios de comunicación, pero, por una afortunada coincidencia, había asistido a una sesión de formación para tratar con los medios dirigida por la organización Safely Held Spaces[7] la semana anterior. Lo agradecí enormemente, ya que pronto me vi en medio de un furor mediático.

Al día siguiente de la publicación del artículo, me invitaron a participar en el popular programa matutino de televisión *This Morning*. Estaba nerviosa porque me tocaba compartir el programa con la doctora Ellie Cannon, la médica de familia que colaboraba habitualmente en el programa, y de la que ya hemos hablado anteriormente. La propia doctora Ellie (como se la conoce) toma antidepresivos y, solo unas semanas antes, había asegurado a los telespectadores que la depresión se debía a un desequilibrio químico. Por lo tanto, sabía que lo más probable era que no hubiera visto con buenos ojos nuestra investigación ni que le gustara mi opinión sobre los antidepresivos. Por el contrario, los dos presentadores se mostraron abiertos y curiosos. Expresaron su asombro al enterarse de que la depresión no estaba causada por un nivel bajo de serotonina y, como el resto del mundo, querían saber qué significaba esto en relación con los antidepresivos.

Yo expliqué los resultados de nuestro artículo, la falta de pruebas sobre los beneficios de los antidepresivos y el hecho de que alteran la química normal de nuestro cerebro y pueden provocar embotamiento emocional. Todos estuvimos de acuerdo en que no se debe dejar de tomar los antidepresivos de forma brusca y que se ha de consultar al médico si se está considerando hacerlo.

La doctora Ellie manifestó su opinión de que los antidepresivos «funcionan» y que no importa que no entendamos cómo. Esto no era algo inesperado, pero me alegré de mi breve formación para aparecer en los medios de comunicación cuando, de forma bastante incongruente y sin venir a cuento, me acusó de haber «seleccionado por conveniencia» los estudios que analizamos en nuestra revisión. Recurriendo a la técnica de interrupción asertiva pero amable que me habían enseñado, la rebatí y le expliqué que nuestra investigación era una revisión sistemática, lo que significaba que nos habíamos asegurado de no haber hecho eso. Los presentadores escucharon atentamente ambos puntos de vista y, a pesar del intento de difamación de Ellie, en general me pareció un buen debate que dio a los espectadores la oportunidad de comprender las cuestiones en juego.

Me sentí eufórica. Había tenido la oportunidad de transmitir una información que muchos espectadores no habrían oído antes. Por fin, parecía que la gente podría escuchar una visión justa sobre la investigación científica de los antidepresivos. Debería haber imaginado que eso no duraría.

Esa misma semana, Mark salió en el canal *Sky News* de Australia; yo intervine en la BBC de Escocia con el jovial psiquiatra Andrew McIntosh, y nos entrevistaron en numerosos medios de comunicación de menor impacto. El artículo que escribimos sobre nuestra investigación para el sitio web *The Conversation* fue leído por más de 1,3 millones de personas en el primer mes después de su publicación, y nuestra revisión se convirtió rápidamente en uno de los artículos científicos más leídos de los últimos tiempos[8].

En ese momento, daba la impresión de que la gente estaba reevaluando lo que se les había hecho creer sobre la naturaleza de la depresión y de los antidepresivos. Pero pronto empezaron a aparecer indicios de que los principales medios de comunicación se estaban poniendo nerviosos con la noticia. Me invitaron a hablar del estudio en el programa *Today* de la BBC y, de repente, anularon la invitación. La investigación se mencionó brevemente en el programa, pero, aparte de esto, la sección principal de la BBC no cubrió la noticia en absoluto en aquel momento. El debate en *This Morning* nunca apareció en YouTube como un vídeo oficial, como suele ser habitual, y tal y como me habían garantizado que se haría[9]. Luego nos enteramos de que *The New York Times*, que había pedido un artículo para el que nos habían entrevistado tanto a Mark como a mí, había decidido desechar la historia. El periodista estaba decepcionado y nos ofreció sus disculpas. El editor que lo había encargado no me respondía a los correos electrónicos.

A medida que se le daba más difusión en los medios, empezó a producirse una escisión política entre la vacilación y, en ocasiones, la hostilidad de las publicaciones de centro y centroizquierda, y el entusiasmo de algunos sectores de los medios de comunicación de derecha. Fue una experiencia extraña para mí, que siempre he considerado que me situaba más bien a la izquierda del espectro político. El periódico conservador *Daily Mail*, por ejemplo[10], informó sobre la noticia del artículo de la serotonina de manera favorable en cuatro artículos distintos en su versión impresa y en línea[11], y me volvieron a invitar varias veces al programa de tendencia conservadora *GB News* durante aquel verano. Me tranquilizó ver que el canal era razonablemente moderado cuando me topé con el exalcalde de Londres Ken Livingstone, de izquierda, que estaba siendo entrevistado en el mismo programa. Sin embargo, rechacé la oportunidad de ser entrevistada por *The Epoch Times*, un medio acusado de defender posturas de extrema derecha y teorías conspirativas[12].

Uno de los pocos medios de comunicación importantes que informó sobre la investigación desde el principio fue *Fox News*, en Estados Unidos. A los pocos días de la publicación, Tucker Carlson la abordó en su popular programa de máxima audiencia, en un episodio titulado «Los fármacos no son la respuesta a todos los problemas humanos». Aunque reconoció que algunos medicamentos son indudablemente beneficiosos, Carlson recurrió a nuestra investigación como punto de partida para reflexionar sobre la influencia perniciosa de la industria farmacéutica y el abuso de sustancias para todo tipo de problemas humanos que no se pueden resolver. «Primero nos dijeron que los inhibidores selectivos de la recaptación de la serotonina salvarían vidas. Ahora nos enteramos de que en realidad no funcionan como se esperaba. Es más, todo el planteamiento que hay detrás del fármaco es un completo error», dijo. Carlson relacionó la tergiversación y la venta engañosa de los antidepresivos con la crisis de los opioides sujetos a prescripción médica, y también habló de lo que él consideraba programas inadecuados y peligrosos para administrar las vacunas contra la COVID-19 a los niños.

A lo largo del programa, Carlson planteó la pregunta de por qué se ignoraban importantes hallazgos científicos: «¿Cómo puede suceder esto en un país basado en la ciencia?». Hacia el final del programa, entrevistó al autor británico Johann Hari sobre las causas sociales y ambientales de la depresión. Carlson concluyó diciendo: «Las personas son algo más que un conjunto de sustancias químicas que pueden manipularse para producir el resultado deseado. Son seres humanos. Tienen almas. Si están tristes, enfermos o aislados de otras personas, es posible que Pfizer no sea la solución»[13].

Carlson ha promovido cuestiones con las que yo no estoy de acuerdo, como su oposición al control de armas de fuego. Sin embargo, desde mi punto de vista, describió nuestra investigación con precisión; sacó conclusiones razonables sobre la naturaleza de la depresión y sobre la propaganda excesiva para vender antidepresivos, y planteó preguntas importantes acerca del papel de la industria farmacéutica en la promoción de tratamientos farmacológicos para problemas sociales y personales.

El canal principal de la BBC publicó finalmente un reportaje completo sobre la investigación dos semanas después de que saliera a la luz. El reportaje, publicado en el sitio web de la BBC, se tituló «¿Nos hemos creído todos un mito sobre la depresión?», y advertía a los lectores en sus primeras líneas que nuestra investigación «ha provocado una ola de afirmaciones engañosas sobre los antidepresivos», si bien les aseguraba que esto «no demuestra que los fármacos no sean eficaces»[14]. El mismo día, el sitio web de *Newsbeat* de la BBC, transmitido por Radio 1, publicó un artículo en el que aparecían varios jóvenes que pensaban que los antidepresivos habían sido beneficiosos para ellos y se quejaban de que las noticias sobre la investigación habían sido «alarmistas». Se citaba a toda una retahíla de jóvenes psiquiatras que criticaban a cualquiera que se hubiera servido del artículo sobre la serotonina para cuestionar la utilidad de los antidepresivos[15].

El programa nacional de radio estadounidense *On Point*, que dedicó un programa a nuestra investigación y sus implicaciones en agosto de 2022, también se esforzó por garantizar que la gente no cuestionara la utilidad de los antidepresivos[16]. El programa hizo una mezcla curiosa al intentar mostrarse crítico con las prácticas de *marketing* farmacéutico y la connivencia entre la industria y la profesión médica, y, a pesar de ello, apoyar con firmeza el uso de los fármacos. Justo al empezar, la presentadora, Meghna Chakrabarti, aseguró a la audiencia que «los antidepresivos han sido una bendición para millones de personas que sufren depresión, por lo que el programa de hoy no trata sobre si los antidepresivos funcionan, porque sí lo hacen, para algunas personas». El mantra de que «los antidepresivos funcionan» se repitió más o menos cada diez minutos durante el programa, de una hora de duración, por si acaso alguien de la audiencia se atrevía a cuestionar ese hecho, y, en un momento dado, la presentadora y su invitado al estudio, el psiquiatra Daniel Carlat, reconocieron que ellos mismos tomaban o habían tomado antidepresivos. Carlat fue clemente con nuestro artículo y admitió que «desde el punto de vista bioquímico, no sabemos cuál es la causa de la depresión», pero también alegó que no importaba cómo funcionaban. Según afirmó, a sus pacientes esto les daba igual y, si no era el caso, les decía que otra sustancia química del cerebro podría estar involucrada. El comienzo del programa incluyó un fragmento de vídeo en el que aparecía yo explicando los resultados de nuestra investigación, y, cuando hice la grabación, intenté convencer al productor para que formulara preguntas más incisivas sobre los antidepresivos. Si el programa iba a criticar la forma en la que la industria y la profesión médica habían engañado al público sobre la investigación científica, lo que era el caso, ¿cómo podían concluir después que nada de eso importaba? Como les planteé, ¿no sería quizás pertinente preguntarse por qué se había engañado a millones de personas?

En retrospectiva, los creadores del programa sabían que su audiencia no estaba preparada para un mensaje más radical. Varios oyentes se pusieron en contacto para decir que el programa podía «espantar a las personas que están pasándolo mal y recibiendo un tratamiento con estos medicamentos», y que debería haber hecho hincapié en cómo «los antidepresivos funcionan y salvan muchas vidas». Es difícil creer que el programa pudiera haber defendido los antidepresivos con más vehemencia de lo que lo hizo (como señaló la presentadora con bastante indignación), pero al menos alertó a los oyentes de que no se puede confiar en la publicidad de los medicamentos y, aunque de forma menos evidente, de que los consejos de los médicos también pueden no ser fiables.

También me di cuenta de que el público no estaba preparado para oír que los antidepresivos no funcionan cuando fui al *Weekend Prime*, un programa de noticias en horario de máxima audiencia en el canal estadounidense Newsnation[17]. Debido a la diferencia horaria, tuve que levantarme en mitad de la noche y, cuando la presentadora me preguntó «Pero ¿no estará usted insinuando que los antidepresivos no funcionan, ¿verdad?», con una mirada de incredulidad absoluta en su rostro, me di cuenta de que no podía limitarme simplemente a decir «Sí, así es». Así que, medio dormida, balbuceé algo acerca de que no sabemos exactamente lo que hacen, pero que solo difieren ligeramente de los placebos en los ensayos clínicos aleatorizados. La reacción de la presentadora me hizo darme cuenta de hasta qué punto la idea de que la depresión es un problema cerebral que requiere medicación para resolverse se ha convertido en una parte fundamental de nuestro sistema de creencias colectivo.

LA SEGUNDA FASE: AL ATAQUE

La gente de *On Point* y Newsnation dio la impresión de estar genuinamente interesada en la investigación sobre la serotonina y en explorar lo que significa, a pesar de su reticencia a contemplar la espeluznante posibilidad de que los antidepresivos podrían no ser eficaces. Pero entonces se desató la verdadera reacción.

En junio de 2022, *Rolling Stone*, la famosa revista de música y cultura, publicó un artículo titulado «¿Quién es la psiquiatra detrás del estudio sobre los antidepresivos que está arrasando en los medios de derecha?»[18]. En una respuesta posterior al artículo en la publicación en línea de orientación izquierdista *Counter-Punch*, el psicólogo y escritor Bruce Levine calificó esto de «ataque despiadado», y explicó que «no es necesariamente difamatorio o falso, pero es una crítica maliciosamente destructiva que tiende a incluir elementos superfluos e irrelevantes que solo buscan dar una mala imagen de su víctima»[19].

El artículo sobre mí fue el primero de unos cuantos que se han publicado en *Rolling Stone* en los últimos años en los que se critica a la gente que ha expresado su preocupación por los antidepresivos[20]. Recurrió a diversas técnicas para sembrar dudas sobre la fiabilidad de mi trabajo, presumiblemente para asegurar a los lectores que no había necesidad alguna de cuestionar el uso de los antidepresivos. Me acusó falsamente de hacer afirmaciones inexactas y de promover puntos de vista «extremistas», citó mi trabajo fuera de contexto y sacó sin venir a cuento el tema de la cienciología (el grupo sectario que se opone al uso de psicofármacos, con el que nunca he tenido ningún trato), un recurso habitual de quienes quieren acallar las críticas a la psiquiatría. Con todo, al final el artículo reconocía que lo que demostraba nuestro artículo era correcto. Admitió que «incluso los críticos del artículo creen que el meollo de las conclusiones a las que llega —es decir, que la hipótesis de la serotonina es potencialmente incorrecta— es razonable».

Escribí una respuesta detallada a este artículo en mi blog, pero aquí expondré algunos ejemplos de las tácticas utilizadas[21]. Por ejemplo, cuando leí el artículo por primera vez, me sorprendió enterarme de que supuestamente había «asociado de forma incorrecta» la estimulación magnética transcraneal (EMT) con el riesgo de deterioro cognitivo (la EMT es un procedimiento que consiste en aplicar corrientes magnéticas al cerebro). Me sorprendió porque nunca he escrito sobre este procedimiento. Entonces me di cuenta de que el artículo estaba haciendo referencia a uno de mis tuits, en el que citaba un artículo en línea que describía los efectos secundarios de la EMT que habían señalado cientos de miembros de un grupo de Facebook, entre los que se incluían problemas para concentrarse, pensar y de memoria.

En otra parte del artículo de *Rolling Stone*, se decía que yo había «relacionado de forma imprecisa» la COVID-19 grave con el uso de antidepresivos y antipsicóticos. Esta afirmación se refería a un tuit en el que compartí los resultados de un artículo científico en el que se informaba sobre una investigación llevada a cabo en nombre del grupo de estudio de protección sanitaria contra la COVID-19 del sistema de salud pública escocés (Public Health Scotland)[22]. Este estudio demostraba que las personas que tomaban antidepresivos convencionales tenían casi tres veces más probabilidades de desarrollar síntomas graves de COVID-19, después de tener en cuenta otros factores de riesgo conocidos. Hay otras investigaciones sobre la COVID-19 y los antidepresivos que no son del todo negativas, pero eso no convierte a mi tuit en «impreciso».

En los últimos años, la revista *Rolling Stone* se ha convertido en una «animadora del liberalismo», como la calificó en una ocasión *The Guardian*; a favor de los demócratas, del control de armas y en contra de Trump[23]. La idea esencial del artículo era que yo estaba alineada con los «comentaristas de extrema derecha» y los estaba ayudando a promover sus viles intereses, en particular a la oposición al control de armas. Concretamente, se me acusó de haber «promovido» la idea de una relación entre los inhibidores selectivos de la recaptación de la serotonina y la agresividad, lo que *Rolling Stone* calificó de «opinión extremista».

Es cierto que Tucker Carlson y otros portavoces de la derecha han llamado la atención sobre una serie de tiroteos masivos en los que el asesino tomaba un antidepresivo, y han debatido sobre la posibilidad de que estos fármacos puedan haber contribuido a la causa de estos horribles sucesos. Estoy de acuerdo en que han hecho hincapié en la conexión con los antidepresivos por encima de cuestiones más importantes, como la disponibilidad de las armas y la alienación producida por las condiciones socioeconómicas desfavorables. Sin embargo, no es en absoluto descabellado, como da a entender el artículo, pensar que los fármacos pueden en ocasiones tener algo que ver en este tipo de sucesos. Por otra parte, yo nunca he «promovido» la idea de que los inhibidores selectivos de la recaptación de la serotonina causen agresividad, y en cualquier caso no se trata de una opinión «extremista». La única vez que he abordado este tema por escrito fue cuando comenté los resultados del metaanálisis danés que expuse en el capítulo doce (que reveló una asociación entre los antidepresivos y el comportamiento agresivo en las personas jóvenes), en un artículo de fondo que me invitaron a escribir para la revista *British Medical Journal*, una publicación que difícilmente puede considerarse marginal o extremista. Concluí el artículo con prudencia, al sugerir que, «ante las pruebas de que [los antidepresivos] pueden producir reacciones adversas tan graves como tendencias suicidas y agresivas, los organismos reguladores y la sociedad necesitan tener acceso a datos más exhaustivos y fiables»[24].

Existe un debate científico legítimo acerca de si el uso de los antidepresivos es relevante en el caso de un tiroteo o asesinato masivo, pero ninguno de los comentaristas de derecha que mencionaba la revista *Rolling Stone* había recurrido a nuestra investigación sobre la serotonina para debatir esa cuestión en ningún caso. Por eso, me quedé perpleja cuando la periodista de *Rolling Stone*, que me había hecho algunas preguntas por correo electrónico antes de que se publicara el artículo, me preguntó qué opinaba sobre el hecho de que mi investigación pudiera utilizarse potencialmente como argumento en contra del control de armas. Le dije que me molestaría porque yo, como casi todo el mundo en Reino Unido, estoy a favor del control de armas, pero que no creía que eso fuera una razón suficiente para ocultar importantes hallazgos científicos.

En ese momento, me pareció un ataque personal, pero en realidad no lo era. Era simplemente que por un momento había adquirido demasiada notoriedad como para ser ignorada. Titulé así mi respuesta al artículo: «Primero te ignoran. Luego te ridiculizan. Y después te atacan»[25]. Me convertí en el blanco de todos los golpes porque llevaba muchos años oponiéndome con pruebas al uso generalizado de antidepresivos y, cuando llegó a los oídos de la gente, a muchos les pareció convincente. El artículo de *Rolling Stone* era como taparse los oídos con algodón para silenciar el ruido. Y el ruido era la pregunta que algunas personas no quieren tener que hacerse: «¿Nos hemos equivocado completamente con los antidepresivos?».

CONSTRUIR EL CONSENSO

Junto con otras publicaciones varias, la de *Rolling Stone* pintó un escenario de cómodo consenso sobre cuestiones de salud mental que no había razón para cuestionar. Señaló que criticar a la industria farmacéutica o los intereses de la profesión médica equivalía a una «inclinación hacia el pensamiento conspirativo», como si el debate sobre la naturaleza y la validez de los hallazgos científicos, una parte integral de la práctica normal de la ciencia, fuera equivalente a dudar de que el hombre pisara la Luna. Pese a todo, hay médicos prominentes, incluyendo psiquiatras, que han condenado las actividades de la industria farmacéutica[26]. También los hay que han criticado su propia profesión, como el psiquiatra canadiense Joel Paris, exeditor jefe de la revista *Canadian Journal of Psychiatry*. Paris declaró al periódico canadiense *National Post* que la «relación tóxica entre la industria farmacéutica y el mundo académico» había impedido que la verdad saliera a la luz[27]. ¡Sin duda, la revista *Rolling Stone* lo tacharía de conspiranoico!

En la revista *Vice*, se citaron las siguientes palabras del psiquiatra estadounidense Awais Aftab: «Un grupo distinto de investigadores podría haber llegado a las mismas conclusiones y haberlas expresado de otra manera, y la recepción habría sido muy diferente»[28]. Es cierto, muchos psiquiatras habrían interpretado nuestra investigación de otra manera (muchos lo hicieron, como ya se ha visto), pero eso es porque tienen un interés particular en defender el uso de los antidepresivos y el enfoque biológico de la depresión, no porque tengan un mayor acceso a la verdad.

Todo el mundo tiene opiniones o «sesgos» sobre la investigación que lleva a cabo. La idea de que los científicos trabajan en un entorno vacío de subjetividad es un mito. El problema es que el mensaje que se ha transmitido hasta ahora a la gente es solo una versión de la historia, contada por un bando con una serie de sesgos. Hay otra manera de interpretar las pruebas —la que he expuesto aquí—, y la gente debe tener acceso a este punto de vista si quiere formarse su propia opinión.

LA DIVISIÓN ENTRE LA IZQUIERDA Y LA DERECHA

Las políticas sobre salud mental han experimentado una curiosa metamorfosis en las últimas décadas. La gente de la izquierda solía ser la que criticaba más duramente a las grandes empresas farmacéuticas. No temían desafiar a las grandes corporaciones y al poder dominante profesional y político. Ahora ese trabajo le ha tocado a Carlson. A la izquierda antes le preocupaba que la medicalización de los problemas de salud mental oscureciera las causas sociales y políticas del descontento, como la pobreza, la desigualdad, la injusticia, el racismo y el maltrato infantil[29]. Ahora, en gran parte está impulsando el diagnóstico médico y los antidepresivos.

No obstante, algunos sectores de la izquierda se mostraron más positivos con respecto a nuestra investigación. Para algunos, al igual que para Carlson, confirmaba las sospechas de que los sentimientos humanos son algo más que sustancias químicas y procesos cerebrales. En un artículo en la revista en línea de tendencia izquierdista *The Salte*, por ejemplo, la filósofa Sahanika Ratnayake explicó cómo las preguntas sobre si los antidepresivos funcionan y cómo lo hacen están inextricablemente relacionadas para la mayoría de las personas, y que «es hipócrita pretender lo contrario». Relató cómo una amiga suya, que había estado tomando antidepresivos, se había quedado «devastada» al conocer los resultados de la investigación. Había echado por tierra la visión que su amiga tenía de sí misma como alguien con un cerebro que no funcionaba bien. Por su parte, Ratnayake, que contó que también había sufrido depresión, había relacionado sus estados de ánimo con los problemas en su vida, más que con la química cerebral. La reacción de su amiga llevó a Ratnayake a reflexionar sobre cómo la narrativa del desequilibrio químico, materializada en los antidepresivos, «ha alterado la forma en que las personas se ven a sí mismas y a sus vidas», dejando a algunas con una sensación de impotencia y a merced de sus cerebros[30].

LAS MOTIVACIONES

Tras la primera fase de interés y preguntas, las opiniones positivas sobre nuestro artículo de la serotonina se volvieron excepciones a la tónica general. Cada vez que se publicaba un nuevo artículo, nos preparábamos para otro ataque. Tal vez esto no resulte sorprendente, teniendo en cuenta la gran cantidad de personas que toman antidepresivos en este momento, incluidas las que trabajan en los medios de comunicación. Estoy segura de que las personas concretas que cubrieron la investigación sobre la serotonina en los medios de comunicación actuaban con buenas intenciones y querían lo mejor para las personas con depresión. Escuchar opiniones tan opuestas debió haber sido confuso para cualquiera que no tuviera ni la más remota idea de que existía un debate sobre la naturaleza de la depresión y de los antidepresivos.

Como apuntaron tanto Jake Jackson como Sahanika Ratnayake, la idea de que la depresión es un trastorno cerebral, materializado y simbolizado en las pastillas antidepresivas, se ha convertido en una parte crucial de la identidad de algunas personas[31]. Nuestro artículo amenazaba con quitarles eso, hacer tambalear los cimientos y dejar a algunas personas con un sentimiento de ansiedad y confusión. Cuando la gente se preguntaba si habían sido engañados, algunos, como Caroline y Clive, se enfadaron, pero otros querían que se olvidara ese tema.

En una o dos ocasiones, me preguntaron si creía que no deberíamos haber publicado o difundido nuestro artículo debido a la angustia que podría haber causado a algunas personas. Pero esta pregunta da por sentado que la situación actual, en la que hay millones de personas tomando antidepresivos en todo el mundo, es inofensiva. No creo que lo sea, por todas las razones que ya he expuesto, incluidos los daños físicos y psicológicos que pueden infligir los antidepresivos.

Sin embargo, existen razones más sistémicas que explican la cobertura negativa de los medios. En 2018, en Estados Unidos la industria farmacéutica fue el cuarto sector que más dinero invirtió en publicidad televisiva, y, en 2022, la industria gastó un total de 8100 millones de dólares en publicidad[32]. Los medios de comunicación dependen cada vez más de estos ingresos[33]. Además de la publicidad, las redes sociales están cada vez más repletas de contenido promocional de los «pacientes *influencers*», a quienes pagan las empresas farmacéuticas para promocionar sus productos, pero que no siempre revelan su financiación[34]. El dinero, que a menudo se oculta en la sombra, determina lo que oímos y leemos sobre las medicinas.

El prestigio y estatus profesional también están de por medio. La profesión psiquiátrica ha apostado su reputación en los antidepresivos y no podía permitir que un artículo como el nuestro sobre la serotonina la pusiera contra las cuerdas. Desde el principio reaccionó a la defensiva, especialmente en lo que respectaba a los antidepresivos, pero la intensidad de su reacción se reveló más tarde.

15

La profesión contraataca

A menudo, la gente me pregunta cómo he sobrevivido en el entorno académico de la psiquiatría, en vista de mis opiniones, y la respuesta es que en general se me ha ignorado. El artículo sobre la serotonina cambió eso; ya no podían seguir ignorándome.

Pero también es cierto que la psiquiatría solía ser más tolerante con las opiniones disidentes y controvertidas. Aunque no fueron precisamente recibidos con los brazos abiertos por parte de la comunidad psiquiátrica, ha habido famosos críticos del enfoque médico de los problemas mentales, como Thomas Szasz y R. D. Laing, a los que todavía se les tomaba en serio cuando yo era estudiante de medicina y psiquiatra en formación en las décadas de 1980 y 1990. El psicoanálisis, que ofrecía una explicación completamente diferente de la psiquiatría biológica a propósito de la naturaleza de los trastornos mentales, también era influyente, y existía una tradición de escepticismo hacia los nuevos tratamientos (incluidos los antidepresivos)[1].

El interés por el debate todavía se mantiene entre muchos psiquiatras en ejercicio. Cuando he conseguido superar el proceso de selección para organizar un simposio en los principales congresos de psiquiatría de Reino Unido y Estados Unidos, mis sesiones estaban abarrotadas de psiquiatras con muchas ganas de hacer preguntas y participar en el debate. Pero algunas de las figuras más prominentes de la profesión no quieren que esos temas se discutan en público, sobre todo aquellos que cuestionan la explicación biológica de la depresión o la supremacía de los antidepresivos. Se horrorizaron al ver el debate público que había desatado nuestro artículo.

Al principio, me pidieron que tranquilizara a la gente sobre los beneficios de los antidepresivos, y cuando expliqué que no podía hacer eso porque no creía que fuera cierto, me pidieron que no hablara de antidepresivos o, preferiblemente, que no hablara con la prensa en absoluto. En lugar de destacar el importante trabajo de uno de sus miembros, mi departamento universitario publicó una sección sobre estudios previos que supuestamente avalaban el uso de antidepresivos[2].

Pero estos intentos sutiles por silenciarme eran solo el principio. Todavía estaba por llegar una confrontación más beligerante.

POLONIA

Antes de hablar de eso, quisiera contar cómo trató la comunidad psiquiátrica de Polonia a la autora y periodista Beata Pawlikowska. Beata es una mujer elegante y elocuente, que habla inglés con fluidez y ha publicado libros populares sobre viajes, cocina, cómo aprender inglés y autoayuda. Se puso en contacto conmigo a principios de 2023 y nos conocimos por videoconferencia. A su alrededor, se veían los hermosos objetos que había ido coleccionando en sus diversos viajes.

En 2016, Beata publicó una autobiografía que, en su versión en inglés, se tituló *Heal from Depression. The Mind, Body and Soul Solution. A Personal Journey* (es decir, *Curarse de la depresión: la solución para la mente, el cuerpo y el alma. Un viaje personal*) sobre su propia lucha contra los problemas de salud mental[3]. Ella afirmó que escribió el libro «para que otras personas supieran que es posible cambiar de vida, sentirse saludable y feliz, sin importar lo que te haya sucedido en el pasado». Esta fue la primera vez que se dio cuenta de lo controvertido que puede ser el ámbito de la salud mental.

El libro se convirtió en un éxito de ventas, pero fue criticado duramente por algunos sectores de la prensa y psiquiatras polacos, que insistían en que la depresión es un problema químico del cerebro que solo podía curarse con tratamiento farmacológico[4]. Parecía que «la sola idea de que puedas cambiar tu manera de pensar y comportarte, mejorar tu vida y estar saludable y feliz resultaba bastante ofensiva», reflexionó Beata[5].

Las críticas que recibió alentaron a Beata a investigar sobre el estado de los conocimientos científicos sobre la depresión. Esto la condujo a mi trabajo y a otras investigaciones que ponían en duda la visión psiquiátrica convencional de la depresión y los antidepresivos. Beata se dio cuenta de que los médicos polacos que la habían criticado estaban equivocados. Ingenuamente, pensó que tal vez simplemente no estaban al tanto de estos trabajos, así que decidió que prestaría un servicio público al explicarlos en polaco. En enero de 2023, publicó un vídeo titulado *La depresión: últimos avances científicos*[6].

En una publicación en línea que escribió después del acontecimiento, Beata contaba: «Estoy acostumbrada a que me critiquen por decir la verdad, pero nada me hubiera podido preparar para los feroces ataques que siguieron a mi vídeo. Me convertí en el enemigo público número 1 de Polonia».

El vídeo describía nuestra investigación sobre la serotonina; los modelos de acción farmacológica centrados en las enfermedades y en los fármacos, y las pruebas sobre la eficacia de los antidepresivos. Todo lo que dijo estaba escrupulosamente documentado con referencias a artículos científicos. Dejó claro que ella no era médica ni científica y explicó que su objetivo era presentar la información para que las personas pudieran tomar sus propias decisiones sobre su tratamiento médico y no para «sustituir el asesoramiento médico individual proporcionado por un médico». Terminó el vídeo con una advertencia para que la gente no interrumpiera el tratamiento con antidepresivos de forma brusca, siguiera las instrucciones de su médico y «en caso de que sea necesario, hable con su médico para dejar de tomarlos gradualmente»[7].

Al día siguiente de la publicación del vídeo, Maja Herman,

psiquiatra y presidenta de la Asociación Polaca de Comunicación Médica (Polskie Towarzystwo Mediów Medycznych), inició una campaña para emprender acciones legales contra Beata por publicar «información falsa que supone una amenaza para la salud y la vida de cientos de miles de personas que sufren depresión». Herman creó una página para recaudar fondos que contenía este asombroso mensaje:

> Soy médica, psiquiatra y directiva, y estoy francamente harta de que las celebridades hablen de salud. Especialmente cuando se trata de la salud mental. El 16 de enero de 2023, en su canal de YouTube, la señora Beata P., una periodista que domina bien el inglés, publicó un vídeo en el que da información falsa que supone una amenaza para la salud y la vida de cientos de miles de personas que sufren depresión. Ya basta. Necesito su ayuda para recaudar fondos y demostrar a todos sus posibles sucesores que se acabó este tipo de contenido. Ya es hora de que se empiece a castigar[8].

En una entrevista posterior, Herman explicó: «Lo único que queremos es que se le prohíba a esta señora hablar de salud metal», y repitió con el mismo lenguaje amenazante: «Ya es hora de que se empiece a castigar… Basta ya de luchar solo con la palabra escrita, es hora de juzgar»[9].

Los medios de comunicación y el público general también se pronunciaron. Acusaron a Beata de ser responsable de la posible muerte de personas que podrían dejar de tomar su medicación, le desearon la muerte a ella y la insultaron implacablemente en Facebook, Instagram y YouTube. Durante varias semanas, tuvo miedo de salir de su casa por si alguien la atacaba. Fue entonces cuando se puso en contacto conmigo. Cuando nos conocimos, estaba visiblemente afectada y alterada.

Beata sabía que las acciones legales no tenían ninguna posibilidad de prosperar porque ella no había presentado ninguna información falsa, ni había hecho afirmaciones ilegítimas sobre su cualificación o su experiencia. A pesar de todo, se sentía intimidada y sola con todo el mundo pidiendo su cabeza, por lo que retiró el vídeo por un tiempo y presentó sus disculpas por las ofensas que hubiera causado. Sin embargo, no iba a dejarse amedrentar para quedarse callada y, poco a poco, fue encontrando aliados.

Un abogado se ofreció a defenderla gratuitamente si se llegaba a presentar la demanda, y una de las asociaciones de periodistas de Polonia confirmó en un comunicado público su derecho a escribir y hablar sobre salud mental. Siguiendo la sugerencia de su abogado, Beata presentó una demanda contra la psiquiatra por «vulneración de derechos personales», exigiendo una disculpa y el reconocimiento de su derecho a publicar el vídeo.

Pero, al cabo de unos días, Beata se lo pensó mejor. Le preocupaba someter a la psiquiatra al mismo calvario por el que ella había pasado. Según me dijo Beata: «Pensé que debía sentirse fatal sabiendo que había cometido un gran error y viéndose ahora amenazada con una demanda como yo lo había estado». Así que Beata se puso en contacto personalmente con la doctora Herman y le preguntó si podían hablar de mujer a mujer sobre la situación.

Según me contó, la reunión fue amistosa, y ambas acordaron no seguir adelante con ninguna demanda. Cada una publicó un comunicado: Beata admitió algunas imprecisiones de poca importancia, como mostrar una foto de barbitúricos al hablar de benzodiazepinas (¡sí, así de triviales!), y Herman explicó que no era al contenido del vídeo de Beata a lo que ella se opuso, sino a la forma en la que se había presentado. Esto resulta difícil de comprender, pero permitió a Herman salvar las apariencias, y a Beata, poder volver a subir el vídeo y continuar con su vida. Pese a ello, Beata siguió siendo considerada una figura cancelada a los ojos del público polaco y, por supuesto, nada pudo borrar los meses de estrés que había soportado[10].

La amabilidad de Beata y su disposición para perdonar dan una imagen particularmente fea del comportamiento de la comunidad psiquiátrica polaca. Se decidió que la gente no debía oír hablar de una alternativa a la versión dominante sobre los antidepresivos y estaban dispuestos a intimidar a aquellos que se atrevieran a disentir, independientemente de los argumentos científicos o del bienestar personal de quien los confrontara.

EL CASO DE LA ESKETAMINA

Cuando se publicó nuestro artículo sobre la serotonina en julio de 2022, yo estaba preparada para un rechazo de los psiquiatras británicos que habían desaprobado la revisión sobre la interrupción del tratamiento con antidepresivos. Ya habían criticado mi trabajo también en el pasado. En 2021, Mark Horowitz y yo publicamos un artículo sobre la esketamina en la revista *British Journal of Psychiatry*. Se acababa de autorizar la esketamina para el tratamiento de la «depresión resistente al tratamiento» (la depresión que no mejora con los tratamientos habituales), y su fabricante, la empresa farmacéutica Janssen, la estaba presentando como el nuevo gran éxito farmacológico[11]. Nosotros señalamos que había muy pocas pruebas de que la esketamina tuviera beneficios que merecieran la pena y que existía una preocupante falta de datos sobre sus efectos a largo plazo[12].

Esperábamos recibir respuestas a este artículo porque todo empezó como un intercambio en línea sobre un artículo de fondo publicado en *British Medical Journal*, que había recibido con los brazos abiertos la esketamina como «probablemente el primer agente farmacológico en psiquiatría verdaderamente nuevo y eficaz del siglo XXI»[13]. El autor principal de este artículo editorial era Sameer Jauhar, uno de los dos psiquiatras que había criticado la revisión sobre la interrupción del tratamiento con antidepresivos. Como era de esperar, Jauhar y otros colegas remitieron una respuesta en línea a nuestro artículo sobre la esketamina, y también se recibió otra respuesta de un grupo de psiquiatras con importantes vínculos con empresas farmacéuticas, incluida Janssen.

Ambas respuestas planteaban varias cuestiones debatibles, como poner en tela de juicio la relevancia de los efectos del síndrome de abstinencia y otros efectos secundarios que habíamos señalado (por ejemplo, problemas de la vejiga y conductas suicidas; todos ellos, ampliamente documentados)[14]. Nos dispusimos a responder a todas estas cuestiones en el formato habitual de «respuesta del autor». Hasta ese momento, parecía un intercambio de opiniones normal, aunque acalorado, en la comunicación científica. Pero entonces nos informaron que la revista *British Medical Journal* había recibido peticiones para que el artículo se retractara.

Una solicitud de retractación es un asunto serio, y normalmente solo se hace cuando hay pruebas o sospechas fundadas de fraude. La retractación de un artículo es una situación bastante bochornosa para sus autores y, como señalan los editores científicos de Elsevier, puede «afectar el empleo futuro, la financiación y, por supuesto, la reputación del investigador»[15].

Nunca supimos quién hizo esta solicitud, pero en el proceso que siguió a continuación se nos pidió que nos defendiéramos contra las acusaciones formuladas en estas dos respuestas en línea. Al final, la revista *British Medical Journal* decidió que no había motivos para la retractación, y las respuestas se publicaron en la propia revista, junto con nuestra detallada réplica[16]. En cualquier caso, este episodio ilustra una vez más el interés por imponer lo que se publica y eliminar los artículos que se perciben como una amenaza para el enfoque biológico o farmacéutico de la depresión.

EL *HASHTAG*

Así que, tras haber pasado por este agotador proceso en 2021, esperaba una respuesta similar al artículo sobre la serotonina. Sin embargo, a pesar del revuelo mediático, y después de la reacción inicial de Science Media Centre, se produjo un inquietante silencio por parte de quienes esperaba que fueran nuestros críticos más feroces.

Pero estaba en lo cierto al sospechar que no se quedarían de brazos cruzados ante este varapalo a la reputación de la psiquiatría biológica. Resultó que solo estaban esperando el momento oportuno.

En un momento dado, un grupo de treinta y seis expertos en psiquiatría biológica, principalmente de Reino Unido, escribieron una carta al editor de *Molecular Psychiatry*, la revista que había publicado nuestro artículo. El autor principal era Sameer Jauhar, y el grupo incluía a muchas figuras destacadas de la psiquiatría biológica británica. Al igual que en el ataque al artículo sobre la interrupción del tratamiento con antidepresivos, la carta cuestionaba aspectos menores de la metodología y, aunque no contradecía nuestras conclusiones de que la teoría de la serotonina no estaba demostrada, afirmaba que existían algunas pruebas del papel de la serotonina en la depresión. La revista recibió varias cartas más y, tras someterlas a revisión por pares ciegos, se nos pidió que escribiéramos una «respuesta de los autores». Esta también fue revisada por pares ciegos y, cuando concluyó este largo proceso, se fijó el mes de junio de 2023 como la fecha prevista para la publicación de la primera tanda de cartas, entre las que se incluía nuestra respuesta.

Como descubrí más tarde, el día que las cartas se publicaron, la universidad King's College de Londres, donde trabaja Jauhar, emitió un comunicado de prensa sobre la carta que él y sus colegas habían escrito y que, al parecer, se había publicado como un «comentario», en lugar de como una carta. Esto significaba que no era evidente que hubiéramos respondido a ella. Envié un correo electrónico al King's College para solicitar que añadieran un enlace a nuestra respuesta en el comunicado de prensa, con el fin de proporcionar a los medios de comunicación y al público general una información objetiva, pero nadie respondió.

El periódico *Daily Mail* se hizo eco de la noticia con un artículo titulado «Exigen retirar un estudio erróneo que cuestiona la eficacia de los antidepresivos». El artículo citaba al psiquiatra David Nutt, quien dijo a propósito de nuestro artículo sobre la serotonina que le preocupaba sobre todo que «se haya citado con frecuencia y la gente se crea que es cierto»[17]. Nutt había promovido anteriormente la teoría del desequilibrio químico en nombre de la industria farmacéutica, como vimos anteriormente[18].

La prensa médica, reacia a informar sobre la investigación original, parecía encantada de poder contar que la revisión se había puesto en duda. La revista *British Medical Journal* le dedicó un artículo de una página entera en su sección de «Noticias» (nuestra revisión original solo se había cubierto en un pequeño párrafo) sin ponerse en contacto conmigo para que hiciera comentarios ni citar nuestra respuesta[19]. Nuestro punto de vista solo se añadió después de que yo presentara una queja.

La prensa generalista mostró menos interés, y el *Daily Mail* fue el único periódico o medio de comunicación británico importante que abordó el tema, lo que resultaba irónico, dada la amplia y entusiasta cobertura que el periódico le había dado a nuestro artículo original.

Más o menos al mismo tiempo, el blog *Mental Elf*, especializado en ofrecer análisis detallados de artículos relevantes sobre la investigación en salud mental, dedicó una publicación a nuestro artículo sobre la serotonina once meses después de que se hubiera publicado. El texto lo escribió nada menos que Sameer Jauhar, junto con otra joven psiquiatra, y exponía básicamente los mismos argumentos que el «comentario»[20].

En la red social X, Jauhar publicó decenas de mensajes a lo largo de varios días, en los que detallaba las críticas que contenía el «comentario». Incluyó un *hashtag*[21] que él mismo creó, *#LeakyUmbrella*[1]. Los coautores volvieron a publicar sus mensajes, aparentemente deseosos de avivar el debate. Yo era reacia a entrar en el juego, pero, en un momento dado, reflexioné sobre las razones del repentino interés por nuestra investigación y publiqué: «El público ha sido engañado por la industria farmacéutica y algunos sectores de la profesión médica para creer que la depresión tiene una causa biológica definida. Nuestro artículo sobre la serotonina lo ha puesto de manifiesto, pero Jauhar y compañía quieren que la situación siga así»[22]. Uno de los autores del «comentario» me exigió que «respondiera» a las «preocupaciones y críticas», a pesar de que yo había resaltado nuestra respuesta publicada en varios mensajes, y me instó: «Juega limpio, por favor»[23]. Un testigo de este intercambio comentó: «¿Es realmente un "debate científico"

1*   Nota de la traductora: Literalmente, significa «paraguas con agujeros o que gotea», pero también puede entenderse en sentido figurado como «la revisión que hace agua», dado que en inglés se denomina *umbrella review* (literalmente, «revisión de paraguas») a una revisión general de revisiones previas o metaanálisis de estudios sobre un tema, como es el caso del artículo sobre la serotonina en cuestión.

si una de las partes se pasa 50 años promulgando una hipótesis no demostrada en nombre de las empresas farmacéuticas, a pesar de la falta de pruebas? Seguir jugando a este juego en este momento parece una pérdida de tiempo. El hombre es el problema»[24].

Varias personas me advirtieron que no responder en detalle a las acusaciones podía dar la impresión de que yo tenía algo que ocultar, a pesar de que nuestra respuesta estaba disponible públicamente, de modo que me pasé un soleado fin de semana encerrada mientras redactaba una serie de mensajes que publiqué el lunes siguiente. Me temblaban las manos mientras tecleaba las palabras y pulsaba el botón «Twittear». Fue gratificante leer algunas de las respuestas. Peter Sterling comentó: «Moncrieff *et al.* defienden su postura de que la depresión no está causada por una deficiencia de serotonina y que los ISRS no pueden arreglar lo que evidentemente no está dañado. Tan claro como el agua. ¡Gracias!»[25].

Sin duda, los autores del «comentario» pensaban que estaban actuando en aras de la ciencia, pero, como señaló un usuario de X, ¿por qué nadie se mostraría «tan alterado por una hipótesis no demostrada que sigue sin estarlo»?[26]

Con su permiso, me gustaría exponer en qué consistieron las críticas de Jauhar y sus colegas, de modo que sean ustedes mismos los que puedan determinar si nuestra «conclusión fue exagerada», como ellos señalaron, a pesar de que todos habían estado de acuerdo con ella unos meses antes y el «comentario» en realidad no la refutaba[27]. También es posible leer nuestra respuesta publicada, que contiene más detalles[28].

LAS CRÍTICAS

Los autores del «comentario» hicieron varias acusaciones erróneas, como que habíamos omitido datos —que sí estaban incluidos en las tablas que proporcionamos— o que habíamos pasado por alto estudios que, en realidad, no eran relevantes ni aptos. Hicieron acusaciones sin fundamento de que no habíamos seguido los métodos estandarizados para las revisiones sistemáticas. Pero, como explicamos en nuestra respuesta, habíamos seguido escrupulosamente las directrices para llevar a cabo este tipo de revisiones. Publicamos previamente el protocolo que seguimos; utilizamos métodos sistemáticos para identificar y seleccionar los estudios, y evaluamos la calidad de los estudios y la certeza de las pruebas, tal y como se recomienda hacer. Ruth Cooper, miembro de nuestro equipo, es experta en revisiones sistemáticas y ha trabajado con un prestigioso equipo especializado en esta metodología, así que estoy convencida de que recurrimos a los mejores y más actualizados métodos disponibles para este tipo de revisiones.

Una de las principales críticas a nuestra metodología fue la manera en la que evaluamos la certeza de nuestros hallazgos. Habíamos añadido una medida para evaluar la «certeza» después de publicar el protocolo para ser coherentes con los nuevos estándares de las revisiones sistemáticas; aun así, valorar la certeza de los hallazgos es un proceso intrínsecamente subjetivo y no existe un método estándar de evaluación para el tipo de investigaciones que analizamos. Por esta razón, adaptamos el sistema más comúnmente utilizado, conocido como GRADE, diseñado para su uso en ensayos clínicos controlados[29], para adaptarlo al tipo de estudios que analizamos. Seguimos el ejemplo de otras revisiones generales que habían hecho esto o que habían ideado sistemas similares por su cuenta. Las valoraciones sobre la certeza de los hallazgos tuvieron un escaso impacto en nuestras conclusiones, como se comprobó después, aparte de poner de relieve que el único ámbito de investigación cuyos resultados fueron concluyentes fue el de la investigación genética, con resultados rotundamente negativos.

Los autores del «comentario» también discreparon de la interpretación que hicimos de algunas de las investigaciones que analizamos, aunque sin llegar a poner en tela de juicio nuestros hallazgos como tal. Con respecto a las investigaciones sobre la depleción del triptófano, por ejemplo, no cuestionaron que la reducción de la serotonina en el cerebro mediante la técnica de depleción del triptófano no tuviera ningún efecto en el estado de ánimo de personas que, de entrada, no padecían depresión. Todo el mundo está de acuerdo con esto. Sin embargo, consideraron que no habíamos dado suficiente importancia a los estudios sobre la depleción del triptófano en las personas con antecedentes de depresión, y nos acusaron injustamente de omitir datos de algunos de estos estudios. En realidad, habíamos incluido todos esos datos, pero habíamos señalado que eran muy poco coherentes, se derivaban de datos de un número reducido de personas y no estaban respaldados por los otros estudios de nuestra selección de investigaciones más recientes, en los que participaron personas con antecedentes de depresión. También señalaron que los resultados eran imprecisos. No obstante, el aspecto más importante de esta investigación sigue siendo que la depleción del triptófano no produce depresión en voluntarios sanos, ya que, si la disminución de la serotonina fuera la causa subyacente de la depresión, entonces este procedimiento debería poder inducirla a cualquier persona.

En cuanto al tema de los receptores de la serotonina, Jauhar y sus colegas argumentaron que habíamos «malinterpretado» los datos y que habíamos ignorado la complejidad de este campo. Al igual que el hombre de la tetera de Freud, por un lado argumentaban que los estudios que habíamos examinado habían recurrido a metodologías inadecuadas y que otro estudio mejor había detectado niveles más altos del receptor inhibitorio (el receptor 5-HT1A), que concordaban con niveles más bajos de serotonina; pero, por otro lado, afirmaban que el receptor no es inhibidor, a fin de cuentas (o que no todas sus variantes son inhibitorias), por lo que unos niveles más bajos del receptor, como sugerían algunos de los estudios que examinamos, implicarían unos niveles más bajos de serotonina. Es cierto que este receptor se presenta de diversas formas, que pueden tener distintos efectos en la serotonina, aunque esto no se ha definido claramente. Sin embargo, una cantidad considerable de pruebas apunta a que el efecto general de este receptor en particular es inhibir u oponerse a los efectos de la serotonina. Por ejemplo, cuando se administra a animales un fármaco que estimula este receptor, se vuelven sexualmente más activos, que es un efecto contrario al de la serotonina[30].

En general, la investigación sobre los receptores de la serotonina, al igual que el resumen de los autores del «comentario», resulta incoherente y poco clara. Lo que desde luego no proporciona son pruebas convincentes de que haya una disminución de serotonina en las personas con depresión.

Otra crítica fue que deberíamos haber incluido estudios sobre la concentración de la «molécula precursora» de la serotonina, el triptófano. Pero nosotros habíamos centrado nuestra revisión en la serotonina y no en el triptófano por una buena razón. La relación del triptófano con los niveles de serotonina en el cerebro no está clara. Solo el 1 % del triptófano de la dieta contribuye a la serotonina en el cerebro, y el triptófano desempeña numerosas funciones biológicas que son independientes de la serotonina o que solo están remotamente relacionadas con ella. También depende mucho del tipo de alimentación que tenemos, que puede variar bastante entre las personas con depresión y las que no la padecen. Los autores citaron dos metaanálisis de estudios sobre las concentraciones de triptófano que informaban de niveles reducidos en las personas con depresión, pero había indicios de sesgos de publicación (no se publicaron los estudios negativos) en los dos análisis[31], y además eran reducidos y se centraban exclusivamente en estudios de personas que tomaban o habían tomado antidepresivos. En cualquier caso, no está claro si esto tiene alguna relevancia en relación con la serotonina[32].

La conclusión del «comentario» de Jauhar y sus colegas fue que «una conclusión más precisa y constructiva sería que la depleción de triptófano y la reducción de los niveles de triptófano plasmático en la depresión apuntan al papel de la 5-HT [serotonina] en las personas vulnerables o que padecen depresión, y las técnicas de imagen molecular sugieren que este sistema está alterado»[33]. En lugar de admitir que la investigación era sumamente incoherente, intentaron por todos los medios revestirla de importancia. Pero que la serotonina «desempeñe un papel» o que el sistema «esté alterado» son afirmaciones imposibles de demostrar y, por lo tanto, sin ningún valor científico.

Cuando Michael Hengartner, un miembro de nuestro equipo, le dijo a Jauhar en X: «Toda tu campaña contra nosotros es ridícula y no has sido capaz de presentar ni un solo argumento sólido y convincente», Jauhar replicó: «No hay ninguna campaña, lo siento»[34]. Sin embargo, habían emitido un comunicado de prensa sobre su «comentario», coordinando su publicación con un artículo en el blog *Mental Elf*, que acompañaron a su vez de una prolífica difusión en X y la creación de un *hashtag* para asegurarse de que toda la información estuviera vinculada, y, además, los autores se felicitaron unos a otros en X por la publicidad que había recibido su texto[35]. A mí eso me parece una campaña.

Por supuesto, no hay nada de malo en fomentar el debate científico o querer dar difusión al trabajo que se ha publicado, pero el hecho de que un grupo de psiquiatras se mostrara tan enérgicamente en contra de un artículo que unos meses antes habían desestimado porque no decía nada nuevo —entre los que se incluían algunos de ellos— resulta sorprendente. Otros expertos en psiquiatría biológica compartieron las opiniones de estos autores. Según me informó una fuente fiable que asistió, cuando en el congreso de la British Association of Psychopharmacology (Asociación Británica de Psicofarmacología) se mencionó el «comentario», se escucharon vítores. Parece que cuestionar nuestro artículo se había convertido en una *cause célèbre* en algunos círculos profesionales.

LAS MOTIVACIONES

Esta sorprendente reacción refleja la importancia de mantener la ilusión de que la base biológica de la depresión está confirmada por algunos sectores de la profesión. La preocupación que suscitaba nuestro artículo era que pudiera hacer que la gente se hiciera preguntas sobre si la depresión es un trastorno biológico y si tomar antidepresivos es una idea tan sensata. Estas cuestiones tenían que ser acalladas. Así que, como ya hemos visto, tan pronto como demostramos que la teoría de la serotonina no tenía ningún fundamento, sus defensores desempolvaron otras teorías a medias para sustituirla. Luego nos atacaron e intentaron desesperadamente resucitar la moribunda teoría de la serotonina. La conclusión siempre era que «los antidepresivos funcionan» y que no había que preguntarse cómo.

Una gran parte de la profesión no quiere contemplar la posibilidad de que pueda haber otras explicaciones para lo que realmente hacen los fármacos como los antidepresivos —como que pueden estar apagando las emociones o produciendo un efecto placebo amplificado—, ni tampoco quiere que lo haga el público general. La idea de que la depresión es una reacción previsible a los acontecimientos vitales y de que los fármacos actúan como chupetes químicos, que fue tan eficazmente suprimida por el *marketing* de la industria académica, debe mantenerse a raya.

LOS ANTIDEPRESIVOS Y LA IMAGEN DE LA PROFESIÓN

La psiquiatría alcanzó su madurez en los manicomios, esas enormes instituciones victorianas que dominaban el paisaje y albergaban a una multitud variopinta de personas perturbadas, atormentadas y con enfermedades neurológicas. El director médico del manicomio era el prototipo de psiquiatra. El Royal College of Psychiatrists comenzó su andadura en 1841 como la Association of Medical Officers of Asylums and Hospitals for the Insane (literalmente, la Asociación de Médicos Responsables de Manicomios y Hospitales para Dementes) y la revista *British Journal of Pychiatry* se llamó originalmente *Asylum Journal*.

A mediados del siglo XX, los manicomios empezaron a percibirse como un lastre para la profesión. Estaban abarrotados, atestados de personas con enfermedades crónicas, y, a pesar de los intentos de reforma, seguían considerándose como lugares de encarcelación y control. Los psiquiatras se sentían estigmatizados por su asociación con los manicomios, al igual que sus pacientes[36].

Cuando, en la década de 1950, aparecieron los nuevos fármacos que se conocieron como antipsicóticos y antidepresivos, se generó un enorme entusiasmo por la posibilidad de que el pronóstico de las enfermedades mentales se transformara y la psiquiatría se convirtiera por fin en una rama propiamente dicha de la medicina[37]. La profesión se vio apartada de los manicomios y se acercó a la atención médica ambulatoria, donde se recetaban pastillas a las personas para que se sintieran mejor; algo que los psiquiatras no habían podido hacer hasta entonces.

Al final, los manicomios acabaron cerrándose, pero las personas con trastornos mentales graves no se curaron, sino que fueron trasladadas a diferentes tipos de instituciones: residencias privadas y centros vigilados, albergues para personas sin hogar y, en ocasiones, la cárcel[38]. Sin embargo, se volvieron más invisibles como resultado de su dispersión, y los psiquiatras empezaron a ocuparse cada vez más de las personas que tenían problemas menos graves. La prescripción de fármacos y la idea de que estos fármacos actuaban contra un proceso patológico subyacente (el modelo centrado en la enfermedad) fueron cruciales para justificar esta expansión al terreno de los «nervios cotidianos», como lo llamó David Healy[39].

La industria farmacéutica se había dado cuenta desde hacía tiempo de que medicar la desdicha era un mercado lucrativo. Como ya hemos abordado, los barbitúricos y las benzodiazepinas se recetaban en grandes cantidades a mediados del siglo XX. Sin embargo, la mayoría de las recetas provenían de los médicos de familia, y los psiquiatras nunca se mostraron demasiado entusiasmados con los fármacos que actuaban claramente como tranquilizantes y se comercializaban como tal. Pero la aparición de los inhibidores selectivos de la recaptación de la serotonina y otros nuevos fármacos a finales de la década de 1980 acercó más a la profesión y a la industria. Los psiquiatras se convirtieron en un público objetivo importante para la industria y se acostumbraron a los incentivos de las empresas farmacéuticas.

Cuando yo empecé a trabajar en psiquiatría a principios de la década de 1990, había parafernalia de las empresas farmacéuticas por todas partes. Los médicos escribían con bolígrafos de empresas farmacéuticas en notas adhesivas de estas empresas, los calendarios de las compañías farmacéuticas colgaban de las paredes y todas las cocinas de los hospitales estaban llenas de tazas con logos de empresas farmacéuticas. Al menos una vez a la semana, se ofrecía una copiosa comida, cortesía de una empresa u otra, seguida de una charla promocional que se disfrazaba de formación, impartida por el representante de la empresa farmacéutica o un psiquiatra de mayor rango a su sueldo. A estos médicos de más antigüedad y categoría profesional se los invitaba con frecuencia a cenar en restaurantes caros. Los congresos se celebraban en hoteles de lujo en lugares atractivos y se invitaba a asistir y se pagaba generosamente a las «figuras de referencia más influyentes» de la profesión para impartir charlas sobre el producto de una empresa.

El dinero ayudó a que los psiquiatras se sintieran importantes. Alimentó el vulnerable ego de la profesión. Esto me quedó patente en el congreso anual del Royal College of Psychiatrists del verano de 2008. La presidenta del colegio en ese momento era Sheila Hollins, una psiquiatra que había centrado su carrera en el campo de los trastornos del aprendizaje. Hollins es una persona discreta y con principios, que ha defendido las iniciativas de reducir la prescripción innecesaria de antidepresivos y crear servicios para las personas afectadas por los medicamentos recetados[40]. Ella no estaba dispuesta a que el colegio de psiquiatras aceptara el patrocinio de las empresas farmacéuticas bajo su mando. Así que, en lugar de celebrarse en un hotel caro o en un centro de convenciones subvencionado por los ingresos publicitarios, la conferencia anual de la organización en 2008 se celebró en el campus de la universidad Imperial College, al oeste de Londres. Las conferencias y ponencias tuvieron lugar en auditorios y aulas destartalados, y los asistentes tuvieron que sentarse en bancos incómodos y soportar tener que ir a los baños de los estudiantes. Me di cuenta de que los psiquiatras habían sido embaucados por una falsa sensación de importancia debido a la omnipresencia del dinero de las empresas farmacéuticas. Esto era lo que realmente se podía pagar con la cuota de inscripción al congreso... sin patrocinios.

Se puede celebrar un congreso perfectamente adecuado en un entorno destartalado, pero los resultados incoherentes de estudios reducidos sobre los procesos cerebrales pueden no resultar tan convincentes como cuando se presentan en el escenario principal de un flamante y ostentoso palacio de congresos con equipos que integran la tecnología más puntera y múltiples pantallas. La psiquiatría solo puede jugar en primera división gracias al dinero de la industria farmacéutica.

Los fármacos como los antidepresivos otorgaron a la profesión psiquiátrica el prestigio que tanto anhelaba. Le permitieron construir una narrativa de que los psiquiatras son médicos de verdad, que recurren a sofisticados tratamientos médicos, al igual que el resto de médicos y cirujanos. Los psiquiatras creen que se han esforzado mucho para conseguir esto. Durante años, soportaron las burlas de sus colegas y el estigma del público. Pasando por alto la ayuda que recibieron de la industria farmacéutica, finalmente se vieron gozando del estatus que necesitaban y merecían. Naturalmente, la profesión no quiere que se dañe su nueva imagen.

La industria farmacéutica ya no es tanto una pieza clave en la psiquiatría y, para ser justos, la psiquiatría nunca fue su único objetivo (aunque sí uno importante durante muchos años)[41]. La mayoría de antidepresivos no están ya protegidos por patentes y, por lo tanto, no son ya una mina de oro. Con todo, la industria ha ayudado a consolidar los fármacos como el tratamiento estándar para la mayoría de situaciones y ha tejido una red alrededor de la medicina y la psiquiatría que sigue teniendo impacto.

En 2021, el periodista y activista en salud mental Robert Whitaker llevó a cabo una investigación que reveló lo significativos que siguen siendo los vínculos financieros entre los psiquiatras y la industria farmacéutica. Al examinar el sistema estadounidense Open Payments (un programa del Gobierno que registra y hace pública la información sobre los pagos que la industria hace a los profesionales médicos), Whitaker se dio cuenta de lo siguiente:

> El dinero entra en los bolsillos de consultores y asesores que ayudan a las empresas a diseñar sus ensayos clínicos y a redactar artículos sobre los resultados; entra también en los bolsillos de quienes publican revisiones y nuevos análisis del nuevo fármaco

una vez publicados los resultados del ensayo; y también se destina a la red de conferenciantes que ayudan a patrocinar.

A título individual, hay psiquiatras que se benefician con sumas de cientos de miles de dólares. Su valor radica en la credibilidad que otorgan a la investigación favorable de la industria farmacéutica, y en que contribuyen a impulsarla[42].

La industria también tiene una gran influencia en los organismos reguladores de medicamentos, que ahora reciben una parte considerable de su financiación de las empresas cuyos productos deben inspeccionar. La agencia reguladora británica, la MHRA (siglas de Medicines and Healthcare Products Regulatory Agency), obtiene el 86 % de su presupuesto de los pagos de la industria[43]. La industria farmacéutica también financia grupos de pacientes y campañas «populares» que presionan para que se autoricen y adopten determinados medicamentos[44].

Con esto no se pretenden cuestionar las motivaciones de nadie. La industria también desarrolla productos útiles y trabajar con ella para ofrecer verdaderas innovaciones terapéuticas para la sociedad no es intrínsecamente malo. Pero, en última instancia, a las empresas farmacéuticas lo que les interesa es obtener beneficios, y ya sabemos que el dinero es el que manda. Influye en lo que dicen y escriben los académicos, y en lo que hacen los médicos o reguladores, incluso cuando creen que no es así[45]. Es poco probable que un producto tan poco eficaz como los antidepresivos hubiera conquistado nunca un mercado tan masivo sin un importante respaldo de la industria.

Varias personas señalaron en la red social X la larga lista de «conflictos de intereses» (pagos o conexiones con empresas farmacéuticas u otras empresas comerciales) de los autores del «comentario». Alguien insinuó que era más larga que el propio «comentario», y, como pensaba que esto no podía ser verdad, copié y pegué el artículo en un documento de Word utilizando la misma fuente. Resulta que la afirmación no estaba muy desencaminada. El texto del «comentario» consta de unas dos páginas y media, y la «declaración de intereses» tiene algo más de dos. En ella se recogen los pagos que han recibido muchos de los autores de la mayoría de las principales empresas farmacéuticas del mundo.

* * *

Si yo fuera una psiquiatra que pensara que los antidepresivos funcionan a las mil maravillas y que no hay ningún problema con que una quinta parte de la población los tome, probablemente nunca habría llevado a cabo la investigación sobre la serotonina, para empezar. Como se ha visto, muchos prominentes psiquiatras se mostraron plenamente satisfechos con que la gente siguiera creyendo en la ficción del desequilibrio químico. Sin duda, están genuinamente convencidos de que los antidepresivos son eficaces y de que la depresión tiene una causa biológica, aunque admitirían, si se les insistiera (como seguramente se acabará haciendo), que no sabemos cuál es. Pero rara vez lo admiten, al menos en público. Solo puedo suponer que es porque piensan que no importa, ya que al final se identificará la base biológica de la depresión y resultará que los antidepresivos la corrigen.

Pero, para sostener estas creencias, deben oponerse firmemente a una gran cantidad de datos científicos. Deben ignorar la falta de pruebas sólidas de cualquier mecanismo biológico de la depresión y deben hacer oídos sordos a los escasos resultados de los ensayos clínicos con antidepresivos. Deben ignorar el hecho de que los antidepresivos, como otros fármacos psiquiátricos, son sustancias psicoactivas que alteran el funcionamiento normal del cerebro y modifican los pensamientos y sentimientos normales de las personas. Y deben hacer la vista gorda ante el daño innecesario que sufren las personas como consecuencia de tomar estas sustancias a diario durante semanas, meses y, a menudo, años.

Es comprensible que a los médicos les guste infundir esperanza a las personas, especialmente a quienes se sienten abatidas o desconsoladas. Decirle a alguien que no existe ninguna cura milagrosa no es fácil, pero recetar sustancias potencialmente dañinas solo por hacer algo no es hacerle ningún favor. Esto no solo expone a las personas a los efectos desagradables y, en ocasiones, peligrosos e incapacitantes que se producen cuando el cuerpo tiene que lidiar con una sustancia extraña, sino que exime de responsabilidad a la sociedad. En lugar de animarnos a trabajar juntos para crear una cultura y un entorno más compasivos y solidarios, nos permite seguir como hasta ahora, dejando a quienes luchan con su salud mental a merced de la última moda de la medicina. Y se avecinan algunas bastante preocupantes.

PARTE V
El futuro

16

Enfoques alternativos: el bueno, el preocupante y el malo

PSICODÉLICOS PARA LA DEPRESIÓN

Antes de pasar a abordar la depresión y el sufrimiento psíquico desde una perspectiva diferente, me gustaría describir el arsenal de recursos más reciente del que dispone parte del sector de la psiquiatría. Consiste en todo un despliegue de fármacos derivados de la esfera de las drogas recreativas, con los psicodélicos y sustancias similares a los psicodélicos, como la ketamina, a la cabeza[1]. El bombo publicitario que se le da en la actualidad a estos fármacos recuerda a los primeros tiempos del Prozac. Los psiquiatras de la Universidad de Yale (Estados Unidos), por ejemplo, describieron la esketamina como un antidepresivo «revolucionario» y «sin precedentes»[2].

Estos fármacos primero empezaron a revalorizarse en el contexto de lo que se conoce como «psicoterapia asistida con psicodélicos», que se basa en la administración de una sustancia psicodélica junto con sesiones de psicoterapia. Se ha utilizado para tratar diversos problemas, como la depresión, el síndrome de estrés postraumático (SEPT), los problemas de alcohol y drogas, así como la ansiedad ante la muerte en pacientes terminales.

La idea que hay detrás es que la experiencia psicodélica —el «viaje» o «colocón»— puede proporcionar a las personas nuevas impresiones sobre sus vidas y sentimientos, lo que les permitiría desarrollar su «inteligencia sanadora interior» y superar sus problemas emocionales. En teoría, la psicoterapia debería proporcionarse antes, durante y después del colocón para ayudar a las personas a prepararse adecuadamente, apoyarlas durante la experiencia de consumo de las sustancias y, luego, ayudarlas a «procesar» e «integrar» sus visiones inducidas por las drogas[3].

No discuto que, en ocasiones, las personas puedan aprender lecciones de vida o encontrar inspiración en experiencias inducidas por las drogas. Los músicos y artistas han recurrido a los psicodélicos con este fin durante décadas. Otro ejemplo es la forma en la que los sentimientos de conexión social y afecto inducidos por el éxtasis pueden influir en la actitud de las personas hacia las relaciones. El autor y psicoterapeuta Gary Greenberg relató que, solo cuando consumió una droga recreativa, fue capaz de darse cuenta de la profundidad de sus sentimientos por su novia y, posteriormente, le pidió casarse con él[4]. No obstante, lo que Greenberg describe es un proceso de desarrollo personal, facilitado por los sentimientos inducidos por el éxtasis, y no un efecto médico (y la cuestión de si habría llegado a la misma conclusión por otros medios es debatible). Se trata de algo parecido al desarrollo personal que otras personas pueden experimentar a través de los viajes, el baile, el contacto con la naturaleza, el deporte y muchas otras cosas.

Sin embargo, la autoridad que confiere el entorno médico y la perspectiva de una experiencia emocionante y, para algunos, placentera gracias a los efectos de una droga representan una combinación atractiva que no ha pasado inadvertida para el capital de inversión en busca de beneficios. Existe ya una industria consolidada de clínicas privadas que ofrecen ketamina por todo Estados Unidos (la ketamina se puede suministrar porque dispone de una autorización de comercialización como medicamento anestésico), y la legalización de la psilocibina para uso terapéutico, que se inició en el estado de Oregón y se espera que se extienda pronto por todo el país estadounidense, está allanando el camino para una red similar de centros de psilocibina[5].

La base empírica que respalda el uso de los psicodélicos está plagada de problemas, entre ellos el seguimiento a corto plazo, la comunicación selectiva de los resultados positivos y la manipulación estadística. Algunos críticos también han señalado que es imposible realizar un ensayo clínico de doble ciego con psicodélicos porque los efectos que producen son muy característicos y casi todos los participantes pueden distinguir los efectos de una sustancia psicodélica, ya no solo de un placebo, sino también de otras sustancias psicoactivas[6]. En un ensayo clínico supuestamente llevado a cabo con doble ciego en el que se comparaba la ketamina con el opioide remifentanilo, por ejemplo, el 88 % de los participantes y el 89 % de los investigadores adivinaron correctamente lo que se les había administrado a los participantes[7]. Aun así, la mayoría de los ensayos clínicos comparan el fármaco con un placebo inerte.

Esto también plantea un problema particular, ya que los ensayos clínicos con psicodélicos atraen a personas que han consumido las drogas anteriormente y tienen puestas en ellas grandes expectativas[8]. Participan en el ensayo con la esperanza de que se les asigne la sustancia psicodélica, y se pondrán contentos si reconocen que la están tomando y decepcionados si sospechan que están recibiendo el placebo. Por lo tanto, es muy probable que se produzca una amplificación significativa del efecto placebo, lo que distorsionará los resultados.

Los ensayos existentes con dosis únicas o dobles de ketamina para tratar la depresión muestran efectos a corto plazo, pero por lo general solo se ha hecho un seguimiento de las personas durante unos días o, a lo sumo, cuatro semanas[9]. Dos ensayos clínicos aleatorizados han analizado los efectos de la psilocibina (el principio activo de las setas alucinógenas) en personas con depresión, ambos realizados por investigadores vinculados a Compass Pathways (una empresa británica cuyo objetivo es comercializar los tratamientos psicodélicos). Uno de estos estudios observó una mejora temporal del estado de ánimo tras una dosis única de psilocibina, y otro constató que la psilocibina no era mejor que los antidepresivos convencionales, tal y como habían hipotetizado los investigadores[10].

La esketamina está pensada para ser utilizada de forma recurrente, pero, aun así, los ensayos clínicos solo duran cuatro semanas y sugieren que apenas se distingue del placebo. De hecho, cinco de los seis ensayos clínicos completados hasta la fecha de «tratamiento inicial» (la fase de inicio de un tratamiento en lugar de su continuación) han sido negativos y, en el único estudio con resultados positivos, la diferencia entre el fármaco y el placebo fue escasa. La FDA de Estados Unidos, que exige dos ensayos clínicos positivos de la fase inicial del tratamiento para autorizar un fármaco, se saltó sus propias normas (en colaboración con los fabricantes de la esketamina, la empresa Janssen) y concedió la licencia a la esketamina al permitir que se contara como positivo un ensayo clínico sobre la interrupción del tratamiento[11].

La relevancia de los ensayos clínicos que investigan un único tratamiento o uno a corto plazo, no siguen el método doble ciego, incluyen participantes con grandes expectativas y muestran mejoras temporales en el estado de ánimo, en el mejor de los casos, resulta cuestionable. Ya empieza a ser evidente que, a medida que estos tratamientos se van consolidando, la gente comienza a utilizarlos de forma habitual, y el componente de la terapia se reduce o se elimina. Las necesidades financieras están marcando estas tendencias en lo que se está convirtiendo en un entorno empresarial cada vez más competitivo[12].

La industria de la ketamina en Estados Unidos ha creado una red de clientes asiduos. Es poco usual que las personas se sometan solo a uno o dos tratamientos, sino que vuelven una y otra vez, y hay algunas clínicas que ofrecen tratamientos intravenosos con dosis altas dos veces al día[13]. Aunque la gente no desarrolle dependencia físicamente, puede volverse psicológicamente dependiente. Cuando cerraron la clínica de ketamina local de Hannah, ella declaró a *The Guardian*: «Es algo devastador... Siento como si mi vida estuviera estancada»[14]. Otras personas vuelven a por más porque no han obtenido la respuesta que esperaban y que les dijeron que les cambiaría la vida, lo que desmiente la afirmación de que se trata de medicamentos milagrosos[15]. Muchas clínicas de ketamina en Estados Unidos ya no ofrecen terapia, y en la clínica británica de Oxford es «opcional»[16].

La psicoterapia requiere mucho trabajo y es costosa. La tendencia del tratamiento con ketamina se ha basado en administrar el fármaco durante el mayor tiempo posible de la forma más barata posible, y este será inevitablemente el patrón para otros psicodélicos, siempre y cuando lleguen a legalizarse como intervenciones médicas. También hay pruebas de que las empresas dedicadas a los psicodélicos están sacando provecho de la línea cada vez más difusa entre el uso recreativo y el médico. Algunos de los florecientes servicios de ketamina en línea están actuando simplemente como «traficantes de drogas glorificados», como señaló un terapeuta experto en ketamina a *The Guardian*[17].

A medida que los intereses financieros comienzan a predominar, la forma en la que se presentan los psicodélicos también va cambiando. Se presentan cada vez más como si actuaran de manera «centrada en la enfermedad», no como un medio para producir un mejor entendimiento de la terapia, sino como un tratamiento dirigido a un proceso patológico subyacente. El «viaje» o «colocón» inducido por las drogas se pasa por alto en estos planteamientos. En una entrevista publicada en la revista *Nature*, David Nutt, que ha pasado de centrar sus esfuerzos en los antidepresivos a los psicodélicos, indicó que estos últimos «desactivan las partes del cerebro que se relacionan con la depresión» y «resetean los procesos de pensamiento del cerebro» gracias a su acción sobre los receptores de la serotonina del cerebro[18]. Otros afirman que mejoran la «conectividad»[19] del cerebro o que reparan los «efectos neurotóxicos de la depresión»[20]. Al igual que con los antidepresivos, todas estas afirmaciones son especulativas y ninguna de ellas ha sido corroborada.

La teoría centrada en la enfermedad permite posicionar a los psicodélicos no como una intervención puntual que proporciona un estímulo para el desarrollo personal —lo cual no es un buen modelo de negocio—, sino como tratamientos que deben administrarse de forma regular y a largo plazo. También contribuye a desviar la atención de los efectos secundarios y los peligros asociados a su consumo.

Aunque sin duda hay personas que lo disfrutan, un reciente consumidor de ketamina describió la experiencia como «aterradora»[21]. Pero la mayoría de la gente se ha olvidado del «mal viaje» con el bombo publicitario actual.

También se sabe o sospecha que la ketamina y la esketamina se asocian a una larga lista de complicaciones físicas y psicológicas, entre las que se incluyen alteraciones cardíacas, daños en la vejiga, toxicidad hepática, accidentes, deterioro cognitivo, dependencia, depresión y suicidio, pero apenas se les ha prestado atención[22]. Las consecuencias del uso habitual y a largo plazo de otros psicodélicos no se han estudiado, y lo más probable es que no se haga hasta que sea demasiado tarde.

OTROS ANTIDEPRESIVOS NUEVOS

Además de los psicodélicos, existe una preocupante tendencia a transformar otras drogas recreativas y compuestos relacionados en antidepresivos. Uno de estos fármacos, autorizado en 2022, es Auvelity, que consiste en una combinación de bupropión —utilizado como antidepresivo y para dejar de fumar— con un principio activo de los medicamentos para la tos, el dextrometorfano, abreviado como DXM. El dextrometorfano es un fármaco con efectos similares a la ketamina, y se trata de una droga de abuso muy popular entre los jóvenes de Estados Unidos y Europa (su consumo se conoce en inglés como *robotripping*, por el nombre comercial del antitusivo Robitussin). Se sabe que produce síndrome de abstinencia cuando se utiliza de forma regular[23]. La dosis de dextrometorfano en Auvelity es pequeña, lo que puede haber favorecido que los organismos reguladores den su visto bueno, pero el bupropión aumenta la concentración de DXM en el organismo, por lo que la combinación de ambos no es tan inocua como podría parecer[24].

Para comercializar Auvelity, se ha recurrido a una versión de la teoría del desequilibrio químico. El sitio web proclama: «Los expertos creen que la depresión está relacionada con ciertas sustancias químicas del cerebro». Y luego declara: «Aunque no está claro cómo funciona Auvelity en el tratamiento de la depresión, actúa sobre múltiples receptores del cerebro, lo que influye en diferentes sustancias químicas cerebrales». No menciona aspectos relacionados con el abuso o el riesgo de dependencia[25].

Otro antidepresivo recientemente autorizado es la zuranolona (comercializada como Zurzuvae), que se ha aprobado para el tratamiento de la depresión posparto y se está probando para el tratamiento de la depresión en general. Aunque se desarrolló para simular los efectos de una hormona del embarazo, su acción principal se asemeja a la de las benzodiazepinas. En este sentido, se afirma que actúa reequilibrando los niveles de la sustancia química cerebral GABA, el blanco principal de las benzodiazepinas. Algunos investigadores vinculados al fabricante de la zuranolona, Sage Therapeutics, han postulado que el GABA puede tener niveles «bajos o reducidos» en las personas con depresión[26]. Los estudios sobre el potencial para generar dependencia de la zuranolona duraron solo dos semanas; en otras palabras, fueron del todo inadecuados[27].

También se han investigado varios fármacos opioides, como la buprenorfina y la esmetadona, para su uso en el tratamiento de la depresión, a pesar de la funesta historia de la prescripción de opioides en Estados Unidos. Los investigadores aliados con los fabricantes de opioides justifican su uso afirmando que la depresión está relacionada con una «disregulación» del sistema opioide natural[28] o, si no, le restan importancia a los efectos opioides de los fármacos[29]. No obstante, incluso aquellos que se muestran a favor de estos nuevos fármacos tienen dudas al respecto, y señalan que no se ha descartado de forma concluyente el potencial de abuso y dependencia que presentan estos fármacos[30].

Es demasiado pronto para saber hasta qué punto tendrán éxito estos nuevos compuestos. ¿Los médicos y la sociedad los acogerán con los brazos abiertos, o se mostrarán sensatamente cautelosos? Todos son tratamientos diarios, como los antidepresivos actuales, por lo que, si tienen éxito, es probable que se disparen los problemas de dependencia y de síndrome de abstinencia.

Al igual que los antidepresivos, el negocio de los psicodélicos y estos otros compuestos nuevos o reconvertidos prospera gracias a la desesperación de las personas a las que se les ha hecho creer que existe una cura milagrosa para sus problemas. Y, como los antidepresivos, ignoramos el alcance de las consecuencias físicas y psicológicas de tomar estos fármacos a largo plazo. Una vez más, la comunidad médica y los organismos reguladores se apresuran a hacer que estos fármacos estén ampliamente disponibles antes de que haya datos adecuados sobre el daño que podrían causar. Toda una nueva serie de experimentos extraoficiales se están llevando a cabo en un público incauto.

UN ENFOQUE ALTERNATIVO

Este viraje hacia sustancias químicas cada vez más peligrosas y adictivas para tratar la depresión indica que ahora, más que nunca, se necesita un enfoque distinto. En lugar de ver la depresión, la ansiedad y otros problemas emocionales como cosas que deben erradicarse, como una enfermedad infecciosa o una apendicitis, debemos volver a recuperar el sentido original de la depresión y otras afecciones anímicas que ya he expuesto anteriormente. Esto implica que, en vez de un «tratamiento», en el sentido medicalizado del término, lo que las personas necesitan es apoyo para ayudarlas a superar los momentos difíciles y aprovechar sus propios recursos. Este enfoque no es quizás tan atractivo como el escaneo de cerebros y la prescripción de fármacos novedosos, pero no crea falsas ilusiones, no produce efectos secundarios ni deja a la gente con secuelas persistentes. En última instancia, puede permitir llevar una vida más satisfactoria.

En el capítulo tres, expuse la opinión de que la depresión es una especie de estado emocional, y que estos estados son, por su naturaleza, reacciones a nuestras circunstancias, condicionadas por nuestras experiencias previas. En otras palabras, nuestras emociones son una parte integral de quienes somos, de nuestro carácter. La publicidad farmacéutica y las campañas de concienciación sobre la salud han intentado convencernos exactamente de lo contrario. El eslogan de una de ellas, «La depresión es un defecto químico, no del carácter», ha generado toda una gama de productos, como sudaderas, pegatinas para el coche y regalos[31].

Pero pensar en la depresión como una parte de lo que somos no tiene por qué significar que sea un «defecto». Hay muchas cosas en el mundo que deberían deprimirnos, y mucha gente tiene razones de peso para estar deprimida. Las condiciones socioeconómicas y las experiencias vitales tienen un profundo impacto en las posibilidades de que la sociedad sufra depresión, como hemos visto.

Además, si algunas personas están menos capacitadas que otras para afrontar el estrés y las presiones de la vida moderna, esto es motivo de solidaridad y compasión, no de culpa. Cuestionar el modelo biológico de la depresión no niega la importancia de empatizar con quienes sufren. De hecho, pensar en la depresión como una reacción emocional significativa nos prepara mejor para imaginar el dolor de los demás y entender de dónde viene. Comprender la depresión de esta manera es también intrínsecamente optimista, porque hace hincapié en que las personas pueden cambiar y progresar.

Las campañas como la de «Es la química, no el carácter» y otras por el estilo se basan en la suposición ampliamente aceptada de que considerar la depresión como una enfermedad cerebral reduce el estigma. Sin embargo, hay un volumen considerable de investigaciones que demuestran que ver los problemas de salud mental como trastornos cerebrales genera un mayor estigma, no menor. Numerosas encuestas de actitud han constatado que, cuando a las personas se les presentan explicaciones biológicas sobre las enfermedades mentales, en comparación con las explicaciones psicológicas o sociales, son más propensas a pensar que quienes las padecen son peligrosas y que no tienen posibilidades de recuperación, y se muestran menos propensas a querer relacionarse con ellas. Las explicaciones biológicas tampoco invitan a culpar menos al individuo[32].

DEPRESIÓN Y CAMBIOS

Hace algunos años, tutelé a Maev Conneely, una estudiante prometedora que analizó lo que las personas con depresión escribían en los blogs de internet. La mayoría de los blogueros creían en la teoría del desequilibrio químico de la depresión: una señalaba que no tenía suficientes «sustancias químicas de la felicidad» en su cerebro. Sin embargo, cuando estos internautas hablaban de su recuperación, revelaban una comprensión diferente de la depresión.

En los blogs, los usuarios comentaban que la depresión les había brindado la oportunidad de identificar qué iba mal en sus vidas, lo que les faltaba y lo que deseaban. Para muchos, esto implicó reevaluar el papel de su trabajo o de su carrera profesional, y de los estándares convencionales del éxito. Se dieron cuenta de que trabajar muchas horas para ganar más dinero y conseguir una promoción y un estatus más elevados no les había aportado satisfacción. Empezaron a preguntarse qué significaba llevar una «buena vida». Para algunas personas, esto supuso apreciar las pequeñas cosas y ser más conscientes del momento presente; para otras entrañó el redescubrimiento de la fe religiosa. Fue un proceso activo que solo podía ser impulsado por el propio individuo que estaba experimentando sufrimiento; tenían que «tomar las riendas», como expresó una persona. Otra lo describió como forjar «un nuevo yo».

Estos blogueros describieron la recuperación de la depresión como un viaje que implicó cambiar sus circunstancias, pero también modificar aspectos fundamentales de sí mismos: lo que valoraban y cómo vivían. Fue un proceso positivo que los llevó a «ser mejores versiones de sí mismos», un proceso de crecimiento[33].

RECUPERARSE DE LA DEPRESIÓN

Así es como Joe Tudor ve también su recuperación de la depresión. Joe es un hombre de treinta y pocos años al que conocí recientemente, y que accedió amablemente a contarme su historia. Joe creció en el norte de Inglaterra, y, cuando tenía veintitrés años, se trasladó a Londres y consiguió un trabajo en una empresa de selección de personal. Trabajaba duro y era bueno en su trabajo, se llevaba bien con sus compañeros, jugaba al fútbol varias veces a la semana y salía a tomar algo con sus amigos. Era un «tío completamente normal», me dijo.

Sin embargo, a veces tenía problemas para conciliar el sueño, y, después de una ruptura amistosa pero repentina con su novia, la situación empeoró. Algunos días tenía tanta falta de sueño que empezó a cometer errores en su trabajo y, en una ocasión, citó a la hora equivocada para una entrevista a un candidato para un puesto de trabajo. El cliente se molestó un poco con Joe, pero él se sintió destrozado por haber metido la pata. Se fue a casa y lloró. Empezó a verse inútil y, a pesar del apoyo de su equipo de fútbol, también se sentía solo. Cada vez le resultaba más difícil seguir adelante tanto en el trabajo como en casa, así que al final hizo lo que creía que tenía que hacer y fue a ver a su médica de cabecera.

Joe dijo que su médica se mostró comprensiva, pero que la consulta fue breve. Le hizo las nueve preguntas del cuestionario de salud del paciente (PHQ, por sus siglas en inglés), un test —cuya elaboración fue financiada, por cierto, por Pfizer, los fabricantes de la sertralina, un inhibidor selectivo de la recaptación de la serotonina— que se utiliza habitualmente para detectar la depresión en medicina general[34]. Entonces le dijo, con calma y autoridad: «Joe, tienes un episodio depresivo mayor grave». Él se quedó de piedra. Sabía que estaba afligido, pero no pensaba que pudiera tener una afección médica grave. Por otro lado, se sentía vulnerable y necesitaba ayuda. Preguntó por qué la tenía, y ella le dijo que no se preocupara: «Tienes un desequilibrio químico». Se marchó con una receta de sertralina.

Joe no estaba seguro de si tomar el antidepresivo. Intentó ponerse en contacto con varias organizaciones de salud mental para pedirles consejo, pero nadie le respondió. Preguntó a sus amigos, y varios le contaron que también estaban tomando antidepresivos y que no había nada de lo que preocuparse. Le sugirieron que los tomara. Y así lo hizo.

Durante unas semanas se sintió mejor, pero pronto volvieron a aflorar los sentimientos negativos. Volvió a su médica y le aumentó la dosis. No le sirvió, así que se la volvió a aumentar. Estaba en lista de espera para recibir terapia, pero no veía cómo eso le podría ayudar si lo que tenía era un desequilibrio químico. Aun así, quería estar en contacto con alguien que entendiera su situación. Quería tener algún sitio al que acudir para recibir consejos y hablar de sus preocupaciones, pero no encontraba ninguno.

Se sentía peor que antes. Ahora pensaba que tenía una enfermedad grave y que el tratamiento recomendado no estaba funcionando. Pensó que nunca se pondría mejor, que tendría que dejar su trabajo y volver a casa de su madre. El antidepresivo afectaba a su capacidad de coordinación, por lo que le costaba jugar al fútbol, pero ya le daba igual. Cuando le comentó a su madre la posibilidad de dejar el fútbol, su pasión de toda la vida, ella se alarmó. Quizá necesitaba probar algo diferente, le sugirió; tal vez debería pensar en dejar de tomar el antidepresivo.

Así que Joe volvió a su médica para pedirle que le retirara la medicación. Casualmente, justo al mismo tiempo, la clínica de terapia psicológica tuvo una cancelación y Joe se quedó con la cita. Joe afirma que la terapia le brindó apoyo mientras reducía la medicación y lo ayudó a reflexionar sobre las causas de sus problemas. Esto le permitió darse cuenta de que el trabajo que tenía no le estaba haciendo ningún bien. Lo había disfrutado y estaba bien pagado, pero quería hacer algo más valioso.

Así que Joe lo dejó y emprendió un viaje. Suena a cliché, pero la experiencia le abrió los ojos a otras culturas y a otras filosofías. Fue voluntario en un templo sij y pasó un tiempo en un templo budista. Aprendió sobre la importancia de las actividades sencillas en comunidad, como compartir una comida, y descubrió una visión diferente del sufrimiento, una que sugiere que puede ser un estímulo para el crecimiento personal.

Una mañana, mientras contemplaba el amanecer sobre el Everest, se dio cuenta de lo lejos que había llegado. Y supo que, si no hubiera sido por su depresión, no estaría allí, presenciando la belleza de ese amanecer. La depresión le había enseñado lo que no quería en la vida y le había ayudado a emprender el camino para encontrar lo que deseaba.

Cuando Joe regresó por fin a Reino Unido, se le ocurrió la idea de crear una organización que combinara las distintas cosas que le habían resultado útiles bajo un mismo paraguas. Durante un año, trabajó desde la casa de su madre y luego obtuvo financiación para un proyecto piloto. Regresó a Londres y fundó Reconnect Club.

El Reconnect Club se define a sí mismo como «una comunidad inclusiva que ayuda a las personas a encontrar esperanza en los momentos difíciles»[35]. Con la ayuda de Gillian Bowden, psicóloga clínica y autora principal del informe *Understanding Depression* (*Comprender la depresión*) de la British Psychological Society, el organismo profesional de psicólogos de Reino Unido[36], Joe comenzó dirigiendo un programa piloto de seis semanas diseñado conjuntamente por los miembros del club. La intención era que se discutieran temas como «qué es la depresión» en un entorno seguro y comprensivo, para que cada individuo pudiera desarrollar su propia comprensión de sus dificultades particulares. También se pretendía que fuera una forma de conectar a las personas, de manera que pudieran proporcionarse apoyo y validación mutuamente, y de presentarles una serie de actividades y recursos para que cada uno pudiera decidir qué podía serle útil.

La iniciativa de «prescripción social» del National Health Service de Reino Unido también tiene como objetivo conectar «a las personas con actividades, grupos y servicios de su comunidad para que puedan satisfacer las necesidades prácticas, sociales y emocionales que afectan a su salud y bienestar»[37]. La prescripción social se lleva a cabo de diferentes maneras en distintos sitios, pero un modelo común implica que un miembro del personal empleado por una consulta de medicina general oriente a las personas hacia los servicios comunitarios adecuados. Carece del elemento de apoyo personal y mutuo, pero se puede remitir a las personas a otros lugares que sí lo ofrezcan[38].

El problema es que los servicios comunitarios están muy dispersos y, como pudo comprobar el propio Joe por sí mismo, no es fácil encontrar lugares que satisfagan la necesidad de las personas de conocer a otras en un entorno de apoyo mutuo. Con todo, cuando hablamos, Joe quiso destacar que el Reconnect Club no pretendía ser un fin en sí mismo. No quería que se convirtiera en una muleta para la gente. Quería que la gente se sirviera de él para desarrollar su confianza, amistades y rutinas que los ayudarían a seguir con sus vidas. No quería que los demás se sintieran devastados y desesperados como cuando él pensaba que tenía un desequilibrio en el cerebro. Y, sobre todo, quería que la gente se diera cuenta de que sus experiencias con la depresión podían ayudarles a crecer.

AYUDAR A LAS PERSONAS CON DEPRESIÓN

Entender la depresión como una reacción emocional que está entrelazada, como todas nuestras emociones, a nuestra historia y carácter individual significa que no existe un sustituto universal para los antidepresivos. Recuperarse de la depresión es un proceso personal distinto para cada individuo, que depende de las circunstancias que lo llevaron a sentirse deprimido en primer lugar. Apoyar a las personas en este camino, ya sea como profesionales, amigos o familiares, consiste en ayudar a las personas a identificar las causas de su descontento, preocupación o desesperación y ver cómo abordarlas. Cuando las circunstancias no pueden resolverse fácilmente, esto puede implicar hacer que las personas se sientan aceptadas y apoyadas mientras lidian con sus emociones.

Por lo tanto, «tratar» la depresión debe consistir, ante todo, en ayudar a las personas a abordar los problemas de sus vidas. Algunas personas necesitan consejos sobre relaciones; otras, actividades sociales para combatir la soledad; otras, asesoramiento sobre deudas; otras, ayuda para encontrar trabajo; otras, la orientación de un sindicato para resolver problemas laborales o de acoso. Hay quienes pueden beneficiarse de la psicoterapia profesional con un especialista que les ayude a superar experiencias traumáticas o estresantes del pasado. Y otros necesitarán espacio y apoyo para descubrir qué quieren de la vida. La terapia puede ayudar en este proceso en algunos casos, como en el de Joe, pero ciertas personas encuentran otras formas de resolverlo. Para cada individuo, los métodos y respuestas serán diferentes.

No obstante, contamos con varias medidas generales que se pueden tomar para mejorar el estado de ánimo. La guía sobre la depresión de 2022 del NICE (National Institute for Health and Care Excellence) enumera nueve acciones para combatir la depresión «menos grave» y ocho para la depresión «más grave» que no implican tratamiento farmacológico y han demostrado su eficacia en ensayos clínicos controlados y aleatorizados. Entre ellas se incluyen diversas formas de psicoterapia, como la terapia cognitivo-conductual (TTC) y la terapia de solución de problemas, así como otras cosas que las personas pueden hacer por sí mismas, como el ejercicio y la meditación o *mindfulness* (atención plena)[39]. Se ha demostrado que hay distintas formas de hacer ejercicio que resultan beneficiosas, como correr, andar y bailar, y los efectos a corto plazo son generalmente mayores que los obtenidos con antidepresivos[40]. Entre las cosas que no se han probado en ensayos clínicos aleatorizados, pero que probablemente sean eficaces, o al menos no causan ningún daño, se incluyen seguir una dieta saludable, mantenerse activo y tener una rutina diaria regular.

Le pregunté a Joe qué le había ayudado a él. Enumeró —sin ningún orden en particular— a su terapeuta: jugar al fútbol, sus compañeros de equipo y otros amigos, su familia, mantenerse ocupado, dejar su trabajo, viajar, conocer otras culturas, relacionarse con personas con distintos valores, hacer cosas que nunca había hecho antes (como meditar), correr, leer el libro de Johann Hary *Lost Connections* (en español, *Conexiones perdidas*)[41], gestionar sus problemas de sueño y, en última instancia, hacer algo para ayudar a otras personas a encontrar un nuevo propósito en la vida.

La comunidad Reconnect Club de Joe tiene como objetivo ayudar a las personas a encontrar sus propias soluciones únicas, junto con el ingrediente probablemente más poderoso de todos: la bondad y la comprensión humanas.

¿Y QUÉ PASA SI ESTO NO FUNCIONA?

Mientras escribo esto, puedo oír las protestas de personas que dicen que han intentado todas estas cosas, pero que siguen sintiéndose deprimidas. ¿Qué puedo ofrecerles? Mucha gente considera que se debe brindar algún tipo de solución. Como me escribió airadamente alguien por correo electrónico: «Sin una explicación firme o una alternativa [a los medicamentos antidepresivos...], me parece que la publicación de sus hallazgos puede resultar extremadamente peligrosa».

Reconozco que no tengo una solución universal bajo la manga, pero eso no significa que tomar antidepresivos o cualquier otro medicamento de eficacia cuestionable y potencialmente nocivo sea necesario o recomendable. Como dicen las palabras del juramento hipocrático, «me abstendré de causar daño».

Este es el caso también de las personas con depresión mayor, incluyendo aquellas con estados «melancólicos» o psicóticos que requieren hospitalización. Como expliqué anteriormente, en ocasiones, la terapia electroconvulsiva puede contrarrestar temporalmente la tristeza profunda de las personas, pero no tiene beneficios duraderos. Simplemente, no existe una solución milagrosa. Lo que se necesita en esta situación es el cuidado: cuidar de las personas, ayudarlas a comer y beber, mantenerlas a salvo, hacerles compañía, proporcionarles tranquilidad y apoyarlas para que poco a poco puedan enfrentarse de nuevo al mundo. La gran mayoría de las personas con depresión se recuperarán por sí mismas al final. Puede llevar meses, a veces incluso más, pero no hay pruebas de que los antidepresivos, la terapia electroconvulsiva o cualquier otro tipo de intervención médica acorten la duración final del problema.

Cathy, de quien hablamos en el capítulo tres, muestra cómo se puede sacar partido a su experiencia con la depresión, incluso cuando esta ha sido prolongada y grave. Cathy dedica ahora parte de su tiempo a ayudar a los profesionales sanitarios de los departamentos médicos y los servicios de urgencias y emergencias a aprender a interactuar de forma más positiva y sensible con los pacientes con problemas de salud mental, que a menudo suelen considerarse como una molestia para el personal ocupado en atender otras emergencias médicas. Anima a los expertos a adoptar un enfoque colaborativo, a trabajar con el individuo y a mirar más allá de la crisis inmediata, para considerar cuáles podrían ser las causas originales e identificar el tipo de ayuda adecuado.

LA POLÍTICA DE LA ANGUSTIA

Entender los problemas emocionales, como la depresión, como reacciones comprensibles a los acontecimientos vitales y a la adversidad pone de relieve la naturaleza política de la salud mental. En efecto, varios autores han sugerido que la actual epidemia de enfermedades mentales está relacionada con la era moderna del capitalismo perfeccionado, al que muchos se refieren como capitalismo neoliberal, y que el terapeuta y escritor Oliver James denomina «capitalismo egoísta». Se pone de relieve que, en contraste con el capitalismo más redistributivo de mediados del siglo XX, el capitalismo neoliberal es tremendamente competitivo; ha conducido a unos índices desorbitados de desigualdad; se basa en la inseguridad del empleo y los ingresos; ha erosionado las fuentes tradicionales de apoyo, como los sindicatos, y ha dañado la cohesión de la comunidad[42].

Al mismo tiempo que crea las condiciones para una angustia desenfrenada, la sociedad neoliberal nos insta a ver nuestras reacciones como problemas de nuestra biología; ya sea la química de nuestro cerebro, nuestra genética o nuestra configuración neuronal. Esto desvía convenientemente la atención de cómo las características del sistema actual podrían ser las culpables. Nos impide entender nuestras emociones como «comentarios sobre la vida social», como apunta James Davies[43]. Los antidepresivos son la solución perfecta para esta perspectiva. Además de pretender resolver un problema social o personal de forma médica, disminuyen nuestra sensibilidad y, por lo tanto, nos insensibilizan potencialmente ante el sufrimiento, la injusticia y la explotación que nos rodea, así como ante nuestros propios problemas.

Pero, ya sea el capitalismo neoliberal o cualquier otro sistema económico, la transformación de los problemas sociales, políticos y personales en cuestiones médicas es profundamente conservadora (en sentido general, no político). Ampara cualquier filosofía política o régimen económico que exista en la actualidad, sea de derecha o de izquierda, contra las críticas legítimas.

Además, la medicalización, o lo que el sociólogo Nikolas Rose denominó la «remodelación psiquiátrica del descontento»[44], no es, a fin de cuentas, un enfoque compasivo para el individuo. En lugar de apoyar a las personas con problemas de salud mental, las aísla. Las transforma en «pacientes» que necesitan curarse de sus defectos internos, biológicos o cognitivos. Lejos de exonerarlas de culpa, se centra en sus carencias individuales, lo que probablemente sea la razón por la que se ha constatado que las explicaciones médicas aumentan el estigma en lugar de reducirlo.

El enfoque médico no ayuda a la gente a hallar la salida a sus problemas; reemplaza una comprensión profunda de la afección de cada individuo con una etiqueta diagnóstica. Y, en lugar de proporcionar el apoyo social y colectivo que necesitan la mayoría de personas, las disuade de comprender las implicaciones sociales de sus sentimientos y las frena a la hora de acercarse a otros para encontrar soluciones en grupo. Socava el valor redentor de la acción y el poder, la amistad y la creatividad que se fomentan cuando la población se une para abordar conjuntamente las causas sociales del descontento.

17

Consentimiento informado

Así pues, ¿qué hemos aprendido? Desde el principio, la teoría del desequilibrio químico de la depresión fue más una quimera que ciencia. Las pruebas de hoy en día no la han confirmado, pero la comunidad médica se ha mostrado reacia a abandonar la teoría. Y esto es así porque esta sirve para representar la depresión como un trastorno médico y para presentar a los fármacos que se utilizan para combatirla como tratamientos selectivos específicos. De este modo, se puede decir que los efectos dudosos de los antidepresivos merecen la pena; es más, que son necesarios y salvan vidas.

Al revelar que la teoría de la serotonina para explicar la depresión no está demostrada —que es más una especulación que un hecho—, la publicación de nuestro artículo hizo que se derrumbaran las bases que sustentaban el uso de los antidepresivos. Resulta que los antidepresivos no hacen lo que se supone que pretenden hacer, es decir, revertir la causa subyacente de la depresión, o al menos no hay pruebas de que sea así.

Es más, a pesar de las robóticas afirmaciones en sentido contrario, los resultados de los ensayos clínicos y otros estudios apuntan a que los antidepresivos no funcionan. No hacen que la gente se sienta mejor. Tienen un efecto placebo y embotan las emociones, pero no hay razones para creer que ayuden a las personas de forma significativa.

La comunidad científica farmacéutica se ha dejado engatusar por la idea de que los antidepresivos son una fórmula milagrosa y ha olvidado que se trata de sustancias químicas extrañas que alteran nuestro estado biológico habitual y nuestra actividad mental con efectos potencialmente perjudiciales. Esto significa que la investigación sobre el impacto que tiene el consumo de antidepresivos para los seres humanos ha sido lamentablemente insuficiente. Sus graves consecuencias, como los síntomas de abstinencia prolongados y la disfunción sexual persistente, solo han empezado ahora a salir a la luz, y gracias a la valentía y la perseverancia de aquellas personas cuyas vidas han quedado trastornadas por estos fármacos. Aunque la mayor parte de la profesión médica sigue actuando como si estos problemas no existieran, se trata de las consecuencias previsibles, y a la vez impredecibles, del uso de sustancias químicas que interfieren en el funcionamiento normal de un órgano con un equilibrio tan delicado como el cerebro.

Lo que vino después de la publicación de nuestro artículo sobre la serotonina fue un intento concertado y, en ocasiones, coordinado por parte de ciertos sectores de la profesión psiquiátrica y los medios de comunicación para mantener ocultas a la sociedad las pruebas sobre la naturaleza de la depresión y los antidepresivos, y acallar el debate sobre todas las cuestiones que se han planteado en este libro. Fue un ejemplo ilustrativo de cómo los intereses de poder dan forma a lo que se hace pasar por conocimiento científico[1]. Esta situación es un auténtico escándalo y hay que ponerla en tela de juicio, pues impide a las personas ejercer uno de sus derechos más básicos: el derecho al consentimiento informado.

* * *

Sentada aquel frío día de febrero de 2022 en la sede del Royal College of Psychiatrists de Reino Unido, mientras revisaba diez cajas de documentos sobre la campaña de concienciación sobre la depresión «Defeat Depression», me percaté del cambio radical que se ha producido en nuestra forma de entender las emociones y, en general, nuestra vida mental. Mientras que antes solíamos pensar que nuestros estados de ánimo eran un reflejo de nuestras vidas y que la depresión era la consecuencia comprensible de la adversidad, la pérdida, el fracaso, el aislamiento, el estrés, el aburrimiento y la falta de metas, ahora la vemos como un estado neuroquímico, como una característica del cerebro, no de la persona.

El cambio se produjo, en parte, como resultado de una propaganda masiva orquestada por la industria farmacéutica con la connivencia de la profesión médica. Los psiquiatras y otros médicos no solo no lograron impedir que la industria farmacéutica difundiera el mito del desequilibrio químico, sino que a menudo se sumaron a él porque, aunque sabían que la teoría no estaba demostrada, ellos mismos querían creerla a toda costa.

Mark y yo crecimos en diferentes estadios de esta transformación. Cuando revisé los resultados de las encuestas encargadas por la campaña «Defeat Depression», me di cuenta de que mi yo adolescente no había estado sola. Antes del advenimiento de los inhibidores selectivos de la recaptación de la serotonina y de la avalancha de *marketing* que los acompañó, la mayoría de la población británica se resistía a la medicalización de sus emociones y se mostraba recelosa ante la posibilidad de que los fármacos que se presentaban como tratamientos para los problemas emocionales pudieran nublar la mente y alterar sutilmente la personalidad.

Pero a las generaciones que crecieron a partir de la década de 1990 se les ha ido inculcando gradualmente la idea de que los pensamientos y sentimientos no deseados son trastornos médicos, resultado de mecanismos cerebrales defectuosos que requieren tratamiento médico, normalmente en forma de fármaco. Y, lo que es más importante, se ha convencido a la gente de que esta postura está científicamente demostrada.

La consiguiente debilitación de la cautela y el recelo naturales de las personas han desembocado en la epidemia de consumo de medicamentos que tenemos hoy en día, en la que millones de personas toman antidepresivos y otros fármacos que se prescriben para problemas comunes de salud mental. Muchos siguen tomando la medicación durante años, a pesar de que casi no hay investigaciones que documenten las consecuencias de tomar estos fármacos durante tanto tiempo.

Afortunadamente, la mayoría de las personas sobreviven a su experiencia con los antidepresivos sin apenas secuelas, sobre todo si no los han estado tomando durante demasiado tiempo. Muchas se sienten agradecidas por haber tomado antidepresivos. Para algunas, el embotamiento emocional que produce este fármaco puede haber resultado realmente beneficioso, pero sabemos que la principal razón por la que la gente se siente mejor cuando toma antidepresivos se debe al efecto placebo, es decir, gracias a la esperanza que los medicamentos proporcionan. A corto plazo, esta esperanza mejora el estado de ánimo, pero, a la larga, no sabemos cómo evoluciona. Más bien, al contrario, puede conducir a la desilusión y el abatimiento cuando las personas se dan cuenta de que el remedio prometido no funciona después de todo, y puede prolongar y empeorar la depresión al no motivar al individuo para asumir un papel más activo en su recuperación.

Es difícil saber cuántas personas exactamente se han visto perjudicadas por los antidepresivos, pero hay al menos decenas de miles de ellas, como Mark, Audrey, Roy y Adele, que han sufrido síntomas incapacitantes durante años, y muchas más, como Tom, que han soportado las molestias a corto plazo. Todas son víctimas de un programa masivo de desinformación. Se les vendió la idea de que eran personas con defectos biológicos, junto con un remedio simple que parecía científico. No se les dijo que las pastillas que se les proponían eran poco mejores que un placebo para aliviar los síntomas, ni que los efectos a largo plazo básicamente no se conocían ni se habían probado. Se les animó a tomar y seguir tomando su medicación, y no se les advirtió de lo difícil que sería dejarla, ni del riesgo de sufrir complicaciones.

Esta situación todavía persiste. A pesar de la cobertura mediática de nuestra revisión, a la gente se le sigue diciendo que la depresión se debe a un desequilibrio químico[2], o a algún otro mecanismo biológico especulativo, y que este mecanismo puede corregirse o mejorarse con antidepresivos. Los efectos adversos se siguen presentando como si fueran un inconveniente sin importancia. No es de extrañar que las prescripciones sigan aumentando.

La historia de la teoría de la serotonina ilustra cómo la supuesta explicación científica que se nos ha vendido durante las últimas décadas es una invención fantasiosa de una profesión insegura, difundida por los departamentos de *marketing* de las más poderosas empresas farmacéuticas. Al trabajar en el ámbito de la psiquiatría académica, soy consciente desde hace tiempo de que gran parte de lo que se escribe en los libros de texto, lo que llena las páginas de las revistas académicas y lo que se enseña a los estudiantes y a los médicos en formación sobre la naturaleza de la depresión y de los antidepresivos es una imagen engañosa y parcial. Pero sabía que había otras personas, algunas con puestos influyentes, que, como yo, creían que las pruebas científicas contaban una historia diferente. Ingenuamente, tal y como lo veo ahora, tenía fe en que la verdad saldría finalmente a la luz.

Ser testigo del proceso de construcción y defensa de la narrativa actual en plena acción resultó impactante, como me sucedió tras la publicación del artículo sobre la serotonina. Los extremos a los que llegaron algunos sectores de la profesión psiquiátrica con tal de evitar que el público escuchara otra visión sobre la depresión fueron asombrosos. Intentaron impedir que hablara sobre el artículo en público y trataron de convencer a este para que no me escuchara (porque no era algo importante). Hostigaron a una periodista polaca inocente; pretendieron desacreditar nuestra investigación con críticas espurias e irrelevantes (si bien en ningún momento negaron realmente nuestras conclusiones); cegaron a su audiencia con un torrente de especulaciones vagas y a menudo incomprensibles camufladas de ciencia, y declararon repetida y autoritariamente que los antidepresivos «funcionan» y «salvan vidas», sin reconocer nunca las escasísimas pruebas en las que se basaban tales proclamaciones.

Aunque no me cabe duda de que estas personas creían estar actuando en el mejor interés de la sociedad, se mostraron reacias a dejar que la gente decidiera por sí misma cuáles eran esos intereses. Algunos sectores de la profesión psiquiátrica están profundamente convencidos de la idea de que la depresión es un trastorno biológico; han construido su templo sobre estos cimientos, y lo defenderán con uñas y dientes.

La visión dominante de los problemas de salud mental como trastornos médicos que requieren tratamientos médicos tiene su origen en intereses comerciales y profesionales arraigados desde hace mucho tiempo; no es algo imparcial, como sus defensores quieren hacer creer. Se trata de una visión sostenida por una alianza informal de instituciones y personas con poder: empresas farmacéuticas, médicos, instituciones de investigación y medios de comunicación.

La difusión inmediata que recibió nuestro artículo permitió que se filtrara una opinión diferente por un instante fugaz, pero esto solo demostró lo eficaz que había sido el control del mensaje desde el principio. La chispa se apagó enseguida.

Parece que la historia de la medicina se repite sin cesar. Los barbitúricos, las benzodiazepinas y los opioides se han suministrado a manos llenas a pacientes confiados y vulnerables en diferentes momentos, hasta que finalmente se reconocieron sus peligros. Ahora se sabe que los antidepresivos, el tratamiento para la salud mental más popular de los últimos tiempos, han causado un sufrimiento inconmensurable a decenas de miles de hombres y mujeres a cambio de pocos beneficios, si es que ha habido alguno. Además, al igual que ocurrió con sus predecesores, muchas personas no pueden dejar de tomarlos. La verdad es que los médicos y otros expertos en salud pueden no actuar siempre en nuestro mejor interés.

El resultado es que la gente debe informarse por su cuenta sobre lo que señalan las pruebas científicas. Para facilitar esta tarea, he expuesto una forma diferente, pero científicamente respaldada, de explicar los efectos de los antidepresivos, que pone de manifiesto cómo alteran la percepción consciente normal y la experiencia mental. Esta visión responde a nuestra comprensión instintiva de la probabilidad que tienen los fármacos que modifican la química de nuestro cerebro de alterar nuestras emociones; una comprensión que las campañas publicitarias nos han hecho olvidar. Esta información, junto con los datos sobre los efectos del síndrome de abstinencia, la disfunción sexual y otras consecuencias para la salud, resulta fundamental para permitir que cada individuo evalúe los pros y los contras de tomar antidepresivos en su situación particular y única.

Con todo, el conocimiento puede resultar doloroso, especialmente cuando nos obliga a reevaluar las creencias que hemos adoptado sobre nosotros mismos y las decisiones que hemos tomado. Asimismo, enterarse de los riesgos hasta ahora poco conocidos de los antidepresivos resultará aterrador para quienes los toman. Pero el conocimiento también es poder, como se suele decir. Nos abre el camino para tomar decisiones que, de lo contrario, no nos habríamos planteado.

Mientras haya personas infelices, ansiosas e inseguras, habrá otras que intentarán lucrarse con su desdicha. Ya hay un aluvión de nuevas tecnologías y sustancias que están disponibles o en desarrollo —entre ellas, la psicoterapia asistida por psicodélicos, la ketamina y los opioides—; todas acompañadas del mismo bombo publicitario con el que se presentó el Prozac hace unas décadas. Al igual que los antidepresivos, tienen muy pocos beneficios —si es que tienen alguno—, y nadie se ha dedicado a investigar las consecuencias de tomar estas sustancias año tras año, como muchos inevitablemente harán. No cabe la menor duda de que las empresas que ofrecen estos tratamientos «revolucionarios» estarán encantadas de que sus consumidores vuelvan a por más. Y, a medida que se amplía la variedad de formas de juguetear con el cerebro, las víctimas no harán más que aumentar.

Cuando te dan una solución a un problema complejo de la vida que suena demasiado buena para ser verdad, probablemente estés en lo cierto.

A pesar de lo que diga un médico, a pesar de lo que digan los expertos, a pesar de los inagotables titulares de los medios de comunicación, no hay pruebas creíbles de que la depresión esté causada por una anomalía biológica, ya sea relacionada con sustancias químicas del cerebro, como la serotonina, el crecimiento de las células nerviosas o las conexiones neuronales, el sistema inflamatorio o cualquier otra cosa. Por lo tanto, no hay justificación para la idea de que los antidepresivos actúen sobre una disfunción cerebral subyacente, sino que más bien atontan a las personas de manera más o menos sutil, de forma similar a otras sustancias psicotrópicas. En la gran mayoría de los casos, los antidepresivos son la solución equivocada para el problema equivocado. No solo es poco probable que ayuden, sino que bien pueden empeorar la situación. El hecho de que estén recomendados y avalados por profesionales reputados y cualificados no cambia esto.

A veces, algunas personas quieren algo que las insensibilice —porque la situación que están atravesando es demasiado dura para soportarla—, y esto está bien. Pero quiero asegurarme de que, si alguien decide tomar un antidepresivo, o cualquier otro fármaco disponible para algún problema de salud mental, lo haga basándose en todas las pruebas e información disponibles actualmente, y no en un conjunto de datos seleccionados por personas que defienden sus intereses particulares. Quiero que la gente sea capaz de tomar decisiones verdaderamente informadas sobre lo que se mete en el cuerpo. No debemos exigir nada menos.

Epílogo

La idea ampliamente difundida de que la depresión es un desequilibrio químico con un remedio químico ha creado un
enorme problema para nuestra sociedad y para las generaciones
venideras. Ha moldeado las historias de la vida de millones de
personas; ha dejado a muchos con importantes complicaciones
producidas por los fármacos, y ha creado una cultura en la que la
gente ha llegado a explicar las dificultades de la vida en función
del cerebro. En este sentido, la depresión ha servido de modelo
para la creciente medicalización de una panoplia cada vez más
amplia de problemas vitales. Este proceso se está produciendo
cada vez más con diagnósticos como el trastorno bipolar, el
TDAH en adultos y la neurodiversidad[1], además de la depresión
y la ansiedad[2]. Y, como hemos visto con la depresión, cuando
algo se presenta como un trastorno médico, se puede persuadir a
la gente de que tiene una base neurológica, independientemente
de lo que diga la ciencia.

Nada de lo que se dice en este libro pretende insinuar que la
depresión, la ansiedad y otros problemas psicológicos no son reales
o que las personas que los padecen no necesiten ayuda y apoyo
para afrontarlos en determinados momentos. Pero el proceso de
medicalización solo empeora las cosas. Da falsas esperanzas a las
personas y conduce a la prescripción excesiva de medicamentos
potencialmente nocivos que, en el mejor de los casos, sirven para
reprimir sentimientos molestos. Es necesario encontrar mejores
formas de ayudar a la gente.

No existe una alternativa sencilla ni universal, pero entender la depresión como una reacción humana con un sentido apunta a soluciones más fructíferas y duraderas. Hay muchos aspectos de la vida moderna que nos preocupan y nos deprimen. Aunque los países occidentales son más ricos que nunca, muchas personas luchan para llegar a fin de mes, y otras, por encontrar sentido a lo que hacen. La omnipresencia de los medios de comunicación y de internet hace que nos comparemos constantemente con otras personas que parecen ser más ricas, más felices y más exitosas. Nos preocupa no ser capaces de alcanzar un ideal imposible, y luego nos culpamos a nosotros mismos cuando no lo conseguimos. El estrés y la decepción son inevitables.

Ahora bien, nuestros estados de ánimo y nuestras emociones son reflejo de nuestra propia naturaleza como organismos biológicos complejos que tienen la capacidad de tomar decisiones. Esta libertad es al mismo tiempo una carga, como cuando nos damos cuenta de que la responsabilidad recae sobre nosotros, y una oportunidad. Porque, a diferencia de un trastorno cerebral, podemos cambiar al menos una parte de nuestras circunstancias y podemos cambiarnos a nosotros mismos. Es posible que podamos hacerlo por nuestra cuenta, o que necesitemos la ayuda de familiares, amigos o profesionales, y, a veces, tenemos que emprender acciones colectivas para cambiar la sociedad.

Por eso, en última instancia, los problemas de salud mental, como la depresión y la ansiedad, son problemas sociales y políticos. Si queremos hacerles frente, como sociedad debemos dar prioridad a abordar las circunstancias que los generan. Es necesario garantizar a las personas la seguridad económica, el empleo estable y la vivienda, así como crear un entorno saludable y sostenible. Debemos fomentar las redes comunitarias y las actividades colectivas que puedan brindar compañerismo y un propósito en la vida. Todo el mundo merece la oportunidad de crecer como persona.

Forjarse una vida en el mundo actual no es fácil. La mayoría de nosotros experimentaremos ansiedad, incertidumbre y decepciones, y para algunas personas será difícil superarlas. Las crisis emocionales son el resultado comprensible. Su significado no se encuentra en la química de nuestro cerebro, sino en el mundo. Y ahí es donde están también las soluciones.

Apéndice 1

Información pública que indica que la depresión está relacionada con un «desequilibrio químico»

Fuente	Cita
Información de la empresa farmacéutica	
Sitio web lexapro.com, Forest Laboratories, 2009[1]	Sean cuales sean las circunstancias, la depresión está causada por un desequilibrio de ciertas sustancias químicas en el cerebro. Normalmente, estos «mensajeros químicos» ayudan a las células nerviosas a comunicarse entre sí enviando y recibiendo mensajes. También pueden influir en el estado de ánimo de una persona. En el caso de la depresión, el suministro disponible de los mensajeros químicos es escaso, por lo que las células nerviosas no pueden comunicarse de manera eficaz. Esto a menudo da lugar a síntomas de depresión.
Sitio web paxilcr.com, GlaxoSmithKline, 2009[2]	Las pruebas científicas sugieren que la depresión y ciertos trastornos de ansiedad pueden estar causados por un desequilibrio químico en el cerebro. Paxil CR te ayuda a restaurar el equilibrio de la química de tu cerebro.
Sitio web prozac.com, Eli Lilly, 2007[3]	Cada vez hay más pruebas que respaldan la teoría de que las personas con depresión tienen un desequilibrio de los neurotransmisores del cerebro [...]. Muchos científicos creen que un desequilibrio de la serotonina puede ser un factor importante en el desarrollo y la gravedad de la depresión.

Sitio web effexor. com, Wyeth, 2006[4]	[Efexor] actúa modificando los niveles de dos sustancias químicas cerebrales: la serotonina y la norepinefrina. Al corregir el desequilibrio de estas dos sustancias químicas, se pueden aliviar los síntomas de la depresión.
Anuncio televisivo de Zoloft, Pfizer, 2005[5]	Aunque se desconoce la causa, la depresión puede estar relacionada con un desequilibrio de las sustancias químicas presentes naturalmente entre las neuronas. Zoloft, sujeto a prescripción médica, actúa corrigiendo este desequilibrio. Ya no deberías sentirse más así.
Sitio web celexa. com, Forest Pharmaceuticals, 2005[6]	Celexa ayuda a restablecer el equilibrio químico del cerebro aumentando el suministro de un mensajero químico en el cerebro llamado «serotonina». Aunque no se sabe todo sobre la química cerebral de la depresión, sí que hay un creciente número de pruebas que respaldan la teoría de que las personas con depresión tienen un desequilibrio de los neurotransmisores del cerebro.

Información de entidades del sector sanitario

Prospecto de escitalopram de Accord Healthcare, Irlanda, 2020[7]	Escitalopram es un antidepresivo que pertenece al grupo de los inhibidores selectivos de la recaptación de la serotonina (ISRS). Estos medicamentos actúan sobre el sistema serotoninérgico del cerebro aumentando los niveles de serotonina. Las alteraciones en el sistema serotoninérgico se consideran un factor importante en el desarrollo de la depresión y otras enfermedades relacionadas.
Sitio web *Very Well Mind*, 2023[8]	El organismo necesita serotonina, pero un exceso o una falta de serotonina puede provocar problemas de salud. Por ejemplo, la falta de serotonina puede causar depresión. Hay medicamentos que pueden ayudar a combatir los niveles bajos de serotonina. Entre ellos se incluyen los inhibidores selectivos de la recaptación de la serotonina, que ayudan al cuerpo a hacer un mejor uso de la serotonina.

Cleveland Clinic, Estados Unidos, 2024[9]	La serotonina del cerebro regula el estado de ánimo. A menudo se la conoce como la sustancia química natural del «bienestar» en el organismo. Cuando los niveles de la serotonina son normales, nos sentimos más concentrados, emocionalmente estables, felices y tranquilos. Los niveles bajos de serotonina se asocian a la depresión. Muchos medicamentos utilizados para tratar la ansiedad, la depresión y otros trastornos del estado de ánimo suelen tener como finalidad aumentar el nivel de serotonina en el cerebro.
National Health Service, Reino Unido, 2024[10]	Se cree que [los antidepresivos] actúan aumentando los niveles de las sustancias químicas del cerebro llamadas «neurotransmisores». Algunos neurotransmisores, como la serotonina y la noradrenalina, están relacionados con el estado de ánimo y las emociones. Se cree que los inhibidores selectivos de la recaptación de la serotonina actúan aumentando los niveles de serotonina en el cerebro. La serotonina es un neurotransmisor (una sustancia química mensajera que transmite señales entre las neuronas del cerebro). Se cree que influye positivamente en el estado de ánimo, las emociones y el sueño... Sería demasiado simplista afirmar que la depresión y otros trastornos mentales relacionados están causados por niveles bajos de serotonina, pero un aumento de los niveles de serotonina puede mejorar los síntomas y hacer que las personas respondan mejor a otros tipos de tratamiento, como la terapia cognitivo-conductual.

Organizaciones médicas

American Psychiatry Association, Estados Unidos:	
Let's Talk Facts About Depression (Hablemos de la depresión), 2005[11]	Los antidepresivos pueden prescribirse para corregir desequilibrios en los niveles de sustancias químicas del cerebro.
What is Depression? (¿Qué es la depresión?), 2024[12]	Las diferencias en ciertas sustancias químicas del cerebro pueden contribuir a los síntomas de la depresión.

Royal College of Psychiatrists, Reino Unido:	
Depression (*Depresión*), 2006[13] *Antidepressants* (*Antidepresivos*), 2014[14]	Dos neurotransmisores (la serotonina y la noradrenalina) se ven especialmente alterados [en la depresión]. [...] Los antidepresivos aumentan la concentración de estas sustancias químicas en las terminaciones nerviosas, por lo que parecen potenciar la función de aquellas partes del cerebro que utilizan la serotonina y la noradrenalina. ¿Cómo funcionan los antidepresivos? No se sabe con certeza, pero se piensa que los antidepresivos actúan aumentando la actividad de ciertas sustancias químicas del cerebro llamadas «neurotransmisores». Los neurotransmisores transmiten señales de una neurona a otra. Se cree que las sustancias químicas más afectadas en la depresión son la serotonina y la noradrenalina.
The Royal Australian & New Zealand College of Psychiatrists, Australia y Nueva Zelanda, 2022[15]	Los medicamentos actúan reequilibrando las sustancias químicas del cerebro. Los diferentes tipos de medicamentos actúan sobre distintas rutas químicas.
Center for Disease Control and Prevention, Estados Unidos, 2023[16]	¿Qué causa las enfermedades mentales? No existe una única causa para las enfermedades mentales. Hay una serie de factores que pueden contribuir al riesgo de padecer una enfermedad mental, como [...] factores biológicos o desequilibrios químicos en el cerebro.

Apéndice 2

Qué hacer si estás tomando antidepresivos: consejos y recursos

> ES MUY IMPORTANTE QUE NO DEJE DE
> TOMAR ANTIDEPRESIVOS DE FORMA
> BRUSCA O DEMASIADO RÁPIDA

A muchas personas que toman antidepresivos hoy en día sus médicos les habrán dicho que tienen un desequilibrio químico, y que los antidepresivos ayudarán a subsanarlo. Si ese es su caso, puede que quiera replantearse si necesita o quiere seguir tomando antidepresivos a la luz de la información que se recoge en este libro y en otras fuentes.

Si está replanteándose el uso de antidepresivos, le animo a que se tome el tiempo de reflexionar sobre cómo le están afectando exactamente. ¿Qué efectos secundarios está experimentando? Haga una lista de lo que considera que son los efectos positivos y negativos de tomarlos. Puede resultar útil comentar esta información con su familia y amigos, así como con su médico o la persona que le receta este medicamento.

Se sabe que muchas personas sufren síntomas de abstinencia cuando intentan dejar de tomar antidepresivos, y que estos pueden ser graves y prolongados para algunas personas, sobre todo aquellas que han tomado antidepresivos durante mucho tiempo. Si está pensando en dejar de tomar antidepresivos, debe hacerlo gradualmente con la ayuda de un médico o de un profesional sanitario cualificado. En el sitio web del Royal College of Psychiatrists de Reino Unido (https://www.rcpsych.ac.uk/mental-health/treatments-and-wellbeing/stopping-antidepressants) se puede encontrar información útil sobre cómo llevar a cabo este proceso, así como en la nueva guía de directrices para la retirada de medicamentos *Maudsley Deprescribing Guidelines*[1]. Otros recursos que pueden resultar útiles son el informe de la British Pcychological Society *Understanding Depression* (*Comprender la depresión*), disponible en la página web https://www.bps.org.uk/guideline/guidance-understanding-depression, así como la guía para psicoterapeutas *Guidance for Psychological Therapists*, del grupo parlamentario multipartidista de Reino Unido sobre la dependencia de los medicamentos recetados (*All Party Parliamentary Group on Prescribed Drug Dependence*), disponible en https://prescribeddrug.info/guidance-for-psychological-therapists/.

Glosario

AFECCIONES MÉDICAS

Depresión maníaca: Trastorno en el que una persona sufre episodios recurrentes de manía y depresión (actualmente se suele denominar «trastorno bipolar»).

Discinesia tardía: Trastorno neurológico causado por el uso de fármacos antipsicóticos.

Enfermedad de Parkinson: Enfermedad neurológica que consiste en la pérdida de células nerviosas en determinadas partes del cerebro.

Esquizofrenia: Se trata de un concepto muy discutido. En general, se refiere a la situación en la que una persona sufre episodios de psicosis de forma recurrente o presenta síntomas crónicos de psicosis, en ocasiones acompañada de síntomas «negativos», como retraimiento social y falta de motivación.

Manía: Episodio de sobreexcitación extrema acompañado de disminución del sueño, exaltación y exceso de actividad que puede durar semanas y, a veces, meses.

Melancolía: Forma grave de depresión, en ocasiones acompañada de ideas delirantes.

Psicosis: Episodio de alteración mental durante el cual la persona pierde el contacto con la realidad y presenta delirios y alucinaciones.

Síndrome de estrés postraumático (SEPT): Trastorno caracterizado por ansiedad y otros síntomas como consecuencia de un acontecimiento traumático.

Trastorno bipolar: Trastorno en el que una persona sufre episodios recurrentes de manía y depresión (la forma más grave de trastorno bipolar se conocía anteriormente como «depresión maníaca»).

Trastorno de ansiedad social: Trastorno caracterizado por la ansiedad en situaciones sociales (anteriormente conocido como «fobia social»).

Trastorno obsesivo-compulsivo (TOC): Trastorno caracterizado por obsesiones y compulsiones.

Trastorno por déficit de atención e hiperactividad (TDAH): Trastorno caracterizado por falta de atención e hiperactividad, originalmente observado en niños, pero ahora cada vez más diagnosticado también en adultos.

FÁRMACOS Y TRATAMIENTOS

Amitriptilina: Uno de los primeros fármacos de la familia de los antidepresivos tricíclicos.

Anfetamina: Uno de los primeros fármacos estimulantes que se prescribían para la depresión, el TDAH y como inhibidor del apetito; también se utiliza como droga recreativa.

Antidepresivos tricíclicos: Una de las primeras clases de fármacos considerados como antidepresivos.

Antipsicóticos: Fármacos utilizados, entre otras cosas, para el tratamiento de la psicosis y la esquizofrenia (también denominados «tranquilizantes mayores»).

Auvelity (dextrometorfano y bupropión): Fármaco autorizado como antidepresivo en 2022.

Barbitúricos: Fármacos sedantes que se prescriben para la ansiedad, entre otras cosas.

Benzodiazepinas: Fármacos sedantes que se prescriben para la ansiedad, entre otras cosas.

Bupropión (comercializado como Wellbutrin): Fármaco utilizado como antidepresivo y para dejar de fumar.

Buspirona: Medicamento contra la ansiedad.

Citalopram: Un ISRS.

Clorpromazina: Uno de los primeros antipsicóticos (o «tranquilizantes mayores»)

Dextrometorfano (DXM): Fármaco con efectos similares a la ketamina.

Drinamyl: Combinación de barbitúrico y anfetamina.

Duloxetina (comercializada como Cymbalta): Un IRSN.

Efedrina: Uno de los primeros fármacos estimulantes, que se utiliza sobre todo para aliviar la congestión nasal.

Efexor (venlafaxina): Un IRSN.

Escitalopram: Un ISRS.

Esketamina: Un fármaco derivado de la ketamina que se administra a través de un aerosol nasal.

Estimulación magnética transcraneal (EMT): Aplicación de corrientes magnéticas al cerebro.

Estimulantes: Fármacos que aumentan el estado de vigilia y la energía (como la anfetamina).

Éxtasis: Droga recreativa que provoca sentimientos de bienestar y felicidad.

Fenfluramina: Fármaco anorexígeno, inhibidor del apetito, que se cree que actúa sobre la serotonina.

Fentanilo: Opiáceo.

Fluoxetina (comercializada como Prozac): Un ISRS.

Hierba de San Juan (hipérico): Extracto vegetal biológicamente activo utilizado como antidepresivo.

Imipramina: El primer fármaco de la familia de los antidepresivos tricíclicos.

Inhibidores de la monoaminooxidasa: Una de las primeras clases de fármacos considerados antidepresivos, incluida la iproniazida.

Iproniazida: Fármaco considerado como antidepresivo; inhibidor de la monoaminooxidasa.

IRSN (inhibidor de la recaptación de serotonina y noradrenalina): Una de las clases de fármacos considerados como antidepresivos; actúan bloqueando la recaptación de noradrenalina y serotonina.

ISRS (inhibidor selectivo de la recaptación de la serotonina): Una de las clases de fármacos considerados como antidepresivos; actúan bloqueando la recaptación de serotonina.

Ketamina: Fármaco utilizado como anestésico. Tiene efectos «disociativos» (sensación de desconexión del propio cuerpo o del resto del mundo) y también se utiliza como droga recreativa.

Librium: El primer fármaco de las benzodiazepinas.

Metilfenidato (comercializado como Ritalin): Estimulante utilizado para el tratamiento del TDAH.

Opiáceos: Sustancias derivadas del opio, como la morfina y la heroína.

Opioides: Sustancias sintéticas que imitan las acciones del opio.

OxyContin (oxicodona): Opiáceo.

Paroxetina (comercializada como Paxil o Seroxat): Un ISRS.

Prozac (fluoxetina): Un ISRS.

Psilocibina: Una droga alucinógena (el principio activo de las «setas alucinógenas»).

Reboxetina: Un antidepresivo con propiedades ligeramente estimulantes.

Reserpina: Un tranquilizante utilizado en las décadas de 1950 y 1960 como antipsicótico y para la hipertensión arterial.

Sertralina (comercializada como Zoloft y Lustral): Un ISRS.

TEC (terapia electroconvulsiva): Aplicación de corrientes eléctricas en el cerebro para estimular un ataque epiléptico.

Tianeptina: Fármaco utilizado como antidepresivo que mejora la recaptación de la serotonina.

Valium (también conocido como diazepam): Uno de los primeros fármacos de la familia de las benzodiazepinas.

Venlafaxina (comercializada como Efexor): Un ISRN.

Zelmid (zimelidina): Uno de los primeros ISRS.

Zoloft (sertralina): Un ISRS.

Zuranolona (comercializado como Zurzuvae): Un fármaco de tipo benzodiacepínico autorizado para la depresión posparto.

PROCESOS Y COMPUESTOS BIOQUÍMICOS

5-HIAA (ácido 5-hidroxiindolacético): Producto en el que se descompone la serotonina.

ADN (ácido desoxirribonucleico): El componente de los genes.

Adrenalina: Sustancia química del cuerpo humano que interviene en las reacciones de excitación y de estrés (no se encuentra en el cerebro).

Depleción del triptófano: Proceso experimental diseñado para reducir los niveles de triptófano y, por tanto, los niveles de serotonina en el cerebro.

Dopamina: Sustancia química presente en el cerebro que actúa como neurotransmisor.

GABA (ácido gamma-aminobutírico): Sustancia química presente en el cerebro que actúa como neurotransmisor.

Glutamato: Sustancia química presente en el cerebro que actúa como neurotransmisor.

Líquido cefalorraquídeo (LCR): Líquido que envuelve el cerebro y los nervios de la columna vertebral.

Monoaminas: Nombre que reciben la adrenalina, la noradrenalina y la serotonina.

Monoaminooxidasa: Sustancia química (enzima) que descompone las monoaminas.

Neurogénesis: Formación de nuevas neuronas.

Neuroplasticidad: Abarca la neurogénesis, pero también puede referirse al crecimiento de las prolongaciones y espinas dendríticas de las neuronas.

Neurotransmisión: Proceso por el que un impulso eléctrico se transmite de una neurona a otra en el cerebro y el resto del sistema nervioso.

Neurotransmisor: Sustancia química que transmite impulsos de una neurona a otra a través de la sinapsis.

Noradrenalina: Sustancia química del cuerpo humano, relacionada con la adrenalina, que se encuentra presente en el cerebro y actúa como un neurotransmisor.

Proteína transportadora de serotonina (SERT): Sustancia química que transporta la serotonina fuera de la sinapsis.

Prueba de natación forzada: Un modelo animal de depresión.

Recaptación: Proceso por el que las sustancias químicas neurotransmisoras se transfieren de la sinapsis al cuerpo de la neurona.

Serotonina (también conocida como 5-HT o 5-hidroxitriptamina): Sustancia química presente en el cerebro que actúa como neurotransmisor.

Sinapsis: Hendidura entre las células nerviosas a través de la cual se transmiten los impulsos eléctricos de un nervio a otro.

Tomografía por emisión de positrones (PET): Procedimiento de diagnóstico por imagen que analiza la actividad metabólica de determinadas partes del cuerpo.

Triptófano: Aminoácido esencial y precursor químico de la serotonina.

OTROS TÉRMINOS

Agencia Europea de Medicamentos (EMA): Organismo europeo regulador de los medicamentos.

American Psychiatric Association: La asociación profesional de psiquiatras de Estados Unidos.

British Association of Psychopharmacology: Una «sociedad científica» de psicofarmacología con sede en Reino Unido.

British Psychological Society (BPS): El organismo profesional de psicólogos de Reino Unido.

Calidad de vida: Concepto que se mide en algunos ensayos clínicos mediante diversas escalas.

Clasificación Internacional de Enfermedades (CIE): Manual elaborado por la Organización Mundial de la Salud.

Disfunción sexual post-ISRS: Disfunción sexual que persiste tras dejar de tomar un ISRS u otro antidepresivo.

Ensayo clínico aleatorizado (ECA): Ensayo clínico controlado en el que se asigna a los participantes de forma aleatoria a distintos grupos de tratamiento.

Escala de Hamilton para la evaluación de la depresión (HDRS): Una de las escalas de valoración de los síntomas de la depresión.

Escala de impresión clínica global (ICG): Escala que se utiliza para medir el estado general de salud y la evolución de la enfermedad de una persona.

Escala de Montgomery-Asberg para la evaluación de la depresión (MADRS): Una de las escalas de valoración de los síntomas de la depresión.

Estadísticamente significativo: Cuando los resultados de una prueba estadística apuntan claramente a que el resultado no se debe al azar (suele definirse como una probabilidad del 95 % de que no se debe al azar).

Estudio ANTLER («ANTidepressants to prevent reLapse in dEpRession»): Ensayo clínico financiado por el Gobierno británico y llevado a cabo en Reino Unido sobre la interrupción de los antidepresivos y la sustitución por placebo en contraposición con la continuación del tratamiento con antidepresivos.

Estudio STAR-D («Sequenced Treatment Alternatives to Relieve Depression»): Estudio financiado por el Gobierno de Estados Unidos sobre el tratamiento médico de referencia de la depresión (incluido el uso de antidepresivos).

Estudio TADS («Treatment for Adolescents with Depression Study»): Ensayo clínico financiado por el Gobierno de Estados Unidos sobre el tratamiento de la depresión con fluoxetina y psicoterapia.

Food and Drug Administration (FDA): Organismo estadounidense regulador de los medicamentos.

GRADE («Grading of Recommendations, Assessment, Development, and Evaluations»): Sistema para evaluar la certeza de las pruebas médicas.

Manual diagnóstico y estadístico de los trastornos mentales **(DSM)**: Manual elaborado por la American Psychiatric Association, cuyo título original es *Diagnostic and Statistical Manual*.

Medicines and Healthcare Products Regulatory Agency (MHRA): El organismo regulador de los medicamentos en Reino Unido.

Metaanálisis: Combinación estadística de los resultados de varios ensayos clínicos individuales.

NHS (National Health Service): El servicio sanitario público de Reino Unido.

NICE (National Institute for Health and Care Excellence, antes denominado National Institute for Clinical Excellence): Organismo gubernamental de Reino Unido que decide qué tratamientos estarán disponibles en el NHS (servicio público de salud del país) y elabora directrices de tratamientos.

Patient Health Questionnaire (PHQ): Cuestionario de salud para el paciente, utilizado habitualmente para detectar la depresión en medicina general.

Public Health England: Agencia gubernamental de salud pública de Reino Unido que existió desde 2012 hasta 2021.

Revisión general: Revisión de revisiones previas o metaanálisis de estudios en un área definida (en inglés, *umbrella review*).

Royal College of Psychiatrists: El organismo profesional de psiquiatras de Reino Unido.

Terapia cognitivo-conductual (TCC): Una forma de psicoterapia que normalmente se desarrolla a corto plazo y que se centra en cambiar los patrones de pensamiento.

Agradecimientos

En primer lugar, me gustaría expresar mi gratitud hacia todas las personas que compartieron sus historias conmigo. Mark, Joe, Cathy, Tom, Adele y Beata: gracias. Sin vuestro valor y generosidad, este libro no sería lo que es. Gracias especialmente a Mark, no solo por compartir su historia, sino también por leer partes del libro, coordinar la publicidad del artículo sobre la serotonina, animarme y apoyarme durante lo que en ocasiones resultó ser un proceso agotador, y por recordarme lo importante que es nuestro trabajo.

Gracias a todas las demás personas que leyeron todo o parte del libro y me dieron consejos útiles y sugerencias de edición: Richard Millwood, Ursula Moncrieff, Ann Moncrieff y Peter Hacker. Peter Hacker mostró una gran generosidad con su tiempo y sabiduría: conocerlo ha sido un honor. Gracias a Richard Millwood por las productivas conversaciones sobre el enfoque del libro, su apoyo en general y por su creación de la figura sobre la neurotransmisión.

Ha sido un privilegio trabajar con mi agente, Andrew Lownie, cuyo entusiasmo y cuya perseverancia han sido de gran ayuda. Claire Hopkins, mi editora en The History Press, también leyó el libro y me ha guiado hábilmente, junto con el libro, a lo largo del proceso de publicación, brindándome su compromiso, comentarios positivos y apoyo en general. Gracias también al resto del equipo en The History Press.

El estudio original sobre la serotonina que prendió la chispa para este libro fue llevado a cabo por Ruth Cooper, Michael

Hengartner, Tom Stockmann y Simone Amendole, así como Mark Horowitz. Gracias a todos por vuestro trabajo duro para el proyecto y por vuestro compañerismo.

A lo largo de estos años, he tenido intercambios y colaboraciones muy fructíferos con muchas personas, que han contribuido en mi investigación y mis ideas, incluyendo, entre otras, a Pat Bracken, Richard Byng, David Cohen, James Davies, Duncan Double, Adele Framer, Peter Gøtzsche, Anne Guy, David Healy, Paul Higgs, Peter Kinderman, Lucy Johnstone, Jon Jureidini, Irving Kirsch, Glyn Lewis, Hugh Middleton, Luke Montagu, Martin Plöderl, Sally Porter, John Read, Graham Scambler, Sandy Steingard, Sami Timimi y Robert Whitaker.

También estoy muy agradecida a todas las personas que han señalado efectos adversos previamente desconocidos o subestimados y han rebatido la información engañosa sobre la salud mental: la sociedad y la comunidad científica están en deuda con vosotros.

Por último, me gustaría dar las gracias a mi familia por su constante interés y apoyo en lo que hago: a mi difunto padre, Martin; mi madre, Ann, y Sarah, Richard, Madeline, Ross, Rainy, Ursula y Thurstan. ¡Todos sois una fuente de inspiración!

Notas

Prefacio

1. Una revisión sistemática es una síntesis exhaustiva de la investigación existente en un área determinada, que se lleva a cabo de acuerdo con un protocolo preestablecido y utilizando una metodología transparente. Nuestra revisión es: Moncrieff, J.; Cooper, R. E.; Stockmann, T.; Amendola, S.; Hengartner, M. P., & Horowitz, M. A. (2022). «The Serotonin Theory of Depression: A Systematic Umbrella Review of the Evidence». *Molecular Psychiatry* 28, 3243-3256. DOI: 10.1038/s41380-022-01661-0. Disponible en https://www.nature.com/articles/s41380-022-01661-0.

Capítulo 1

1. Algunos ejemplos recientes son: https://mentalhealth-uk.org/help-and-information/conditions/depression/diagnosis/; https://adhduk.co.uk/diagnosis-pathways/; https://www.theguardian.com/society/2020/sep/30/my-treatment-for-add-changed-my-life-so-why-cant-i-stop-worrying-about-it; http://www.verywellmind.com/the-chemistry-of-depression-1065137; https://www.theguardian.com/society/2022/oct/22/it-is-a-flaw-in-our-cells-that-becomes-a-flaw-in-love-doctor-siddhartha-mukherjee-on-the-search-for-a-cure-for-depression (consultado el 25 de febrero de 2023).
2. Girl in Red (2021). *Serotonin*. Disponible en https://www.youtube.com/watch?v=Gh8Gl2GwB6s (consultado el 6 de febrero de 2024).
3. Kalin, N. H. (2020). «The Critical Relationship Between Anxiety and Depression». *American Journal of Psychiatry*, 177(5): 365-367.
4. Para más información, véase: Horwitz, A. V. (2010). «How an Age of Anxiety Became an Age of Depression». *Milbank Quarterly*, 88(1): 112-138. Así como: Healy, D. (2004). «Shaping the intimate: influences on the experience of everyday nerves». *Social Studies in Science*, 34(2): 219-245.
5. Caspi, A.; Houts, R. M.; Ambler, A.; Danese, A.; Elliott, M. L.; Hariri, A., *et al.* (2020). «Longitudinal Assessment of Mental Health Disorders and Comorbidities Across 4 Decades Among Participants in the Dunedin Birth Cohort Study». *Journal of the American Medical Association Network Open*, 3(4): e203221. Disponible en https://pmc.ncbi.nlm.nih.gov/articles/PMC7175086/. En la figura 3 se ofrece la cifra correspondiente a la ansiedad y la depresión, que reciben el nombre de «trastornos de interiorización».
6. Priest, R. G.; Vize, C.; Roberts, A.; Roberts, M., & Tylee, A. (1996). «Lay People's Attitudes to Treatment of Depression: Results of Opinion Poll for Defeat Depression Campaign Just Before its Launch». *British Medical Journal*, 313(7061): 858-859. Disponible en http://www.ncbi.nlm.nih.gov/pmc/articles/PMC2359082/.
7. En el siguiente artículo se reseñan varias de estas críticas: Sharpe, K. (2015). «The Silence of Prozac». *Lancet Psychiatry*, 2(10): 871-873.
8. Keefe, P. R. (2021). *Empire of Pain: The Secret History of the Sackler Dynasty*. London: Picador.

Capítulo 2

1. En el periodo comprendido entre abril de 2010 y abril de 2011, se prescribieron en Inglaterra 43,4 millones de recetas de antidepresivos. En el periodo de 2021 a 2022, fueron 83,4 millones de recetas. En 1990, se emitieron menos de 10 millones de recetas. Fuentes: Batty, D. (2011), «Antidepressant Use in England Soars», *The Guardian*, http://www.theguardian.com/society/2011/dec/30/antidepressant-use-england-soars (consultado el 1 de mayo de 2023); Burns, C. (2022), «Antidepressant Prescribing Increases by 35% in Six Years», *The Pharmaceutical Journal* (8 de julio 2022), https://pharmaceutical-journal.com/article/news/antidepressant-prescribing-increases-by-35-in-six-years (consultado el 1 de mayo de 2023); Middleton, N., Gunnell, D., Whitley, E., *et al.* (2001), «Secular Trends in Antidepressant Prescribing in the UK, 1975-1998», *Journal of Public Health Medicine*, 23: 262-267.

2. Los datos sobre el número de personas y de adultos que tomaron antidepresivos en Inglaterra entre abril de 2022 y abril de 2023 procede de https://www.nhsbsa.nhs.uk/statistical-collections/medicines-used-mental-health-england/medicines-used-mental-health-england-201516-202223 (consultado el 13 de marzo de 2024). El porcentaje de la población adulta que tomaba antidepresivos se calculó a partir de las cifras más recientes sobre la población en Inglaterra: https://lginform.local.gov.uk/reports/lgastandard?mod-area=E92000001&mod-group=AllRegions_England&mod-metric=173&modtype=name dComparisonGroup&mod-type=namedComparisonGroup (consultado el 13 de marzo de 2024). El porcentaje de las mujeres adultas que tomaron antidepresivos procede de https://www.england.nhs.uk/long-read/optimising-personalised-care-for-adults-prescribed-medicines-associated-with-dependence-or-withdrawal-symptoms/ (consultado el 13 de marzo de 2024).

3. La fuente de consulta de los datos sobre las recetas emitidas es Centers for Disease Control and Prevention (CDC) (2022). *Mental Health Care*. Recuperado de www.cdc.gov/nchs/covid19/pulse/mental-health-care.htm (consultado el 1 de mayo de 2023). La fuente de los datos sobre la población es United States Census Bureau (2022). *National Population by Characteristics: 2010-2019*. Recuperado de https://www.census.gov/data/tables/time-series/demo/popest/2010s-national-detail.html. En 2019, la población mayor de 18 años ascendía a 255.200.373 personas, y el 23,1 % se corresponde con 58.951.286 personas (consultado el 1 de mayo de 2023).

4. *The Healthy Minds Study: 2021 Winter/Spring Data Report* (2021). Recuperado de https://healthymindsnetwork.org/wp-content/uploads/2022/01/HMS_nationalwinter2021_-update1.5.21.pdf (consultado el 1 de mayo de 2023).

5. Mojtabai, R. & Olfson, M. (2014). «National Trends in Long-Term Use of Antidepressant Medications: Results from the U.S. National Health and Nutrition Examination Survey». *Journal of Clinical Psychiatry*, 75(2), 169-177, DOI: 10.4088/JCP.13m08443.

6. La fuente del porcentaje del 18 % es Taylor, S.; Annand, F.; Burkinshaw, P.; Greaves, F.; Kelleher, M.; Knight, J., *et al.* (2019). *Dependence and Withdrawal Associated with Some Prescribed Medicines: An Evidence Review*. London: Public Health England. La cifra de los dos tercios procede de https://www.england.nhs.uk/long-read/optimising-personalised-care-for-adults-prescribed-medicines-associated-with-dependence-or-withdrawal-symptoms/ (consultado el 13 de marzo de 2024).

7. Entre ellos, se incluyen también medicamentos para tratar el trastorno bipolar, antipsicóticos y estimulantes. Véase a este respecto: Ilyas, S. & Moncrieff, J. (2012). «Trends in Prescriptions and Costs of Drugs for Mental Disorders in England, 1998-2010». *British Journal of Psychiatry*, 200(5), 393-398. Disponible en https://www.cambridge.org/core/journals/the-british-journal-of-psychiatry/article/trends-in-prescriptions-and-costs-of-drugs-for-mentaldisorders-in-england-19982010/2F552E3BFF33EC63C302D86CFE 1A1097.

8. Disponible en https://www.nature.com/articles/s41380-022-01661-0 (la referencia completa se encuentra en el apartado de notas al prefacio).

9. Fuente: https://www.altmetric.com/details/132834624. Altmetric (de «métricas alternativas») rastrea el impacto que recibe una publicación en línea.

10. Estas fueron las palabras (en inglés, *It blows your mind*) que dijo Alison Hammond durante el reportaje del programa *This Morning* sobre el artículo de la serotonina, el 21 de julio de 2022.

11. Véanse los capítulos 9 y 15 para más información al respecto. Entre las fuentes se incluyen: Science Media Centre (2022). «Expert Reaction to a Review Paper on the "Serotonin Theory of Depression"». Disponible en https://www.sciencemediacentre.org/expert-reaction-

to-a-review-paper-on-the-serotonin-theory-of-depression/ (consultado el 1 de mayo de 2023); el artículo en *The Conversation* de McIntosh, A. M. & Lewis, C. (2022), disponible en https://theconversation.com/depression-low-serotonin-may-not-be-the-cause-but-anti depressants-still-work-187477 (consultado el 1 de mayo de 2023), y Jauhar S.; Arnone, D.; Baldwin, D.; Bloomfield, M.; Browning, M., *et al.* (2023). «A Leaky Umbrella has Little Value: Evidence Clearly Indicates the Serotonin System is Implicated in Depression». *Molecular Psychiatry*, 28(8): 3149-3152.

12. Kendrick, T. & Collinson, S. (2022). «Antidepressants and the Serotonin Hypothesis of Depression». *British Medical Journal*, 378, 1993. DOI: 10.1136/bmj.o1993. La acusación sobre provocar suicidios es de un tuit del Dr. James Rucker del 6 de diciembre de 2023 (consultado el 10 de diciembre de 2023).

13. Spichak, S. (2022). «How the Debate Over Antidepressants Puts Millions in Danger». *Daily Beast* (20 de septiembre 2022). Recuperado de https://www.thedailybeast.com/the-debate-over-how-antidepressants-work-is-putting-millions-of-people-in-danger/; Dickson, E. (2022). «Who is the Psychiatrist Behind the Antidepressant Study Taking Over Right-Wing Media?». *Rolling Stone*. Recuperado de https://www.rollingstone.com/culture/culture-news/ssri-right-wing-attack-joanna-moncrieff-1388067/.

14. Bansal, N.; Hudda, M.; Payne, R. A.; Smith, D. J.; Kessler, D., & Wiles, N. (2022). «Antidepressant Use and Risk of Adverse Outcomes: Population-Based Cohort Study». *British Journal of Psychiatry Open*, 8(5): e164; Dragioti, E.; Solmi, M.; Favaro, A.; Fusar-Poli, P.; Dazzan, P.; Thompson, T., *et al.* (2019). «Association of Antidepressant Use With Adverse Health Outcomes: A Systematic Umbrella Review». *JAMA Psychiatry*, 76(12): 1241-1255.

15. Mercurio, M.; De Filippis, R.; Spina, G.; De Fazio, P.; Segura-Garcia, C.; Galasso, O., *et al.* (2022), «The Use of Antidepressants is Linked to Bone Loss: A Systematic Review and Metanalysis», *Orthopedic Reviews (Pavia)*, 14(6): 38564, y Dragioti, E., *et al.* (2019), «Association of Antidepressant Use With Adverse Health Outcomes: A Systematic Umbrella Review», *JAMA Psychiatry*, 76(12): 1241-1255.

16. Sharma, T.; Guski, L. S.; Freund, N., & Gotzsche, P. C. (2016). «Suicidality and Aggression During Antidepressant Treatment: Systematic Review and Meta-Analyses Based on Clinical Study Reports». *British Medical Journal*, 352: i65.

17. Hengartner, M. P.; Schulthess, L.; Sorensen, A., & Framer, A. (2020), «Protracted Withdrawal Syndrome After Stopping Antidepressants: A Descriptive Quantitative Analysis of Consumer Narratives from a Large Internet Forum», *Therapeutic Advances in Psychopharmacology*, 10: 2045125320980573, y Moncrieff, J.; Read, J., & Horowitz, M. (2024), «The Nature and Impact of Antidepressant Withdrawal Symptoms and Proposal of the Discriminatory Antidepressant Withdrawal Symptoms Scale (DAWSS)», *Journal of Affective Disorder Reports*, 16, 100765.

18. Moore, J. (2021). «RIP: Ed White – Advocate, Researcher and Supporter». Disponible en https://www.madinamerica.com/2021/10/rip-ed-white-advocate-researcher-supporter/ (consultado el 1 de mayo de 2023). Véase también: Levy, M. (2020). «"All hell broke loose": The truth about coming off of anti-depressants». *The Telegraph* (8 de noviembre de 2020). Disponible en https://www.telegraph.co.uk/health-fitness/wellbeing/mental-health/broke-loose-truth-coming-anti-depressants/ (consultado el 14 de marzo de 2024).

19. Healy, D.; Le Noury, J., & Mangin, D. (2018), «Enduring Sexual Dysfunction After Treatment with Antidepressants, 5alpha-Reductase Inhibitors and Isotretinoin: 300 Cases», *International Journal of Risk & Safety in Medicine*, 29(3-4): 125-134, y Goldsmith, L. & Moncrieff, J. (2011), «The Psychoactive Effects of Antidepressants and Their Association With Suicidality», *Current Drug Safety*, 6(2): 115-121.

20. Las citas proceden de https://www.pssdnetwork.org/picture-awareness-campaign (consultado el 1 de mayo de 2023).

21. France, C. M.; Lysaker, P. H., & Robinson, R. P. (2007), «The "Chemical Imbalance" Explanation for Depression: Origins, Lay Endorsement, and Clinical Implications», *Professional psychology: Research and Practice*: 411.420, y Pilkington, P. D.; Reavley, N. J., & Jorm, A. F. (2013), «The Australian Public's Beliefs About the Causes of Depression: Associated Factors and Changes over 16 Years», *Journal of Affective Disorders*, 150(2): 356-362.

22. Citado en Moncrieff, J. (2014). «The Chemical Imbalance Theory of Depression: Still Promoted But Still Unfounded». Disponible en https://joannamoncrieff.com/2014/05/01/the-chemical-imbalance-theory-of-depression-still-promoted-but-still-unfounded/ (consultado el 1 de mayo de 2023)

23. Citado en Conneely, M.; Higgs, P., & Moncrieff, J. (2021). «Medicalising the Moral: The

Case of Depression as Revealed in Internet Blogs». *Social Theory and Health*, 19: 380-398.

24. Esta afirmación iba precedida de «aunque se desconoce la causa [de la depresión]», pero esto último se dijo como una ráfaga, en un tono acelerado propio de los «términos y condiciones» difícil de captar. El anuncio se cita en Lacasse, J. R. & Leo, J. (2005). «Serotonin and Depression: A Disconnect between the Advertisements and the Scientific Literature». *PLoS.Medicine*, 2(12): e392. También está disponible en https://www.youtube.com/watch?v=twhvtzd6gXA&list=PLTvB0nT9IGLswtv0lxp9MmsI_Xqo4nWlU&index=2 (consultado el 4 de marzo de 2024).

25. Citado en Lacasse, J. R. & Leo, J. (2005). «Serotonin and Depression from A Disconnect between the Advertisements and the Scientific Literature». *PLoS.Medicine*, 2(12): e392, a partir de https://www.celexa.com/Celexa/faq.aspx (consultado el 17 de octubre de 2005).

26. American Psychiatric Association (2024). *What is Depression?* Disponible en https://www.psychiatry.org/patients-families/depression/what-is-depression (consultado el 8 de febrero de 2024).

27. Brendel, R. (2023). «American Psychiatric Association President on Mental Health Challenges». *Museum of Science*. Disponible en https://www.youtube.com/watch?v=b2Gbjbj8FOg&t=689s (consultado el 28 de febrero de 2024).

28. Véase: https://blogs.bmj.com/bmj/2020/09/25/wendy-burn-medical-community-must-ensure-that-those-needing-support-to-come-off-anti-depressants-can-get-it/ (consultado el 19 de diciembre de 2023).

29. Véase: https://www.rcpsych.ac.uk/mental-health/treatments-and-wellbeing/antidepressants (consultado el 29 de abril de 2023).

30. Lacasse, J. R. & Leo, J. (2005). «Serotonin and Depression: A Disconnect Between the Advertisements and the Scientific Literature». *PLoS.Medicine*, 2(12): e392. Disponible en https://journals.plos.org/plosmedicine/article?id=10.1371/journal.pmed.0020392.

31. Anónimo (2005), «Television Adverts for Antidepressants Cause Anxiety», *New Scientist*, 2525 (disponible en https://www.newscientist.com/article/mg18825252-500-television-adverts-for-antidepressants-cause-anxiety/), y Meek, C. (2006), «SSRI Ads Questioned», *Canadian Medical Association Journal News*, 174: 754 (disponible en https://www.cmaj.ca/content/174/6/754.2.full [consultado el 1 de mayo de 2023]).

32. Pies, R. W. (2011). «Psychiatry's New Brain-Mind and the Legend of the "Chemical Imbalance"». *Psychiatric Times* (11 de julio de 2011). Disponible en https://www.psychiatrictimes.com/view/psychiatrys-new-brain-mind-and-legend-chemical-imbalance (consultado el 1 de mayo de 2023).

33. La amina biógena es otro término con el que se denomina a una monoamina, y la teoría de la monoamina es la versión original de la teoría del desequilibrio químico de la depresión, tal y como se explica en el capítulo 5. Entre las monoaminas (o aminas biógenas) se encuentra la serotonina.

34. Estas son las dos entradas de blog: Pies, R. W. (2011), «Psychiatry's New Brain-Mind and the Legend of the "Chemical Imbalance"», *Psychiatric Times* (11 de julio de 2011) (disponible en https://www.psychiatrictimes.com/view/psychiatrys-new-brain-mind-and-legend-chemical-imbalance [consultado el 1 de mayo de 2023]), y Pies, R. W. (2011), «Doctor, Is My Mood Disorder Due to a Chemical Imbalance?», *Psychiatric Times* (12 de agosto de 2011) (disponible en https://www.psychiatrictimes.com/view/doctor-my-mood-disorder-due-chemical-imbalance [consultado el 8 de febrero de 2024]).

Capítulo 3

1. Nutt, D. J. & Malizia, A. L. (2008). «Why does the world have such a "down" on antidepressants?». *Journal of Psychopharmacology*, 22(3): 223-226.

2. *Naked Scientist* (18 de julio de 2023): https://www.thenakedscientists.com/podcasts/naked-scientists-podcast/antidepressants-ongoing-debate.

3. Pariente, C. (2023). «The Drugs do Work». *New Humanist*, Winter 2023, 22-25 (consultado el 20 de diciembre de 2023).

4. Se puede leer el relato de Cathy en el siguiente enlace: https://realspeak.org/about-2/ (consultado el 29 de mayo de 2024).

5. Véase en https://www.madinamerica.com/2023/12/escaping-the-shackles-of-psychiatry-what-ive-seen-and-survived-as-both-doctor-and-patient/ (publicado el 1 de diciembre de 2023; consultado el 12 de enero de 2024).

6. *Ibid.*

7. En el capítulo 8 se ofrece más información sobre este tipo de afirmaciones y algunos ejemplos.

8. Véase: https://www.instagram.com/p/CJWeUmDgU4U/ (publicado el 20 de diciembre de 2020; consultado el 12 de enero de 2024). Nótese que el término *serotonina* no deriva de *serenidad*, sino de *serum*, que se refiere a la sangre.

9. Bennett, M. R. & Hacker, P. M. S. (2003). *Philosophical Foundations of Neuroscience*. Oxford: Blackwell Publishing. La cita es de Patterson, D. (2003). «Philosophical Foundations of Neuroscience: A Review». *Notre Dame Philosophical Reviews*. Disponible en https://ndpr. nd.edu/reviews/philosophical-foundations-of-neuroscience/ (consultado el 8 de marzo de 2024). El nuevo libro de Bennett y Hacker, *The Representational Fallacy in Neuroscience and Psychology: A Critical Analysis* (Palgrave Macmillan), se ha publicado en 2025.

10. Para esta explicación, me he basado sobre todo en Hacker, P. M. S. (1997), *Wittgenstein* (London: Phoenix); Hacker, P. M. S. (2010), *Human Nature: The Categorial Framework* (Oxford: Wiley-Blackwell), y Hacker, P. M. S. (2017), *The Passions: A Study of Human Nature* (Oxford: Wiley Blackwell).

11. Hacker, P. M. S. (2017). *The Passions: A Study of Human Nature* (véase la pág. 17).

12. Johnstone, L. B. & Boyle, M., con Cromby, J.; Dillon, J.; Harper, D.; Kinderman, P.; Longden, E.; Pilgrim, D., & Read, J. (2018). *The Power Threat Meaning Framework: Towards the identification of patterns in emotional distress, unusual experiences and troubled or troubling behaviour, as an alternative to functional psychiatric diagnosis*. Leicester: British Psychological Society. (Véase la pág. 14).

13. El significado de *diagnosis* en la salud mental está correctamente explicado en Johnstone, L. B. & Boyle, M., con Cromby, J.; Dillon, J.; Harper, D.; Kinderman, P.; Longden, E.; Pilgrim, D., & Read, J. (2018). *The Power Threat Meaning Framework: Towards the identification of patterns in emotional distress, unusual experiences and troubled or troubling behaviour, as an alternative to functional psychiatric diagnosis*. Leicester: British Psychological Society.

14. American Psychiatric Association (2013). *Diagnostic and Statistical Manual of Mental Disorders* (5.ª edición). Washington DC: American Psychiatric Association. [Nota de la traductora: Existe una versión en español, titulada *DSM-5. Manual diagnóstico y estadístico de los trastornos mentales*, publicada por la Editorial Médica Panamericana].

15. Kennis, M.; Gerritsen, L.; Van Dalen, M.; Williams, A.; Cuijpers, P., & Bockting, C. (2020). «Prospective Biomarkers of Major Depressive Disorder: A Systematic Review and Meta-Analysis». *Molecular Psychiatry*, 25(2): 321-338. Disponible en www.ncbi.nlm.nih.gov/pmc/articles/PMC6974432/. La cita es de la pág. 321.

16. Brown, G. W.; Andrews, B.; Harris, T.; Adler, Z., & Bridge, L. (1986). «Social Support, Self-Esteem and Depression». *Psychological Medicine*, 16(4): 813-831.

17. Brown, G. W. & Harris, T. O. (1978). *Social Origins in Depression: A Study of Psychiatric Disorder in Women*. New York: Free Press.

18. Remes, O.; Mendes, J. F., & Templeton, P. (2021), «Biological, Psychological, and Social Determinants of Depression: A Review of Recent Literature», *Brain Sciences*, 11(12), y Pevalin, D. J.; Reeves, A.; Baker, E., & Bentley, R. (2017), «The Impact of Persistent Poor Housing Conditions on Mental Health: A Longitudinal Population-Based Study», *Preventive Medicine*, 105: 304-310.

19. Kim, Y.; Park, A., & Murphy, J. (2023), «Patterns of Adverse Childhood Experiences and Mental Health: Evidence From College Students in Korea», *Journal of Interpersonal Violence*, 38(3-4): 3011-3029, y Cheong, E. V.; Sinnott, C.; Dahly, D., & Kearney, P. M. (2017), «Adverse Childhood Experiences (ACEs) and Later-Life Depression: Perceived Social Support as a Potential Protective Factor», *British Medical Journal Open*, 7(9): e013228.

20. LaNoue, M.; Graeber, D.; De Hernandez, B. U.; Warner, T. D., & Helitzer, D. L. (2012). «Direct and Indirect Effects of Childhood Adversity on Adult Depression». *Community Mental Health Journal*, 48(2): 187-192.

21. Organización Mundial de la Salud y Organización de las Naciones Unidas (representada por la Oficina del Alto Comisionado de las Naciones Unidas para los Derechos Humanos) (2024). *Salud mental, derechos humanos y legislación: orientación y práctica [Mental Health, Human Rights and Legislation. Guidance and Practice, 2023]*. Ginebra. Disponible en https://www.who.int/es/publications/i/item/9789240080737. La cita es de la pág. XVII.

22. Moncrieff, J. (2020). «"It Was the Brain Tumor That Done It!": Szasz and Wittgenstein on the Importance of Distinguishing Disease from Behavior and Implications for the Nature of Mental Disorder». *Philosophy, Psychiatry, and Psychology*, 27: 169-181. Disponible en https://discovery.ucl.ac.uk/id/eprint/10105606/.

23. Por ejemplo, psiquiatras como Thomas Szasz y R. D. Laing; sociólogos de la salud como Peter Conrad, y filósofos como Michel Foucault.
24. Bowden, G.; Shankar, R.; Cooke, A., & Kinderman, P. (2020). *Understanding Depression: Why Adults Experience Depression and What Can Help.* Leicester: British Psychological Society. Disponible en https://explore.bps.org.uk/content/report-guideline/bpsrep.2020.rep133. La cita es de la pág. 16.
25. Puras, D. (2019). *Derecho de toda persona al disfrute del más alto nivel posible de salud física y mental: Informe del Relator Especial sobre el derecho de toda persona al disfrute del más alto nivel posible de salud física y mental.* Consejo de Derechos Humanos de las Naciones Unidas, 24 de junio a 12 de julio de 2019. Recuperado de https://www.ohchr.org/es/documents/thematic-reports/ahrc4134-right-everyone-enjoyment-highest-attainable-standard-physical (consultado el 12 de enero de 2024). La cita es de la pág. 12.
26. Hari, J. (2018). *Lost Connections: Uncovering the Real Causes of Depression and the Unexpected Solutions.* London: Bloomsbury.
27. Organización Mundial de la Salud y Organización de las Naciones Unidas (representada por la Oficina del Alto Comisionado de las Naciones Unidas para los Derechos Humanos) (2024). *Salud mental, derechos humanos y legislación: orientación y práctica [Mental Health, Human Rights and Legislation. Guidance and Practice, 2023].* Ginebra. Disponible en https://www.who.int/es/publications/i/item/9789240080737. La cita es de la pág. XVII.
28. Parker, G. (2005). «Melancholia». *American Journal of Psychiatry,* 162(6): 1066.
29. Mundt, C.; Reck, C.; Backenstrass, M.; Kronmuller, K., & Fiedler, P. (2000). «Reconfirming the Role of Life Events for the Timing of Depressive Episodes. A Two-Year Prospective Follow-Up Study». *Journal of Affective Disorders,* 59(1): 23-30. Harkness, K. L. & Monroe, S. M. (2002). «Childhood Adversity and the Endogenous Versus Nonendogenous Distinction in Women with Major Depression». *American Journal of Psychiatry,* 159(3): 387-393.
30. Véase en https://www.madinamerica.com/2023/12/escaping-the-shackles-of-psychiatry-what-ive-seen-and-survived-as-both-doctor-and-patient/.
31. Kemp, J. J.; Lickel, J. J., & Deacon, B. J. (2014). «Effects of a chemical imbalance causal explanation on individuals' perceptions of their depressive symptoms». *Behavior Research & Therapy,* 56: 47-52. Disponible en www.sciencedirect.com/science/article/pii/S0005796714000308?via%3Dihub.
32. Schroder, H. S.; Duda, J. M.; Christensen, K.; Beard, C., & Bjorgvinsson, T. (2020). «Stressors and Chemical Imbalances: Beliefs About the Causes of Depression in an Acute Psychiatric Treatment Sample». *Journal of Affective Disorders,* 276: 537-545.
33. Correo recibido de Cathy Wield el 12 de diciembre de 2023.

Capítulo 4

1. Los comentarios de la doctora Ellie Cannon se recogen aquí: https://www.madintheuk.com/2021/10/open-letter-to-this-morning/.
2. Véase en https://www.independent.co.uk/voices/antidepressants-study-new-research-depression-medication-a8223801.html.
3. Entre mis trabajos sobre los modelos de acción farmacológica se encuentran: Moncrieff, J. & Cohen, D. (2005), «Rethinking Models of Psychotropic Drug Action», *Psychotherapy & Psychosomatics,* 74(3): 145-153 (disponible en https://www.criticalpsychiatry.co.uk/wp-content/uploads/docs/rethinking-models-of-psychotropic-drug-action.pdf); Moncrieff, J. & Cohen, D. (2006), «Do Antidepressants Cure or Create Abnormal Brain States?», *PLoS.Medicine,* 3(7): e240 (disponible en www.ncbi.nlm.nih.gov/pmc/articles/PMC1472553/#:~:text=The%20term%20antidepressant%20refers%20to,to%20the%20symptoms%20of%20depression); Moncrieff, J. (2008), *The Myth of the Chemical Cure: A Critique of Psychiatric Drug Treatment* (Basingstoke, UK: Palgrave Macmillan), y Moncrieff, J. (2020), *A Straight Talking Introduction to Psychiatric Drugs: The truth About How They Work and How to Come Off Them* (Monmouth: PCCS Books).
4. Consúltese el glosario.
5. Para más información sobre los efectos desagradables de los antidepresivos, véase: Goldsmith, L. & Moncrieff, J. (2011). «The Psychoactive Effects of Antidepressants and Their Association With Suicidality». *Current Drug Safety,* 6(2): 115-121. Sobre los antipsicóticos, véase: Moncrieff, J.; Cohen, D., & Mason, J. P. (2009). «The Subjective Experience of Taking Antipsychotic Medication: A Content Analysis of Internet Data». *Acta Psychiatrica Scandinavica,* 120(2): 102-111.

6.   He, Q.; Chen, X.; Wu, T.; Li, L., & Fei, X. (2019). «Risk of Dementia in Long-Term Benzodiazepine Users: Evidence from a Meta-Analysis of Observational Studies». *Journal of Clinical Neurology*, 15(1): 9-19. Reid Finlayson, A. J.; Macoubrie, J.; Huff, C.; Foster, D. E., & Martin, P. R. (2022). «Experiences with Benzodiazepine Use, Tapering, and Discontinuation: An Internet Survey». *Therapeutic Advances in Psychopharmacology*, 12: 20451253221082386.

7.   Spurny, B.; Vanicek, T.; Seiger, R.; Reed, M. B.; Klobl, M., *et al.* (2021). «Effects of SSRI Treatment on GABA and Glutamate Levels in an Associative Relearning Paradigm». *Neuroimage*, 232: 117913. Duman, E. N.; Kesim, M.; Kadioglu, M.; Yaris, E.; Kalyoncu, N. I., & Erciyes, N. (2004). «Possible Involvement of Opioidergic and Serotonergic Mechanisms in Antinociceptive Effect of Paroxetine in Acute Pain». *Journal of Pharmacological Science*, 94(2): 161-165.

8.   Véase: https://community.patient.info/t/no-emotions/29959.

9.   Aitken, C. (2019). «3 Myths About Bupropion». *Psychiatric Times* (4 de abril de 2019). Disponible en https://www.psychiatrictimes.com/view/3-myths-about-bupropion (consultado el 16 de marzo de 2024).

10.   Véase: https://www.askapatient.com/viewrating.asp?drug=204447&name=TRINTELLIX.

11.   D'Agostino, A.; English, C. D., & Rey, J. A. (2015). «Vortioxetine (Brintellix): A New Serotonergic Antidepressant». *Pharmacy & Therapeutics T*, 40(1): 36-40.

12.   Corruble, E.; de Bodinat, C.; Belaidi, C.; Goodwin, G. M., & Agomelatine Study Group (2013). «Efficacy of agomelatine and escitalopram on depression, subjective sleep and emotional experiences in patients with major depressive disorder: a 24-wk randomized, controlled, double-blind trial». *International Journal of Neuropsychopharmacology*, 16(10): 2219-2234.

13.   Según Goldsmith, L. & Moncrieff, J. (2011). «The Psychoactive Effects of Antidepressants and Their Association with Suicidality». *Current Drug Safety*, 6(2): 115-121. Disponible en https://openaccess.city.ac.uk/id/eprint/31252/3/Goldsmith%20and%20Moncrieff%20 2011%20The%20Psychoactive%20Effects%20of%20Antidepressants%20and%20their%20 Association%20with%20Suicidality%20Protected.pdf (véase la pág. 117).

14.   Véase en https://www.mayoclinic.org/diseases-conditions/depression/in-depth/anti depressants/art-20049303#:~:text=Fatigue%2C%20drowsiness,of%20treatment%20 with%20an%20antidepressant (consultado el 16 de enero de 2024).

15.   Alberti, S.; Chiesa, A.; Andrisano, C., & Serretti, A. (2015). «Insomnia and Somnolence Associated with Second-Generation Antidepressants During the Treatment of Major Depression: A Meta-Analysis». *Journal of Clinical Psychopharmacology*, 35(3): 296-303.

16.   Gafoor, R.; Booth, H. P., & Gulliford, M. C. (2018). «Antidepressant Utilisation and Incidence of Weight Gain During 10 Years' Follow-Up: Population Based Cohort Study». *British Medical Journal*, 361: k1951.

17.   Read, J.; Grigoriu, M.; Gee, A.; Diggle, J., & Butler, H. (2020). «The Positive and Negative Experiences of 342 Antidepressant Users». *Community Mental Health Journal*, 56(4): 744-752. Disponible en https://repository.uel.ac.uk/item/87673 (véase la pág. 748).

18.   Breggin, P. R. (1993). *Toxic Psychiatry*. London: Fontana. (Véase la pág. 21).

19.   Un ejemplo es la crítica de Nassir Ghaemi, psiquiatra de la Universidad Tufts (Massachusetts, Estados Unidos): Ghaemi, S. N. (2022). «Symptomatic Versus Disease-Modifying Effects of Psychiatric Drugs». *Acta Psychiatrica Scandinavica*, 146(3): 251-257. Disponible en https://pubmed.ncbi.nlm.nih.gov/35653111/.

20.   Por ejemplo, en Crombie, J.; Harper, D., & Reavey, P. (2013). *Psychology, Mental Health and Distress* (London: Red Globe Press).

21.   Moreton, A.; Adam, M., & Huda, A. S. (2018). «Psychiatrists Use an Outcome Centered Prescribing Model». Disponible en www.researchgate.net/publication/331400365_ Psychiatrists'_use_an_outcome_centered_prescribing_model.

Capítulo 5

1.   Véase la pág. 391 de «Discussion on Benzedrine: Uses and Abuses». *Proceedings of the Royal Society of Medicine*, XXXII (1938) 385-398. Disponible en https://pmc.ncbi.nlm.nih. gov/articles/PMC1997460/pdf/procrsmed00670-0135.pdf.

2.   Los anuncios se recogen en Rasmussen, N. (2008). «America's First Amphetamine Epidemic 1929-1971: A Quantitative and Qualitative Retrospective with Implications for the Present». *American Journal of Public Health*, 98(6): 974-985.

3. Por ejemplo, el anuncio de fenobarbital de Lakeside, disponible en https://www.pharmacytechs.net/blog/old-school-medicine-ads/ (consultado el 16 de febrero de 2024).
4. Healy, D. (1997). *The Antidepressant Era*. New York: Harvard University Press. (Véase la pág. 62).
5. En el siguiente artículo, describo con más detalle la evolución de los antidepresivos y los puntos de vista sobre la depresión: Moncrieff, J. (2008). «The Creation of the Concept of the Antidepressant: An Historical Analysis». *Social Science and Medicine*, 66: 2346-2355. Disponible en https://www.researchgate.net/publication/5529987_The_creation_of_the_concept_of_an_antidepressant_An_historical_analysis.
6. Crane, G. E. (1956). «Further Studies on Iproniazid Phosphate». *Journal of Nervous and Mental Disease*, 124: 322-331. Pare, C. M. & Sandler, M. (1959). «A Clinical and Biochemical Study of a Trial of Iproniazid in the Treatment of Depression». *Journal of Neurology, Neurosurgery & Psychiatry*, 22(3): 247-251.
7. Lehmann, H. E., *et al.* (1958). «The Treatment of Depressive Conditions with Imipramine (G 22355)». *Canadian Psychiatric Association Journal*, 3(4): 155-164 (véase la pág. 155).
8. Para más detalles al respecto, véase: Moncrieff, J. (2013). *The Bitterest Pills: The Troubling Story of Antipsychotic Drugs*. London: Palgrave Macmillan. Y Moncrieff, J. (2013). «Magic Bullets for Mental Disorders: The Emergence of the Concept of an "Antipsychotic" Drug». *Journal of the History of Neuroscience*, 22(1): 30-46.
9. Crane, G. E. (1957). «Iproniazid (Marsilid) Phosphate, a Therapeutic Agent for Mental Disorders and Debilitating Diseases». *Psychiatric Research Reports of the American Psychiatric Association*, 8: 142-152.
10. Kline, N. S. (1958). «Clinical Experience with Iproniazid (Marsilid)». *Journal of Clinical & Experimental Psychopathology*, 19 (2, Suppl. 1), 72-79. Loomer, H. P.; Saunders, J. C., & Kline, N. S. (1957). «A Clinical and Pharmacodynamic Evaluation of Iproniazid as a Psychic Energizer». *Psychiatric Research Reports of the American Psychiatric Association*, 8: 129-141.
11. Kuhn, R. (1957). «Uber die Behandlung depressiver Zustände mit einem Iminodibenzylderivat (G 22355)». *Schweizerische Medizinische Wochenschrift*, 87(35-36): 1135-1140. Kuhn, R. (1958). «The Treatment of Depressive States with G 22355 (Imipramine Hydrochloride)». *American Journal of Psychiatry*, 115(5): 459-464. Las citas de Kuhn proceden de las págs. 459 y 464.
12. La entrevista con Roland Kuhn se recoge en Healy, D. (1999). *The Psychopharmacologists. Volume II*. London: Arnold. Págs. 93-118. La entrevista con Alan Broadhurst se recoge en Healy, D. (1996). *The Psychopharmacologists. Interviews by David Healy. Volume I*. London: Chapman & Hall. Págs. 111-134.
13. Kuhn (1958). «The Treatment of Depressive States with G 22355 (Imipramine Hydrochloride)». *American Journal of Psychiatry*, 115(5): 459-464.
14. Kuhn, R. (1970). «The Imipramine Story». *Discoveries in Biological Psychiatry* (F. Ayd and B. Blackwell. Philadelphia, JB Lippincott Company), págs. 205-217. Véase la pág. 217.
15. La entrevista con David Healy se recoge en Healy (1999), *The Psychopharmacologists. Volume II*. London: Arnold. (Véase la pág. 99).
16. Hare, E. H.; McCance, C., & McCormick, W. O. (1964). «Imipramine and Drinamyl in Depressive Illness: a Comparative Trial». *British Medical Journal*, 1: 818-820.
17. Overall, J. E.; Hollister, L. E.; Meyer, F.; Kimbell Jr, I., & Shelton, J. (1964). «Imipramine and Thioridazine in Depressed and Schizophrenic Patients. Are There Specific Antidepressant Drugs?». *Journal of the American Medical Association (JAMA)*, 189: 605-608.
18. Jacobsen, E. (1964). «The Theoretical Basis of the Chemotherapy of Depression». *Depression: Proceedings of the Symposium held at Cambridge 22 to 26 September 1959*. Cambridge: Cambridge University Press. Págs. 208-213.
19. Deniker, P. & Lemperiere, T. (1964). «Drug Treatment of Depression». *Depression: Proceedings of the Symposium held at Cambridge 22 to 26 September 1959*. Cambridge: Cambridge University Press. Págs. 214-234.
20. Dally, P. (1967). *Chemotherapy of Psychiatric Disorders*. London: Logos Press Ltd. (Véase la pág. 10).
21. Véase: Moncrieff, J. (2008). «The Creation of the Concept of the Antidepressant. An Historical Analysis». *Social Science and Medicine*, 66: 2346-2355.
22. Henderson, D. & Gillespie, R. D. (1927). *Henderson and Gillespie's Textbook of Psychiatry*. Oxford: Oxford University Press. Véase la pág. 254.
23. Rasmussen, N. (2015). «Amphetamine-Type Stimulants: The Early History of their Medical and Non-Medical Uses». *International Review of Neurobiology*, 120: 9-25.
24. He escrito más sobre los vínculos entre los tratamientos físicos como la terapia

electroconvulsiva y los nuevos tratamientos farmacológicos en el siguiente artículo: Moncrieff, J. (1999). «An Investigation into the Precedents of Modern Drug Treatment in Psychiatry». *History of Psychiatry*, 10(40 Pt 4): 475-490. Disponible en www.researchgate. net/publication/11727695_An_investigation_into_the_precedents_of_modern_drug_ treatment_in_psychiatry.

25. Healy, D. (1997). *The Antidepressant Era*. Cambridge, MA: Harvard University Press.
26. David Healy también ha investigado sobre la farmacología de los psicofármacos y hace campaña para concienciar sobre los efectos secundarios no reconocidos de los medicamentos sujetos a prescripción médica a través de su página web: https://rxisk.org/. Su libro sobre la historia de los antidepresivos es Healy, D. (1997). *The Antidepressant Era*. Harvard University Press.
27. Bayer, R. & Spitzer, R. L. (1985). «Neurosis, Psychodynamics, and DSM-III: A History of the Controversy». *Archives of General Psychiatry*, 42(2): 187-196.
28. El término *simpático* procede de la idea de la conexión entre distintas partes del cuerpo. Se puede consultar la historia del término en Barboi, A. (2013). «Sympathy, Sympathetic: Evolution of a Concept and Relevance to Current Understanding of Autonomic Disorders». *Neurology*, 80, Suplemento 7. Disponible en https://www.neurology.org/doi/10.1212/ wnl.80.7_supplement.s57.005 (consultado el 7 de febrero de 2024).
29. Churchill-Davidson, H. C. & Swan, H. J. C. (1952). «Noradrenaline and Methedrine: A Comparison of Their Circulatory Actions». *Anaesthesia*, 7: 4. Véase también: Rasmussen, N. (2015). «Amphetamine-Type Stimulants: The Early History of their Medical and Non-Medical Uses». *International Review of Neurobiology*, 120: 9-25.
30. En 1959, se celebra un simposio en el que se hace un primer intento de exponer este punto de vista: Jacobsen, E. (1964). *The Theoretical Basis of the Chemotherapy of Depression, Depression: Proceedings of the Symposium held at Cambridge 22 to 26 September 1959*. Cambridge: Cambridge University Press. Págs. 208-213. Posteriormente, se desarrolla de manera más asertiva en el artículo de referencia sobre la teoría de la noradrenalina en la depresión de Joseph Schildkraut: Schildkraut, J. J. (1965). «The Catecholamine Hypothesis of Affective Disorders: A Review of Supporting Evidence». *American Journal of Psychiatry*, 122(5): 509-522.
31. Larkin Jr, J. C.; Stevick, C. P.; Flanagan, J. B., & Phillips, S. (1959). «Stimulatory Effects of Iproniazid in Active Pulmonary Tuberculosis». *Geriatrics*, 14(2): 89-93.
32. Zeller, E. A. & Barsky, J. (1952). «In Vivo Inhibition of Liver and Brain Monoamine Oxidase by 1-Isonicotinyl-2-Isopropyl Hydrazine». *Proceedings of the Society for Experimental Biology & Medicine*, 81(2): 459-461.
33. La entrevista se recoge en Healy, D. (1996*). The Psychopharmacologists. Interviews by David Healy. Volume I*. London: Chapman & Hall. Págs. 29-50.
34. Axelrod, J., *et al.* (1961). «Effect of Psychotropic Drugs on the Uptake of H3-norepinephrine by Tissues». *Science*, 133(3450): 383-384.
35. Glowinski, J. & Axelrod, J. (1964). «Inhibition of Uptake of Tritiated-Noradrenaline in the Intact Rat Brain by Imipramine and Structurally Related Compounds». *Nature*, 204: 1318-1319.
36. Khan, S. A.; Mehta, M. C., & Kade, A. (2011). «Acute Effects of Citalopram and Imipramine on Psychomotor Performance in Healthy Volunteers: A Comparative Study». *Journal of Pharmaceutical Sciences and Research*, 3: 1269-1275.
37. Schildkraut, J. J.; Winokur, A., & Applegate, C. W. (1970). «Norepinephrine Turnover and Metabolism in Rat Brain After Long-Term Administration of Imipramine». *Science*, 168(933): 867-869. Frazer, A. & Mendels, J. (1977). «Do Tricyclic Antidepressants Enhance Adrenergic Transmission?». *American Journal of Psychiatry*, 134(9): 1040-1042. Heydorn, W.; Frazer, A., & Mendels, J. (1980). «Do Tricyclic Antidepressants Enhance Adrenergic Transmission? An Update». *American Journal of Psychiatry*, 137(1): 113-114.
38. Lahti, R. A. & Maickel, R. P. (1971). «The Tricyclic Antidepressants – Inhibition of Norepinephrine Uptake as Related to Potentiation of Norepinephrine and Clinical Efficacy». *Biochemical Pharmacology*, 20: 482-486.
39. Khan, A. U. (1999). «How do Psychotropic Drugs Really Work?». *Psychiatric Times*, 16.
40. Véase, por ejemplo, este estudio sobre el trabajo de Axelrod: Snyder, S. H. (2006). «Turning Off Neurotransmitters». *Cell*, 125(1): 13-15.
41. Schildkraut, J. J. (1965). «The Catecholamine Hypothesis of Affective Disorders: A Review of Supporting Evidence». *American Journal of Psychiatry*, 122(5): 509-522. Disponible en https://psychiatryonline.org/doi/abs/10.1176/ajp.122.5.509. La cita procede de la pág. 509.
42. Marano, M. (2023). «Reserpine Induced Parkinsonism: A Hidden Threat of Herbal

Medicine». *Neurological Sciences*, 44(4): 1425-1427.
43. Schildkraut, J. J. (1965). «The Catecholamine Hypothesis of Affective Disorders: A Review of Supporting Evidence». *American Journal of Psychiatry*, 122(5): 509-522. Las citas proceden de las págs. 509 y 512.
44. *Ibid.*, pág. 511.
45. Véase: Lees, A. J.; Tolosa, E., & Olanow, C. W. (2015). «Four Pioneers of L-Dopa Treatment: Arvid Carlsson, Oleh Hornykiewicz, George Cotzias, and Melvin Yahr». *Movement Disorders*, 30(1): 19-36. Y también la pág. 151 de Healy (1997). *The Antidepressant Era*. Cambridge, MA: Harvard University Press. El primer experimento que sugirió que la dopamina era el principal neurotransmisor implicado en los efectos de la reserpina fue el siguiente: Carlsson, A.; Lindqvist, M., & Magnusson, T. (1957). «3,4-Dihydroxyphenylalanine and 5-Hydroxytryptophan as Reserpine Antagonists». *Nature*, 180(4596): 1200.

Capítulo 6

1. Whitaker-Azmitia, P. (1999). «The Discovery of Serotonin and its Role in Neuroscience». *Neuropsychopharmacology*, 21: 2-8.
2. Green, A. R. (2008). «Gaddum and LSD: The Birth and Growth of Experimental and Clinical Neuropharmacology Research on 5-HT in the UK». *British Journal of Pharmacology*, 154(8): 1583-1599.
3. Twarog, B. M. & Page, I. H. (1953). «Serotonin Content of Some Mammalian Tissues and Urine and a Method for its Determination». *American Journal of Physiology*, 175: 157-161.
4. Véase: Green, A. R. (2008). «Gaddum and LSD: The Birth and Growth of Experimental and Clinical Neuropharmacology Research on 5-HT in the UK». *British Journal of Pharmacology*, 154(8): 1583-1599.
5. Aghajanian, G. K. & Marek, G. J. (1999). «Serotonin and Hallucinogens». *Neuropsychopharmacology*, 21(2 Suppl): 16S-23S.
6. Woolley, D. W. & Shaw, E. (1954). «A Biochemical and Pharmacological Suggestion About Certain Mental Disorders». *Proceedings of the National Academy of Sciences, USA*, 40(4): 228-231 (la cita procede de la pág. 230). Véase también: Gaddum, J. H. &. Hameed, K. A. (1954). «Drugs Which Antagonize 5-Hydroxytryptamine». *British Journal of Pharmacology & Chemotherapy*, 9(2): 240-248.
7. Pare, C. M. & Sandler, M. (1959). «A Clinical and Biochemical Study of a Trial of Iproniazid in the Treatment of Depression». *Journal of Neurology, Neurosurgery & Psychiatry*, 22(3): 247-251.
8. Shore, P. A.; Pletscher, A.; Tomich, E. G.; Carlsson, A.; Kuntzman, R., & Brodie, B. B. (1957). «Role of Brain Serotonin in Reserpine Action». *Annals of the New York Academy of Sciences*, 66(3): 609-615 (véase la discusión de resultados en la pág. 615). Brodie, B. B.; Pletscher, A., & Shore, P. A. (1955). «Evidence that Serotonin has a Role in Brain Function». *Science*, 122(3177): 968. Brodie, B. B.; Comer, M. S.; Costa, E., & Dlabac, A. (1966). «The Role of Brain Serotonin in the Mechanism of the Central Action of Reserpine». *Journal of Pharmacology & Experimental Therapeutics*, 152(2): 340-349. Véase también: Healy, D. (1997). *The Antidepressant Era*. New York: Harvard University Press.
9. Healy, D. (1997). *The Antidepressant Era*. New York: Harvard University Press.
10. Coppen, A.; Shaw, D. M., & Farrell, J. P. (1963). «Potentiation of the Antidepressive Effect of a Monoamine-Oxidase Inhibitor by Tryptophan». *Lancet*, 1(7272): 79-81.
11. Kline, N. S.; Sacks, W., & Simpson, G. M. (1964). «Further Studies On: One Day Treatment of Depression with 5-Htp». *American Journal of Psychiatry*, 121: 379-381; Coppen, A.; Shaw, D. M.; Malleson, A.; Eccleston, E., & Gundy, G. (1965). «Tryptamine Metabolism in Depression». *British Journal of Psychiatry*, 111(479): 993-998.
12. Coppen, A. (1967). «The Biochemistry of Affective Disorders». *British Journal of Psychiatry*, 113(504): 1237-1264. Disponible en https://www.cambridge.org/core/journals/the-british-journal-of-psychiatry/article/abs/biochemistry-of-affective-disorders/1CB6D7B69D1E60F5731D4B8FBC02CE84. Coppen, A. J. (1968). «Depressed States and Indolealkylamines». *Advances in Pharmacology* (1962) 6(Pt B): 283-291. Disponible en https://www.sciencedirect.com/science/article/abs/pii/S1054358908603282.
13. Coppen, A. (1967). «The Biochemistry of Affective Disorders». *British Journal of Psychiatry*, 113(504): 1237-1264. Véase la pág. 1237.
14. *Ibid.*, pág. 1244.

15. *Ibid.*, pág. 1243.
16. *Ibid.*, pág. 1258.
17. Coppen, A. J. (1968). «Depressed States and Indolealkylamines». *Advances in Pharmacology* (1962) 6(Pt B): 283-291 (véase la pág. 290).
18. Yeragani, V. K.; Tancer, M.; Chokka, P., & Baker, G. B. (2010). «Arvid Carlsson, and the Story of Dopamine». *Indian Journal of Psychiatry*, 52(1): 87-88. Disponible en https://pmc. ncbi.nlm.nih.gov/articles/PMC2824994/.
19. Kielholz, P. & Poeldinger, W. (1968). «Pharmacotherapy of Endogenous Depression». *Comprehensive Psychiatry*, 9(3): 179-186. Disponible en https://pubmed.ncbi.nlm.nih. gov/5653730/.
20. La entrevista con Arvid Carlsson se recoge en Healy, D. (1996). *The Psychopharmacologists. Interviews by David Healy. Volume I.* London: Chapman. Págs. 51-80 (véase la pág. 60).
21. Véase: https://pubchem.ncbi.nlm.nih.gov/compound/Zimeldine.
22. En el siguiente artículo se incluye una historia ilustrativa de la zimelidina: Mulinari, S. (2015). «Divergence and Convergence of Commercial and Scientific Priorities in Drug Development: The Case of Zelmid, the First SSRI Antidepressant». *Social Science & Medicine*, 138: 217-224. Disponible en https://pubmed.ncbi.nlm.nih.gov/26123880/.
23. Wong, D. T.; Horng, J. S.; Bymaster, F. P.; Hauser, K. L., & Molloy, B. B. (1974). «A Selective Inhibitor of Serotonin Uptake: Lilly 110140, 3-(p-trifluoromethylphenoxy)-N-methyl-3-phenylpropylamine». *Life Sciences*, 15(3): 471-479 (véase la pág. 471).
24. *Ibid.*, pág. 478.
25. Strawbridge, R.; Javed, R. R.; Cave, J.; Jauhar, S., & Young, A. H. (2023). «The Effects of Reserpine on Depression: A Systematic Review». *Journal of Psychopharmacology*, 37(3): 248-260.
26. La entrevista con Arvid Carlsson se recoge en Healy, D. (1996). *The Psychopharmacologists. Interviews by David Healy. Volume I.* London: Chapman. Págs. 51-80 (véase la pág. 60).
27. Healy puso de relieve cómo se ignoraban o reinterpretaban las pruebas para que encajaran con la teoría, a la manera de un paradigma kuhniano fallido (en referencia al filósofo de la ciencia Thomas Kuhn). Véase: Healy, D. (1987). «The Structure of Psychopharmacological Revolutions». *Psychiatric Developments*, 5(4): 349-376.
28. Maas, J. W.; Koslow, S. H.; Davis, J. M.; Katz, M. M.; Mendels, J.; Robins, E., *et al.* (1980). «Biological Component of the NIMH Clinical Research Branch Collaborative Program on the Psychobiology of Depression: I. Background and Theoretical Considerations». *Psychological Medicine*, 10(4): 759-776.
29. Maas, J. W.; Koslow, S. H.; Katz, M. M.; Bowden, C. L.; Gibbons, R. L.; Stokes, P. E., *et al.* (1984). «Pretreatment Neurotransmitter Metabolite Levels and Response to Tricyclic Antidepressant Drugs». *American Journal of Psychiatry*, 141(10): 1159-1171. Veáse también la pág. 159 de Healy, D. (1997). *The Antidepressant Era.* New York: Harvard University Press.
30. Healy, D. (1987). «The Structure of Psychopharmacological Revolutions». *Psychiatric Developments*, 5(4): 349-376. La cita procede de la pág. 367.

Capítulo 7

1. El anuncio publicitario de Miltown de 1960 está disponible en https://www.goretro. com/2014/08/mothers-little-helper-vintage-drug-ads.html (consultado el 13 de enero de 2024).
2. El anuncio publicitario de Butisol de 1969 está disponible en https://www.goretro. com/2014/08/mothers-little-helper-vintage-drug-ads.html (consultado el 13 de enero de 2024).
3. Véase el anuncio de Miltown de 1960.
4. Véase el anuncio publicitario de Serax de 1967. Disponible en https://www.huffingtonpost. co.uk/entry/antidepressants-advertisements-women_n_7276906 (consultado el 13 de enero de 2024).
5. Véase el anuncio de Miltown de 1960.
6. Véase el anuncio de Butisol de 1969.
7. Véase el anuncio de Serax de 1967.
8. Véase el anuncio de Butisol de 1969.
9. Tone, A. (2009). *The Age of Anxiety: A History of America's Turbulent Affair With Tranquilizers.* Philadelphia, PA: Basic Books.

10. *Ibid.*
11. Parry, H. J.; Balter, M. B.; Mellinger, G. D.; Cisin, I. H., & Manheimer, D. I. (1973). «National Patterns of Psychotherapeutic Drug Use». *Archives of General Psychiatry*, 28(6): 18-74.
12. La empresa farmacéutica Roche es la sexta más grande del mundo según los datos del año 2024: https://www.visualcapitalist.com/cp/worlds-50-largest-pharmaceutical-companies/. A propósito del vínculo con la familia Sackler, véase: Keefe, P. R. (2021). *Empire of Pain: The Secret History of the Sackler Dynasty*. London: Picador.
13. Hollister, L. E.; Motzenbecker, F. P., & Degan, R. O. (1961). «Withdrawal Reactions from Chlordiazepoxide ("Librium")». *Psychopharmacologia*, 2: 63-68.
14. Lader, M. (1991). «History of Benzodiazepine Dependence». *Journal of Substance Abuse Treatment*, 8(1-2): 53-59.
15. Organización Mundial de la Salud (2022). *Clasificación Internacional de Enfermedades (CIE-11)*, 11.ª revisión. Disponible en https://icd.who.int/es/.
16. Margolin, L.; Cope, D. K.; Bakst-Sisser, R., & Greenspan, J. (2007). «The Steroid Withdrawal Syndrome: A Review of the Implications, Etiology, and Treatments». *Journal of Pain Symptom Management*, 33(2): 224-228. Karachalios, G. N.; Charalabopoulos, A.; Papalimneou, V.; Kiortsis, D., & Dimicco, P. (2005). «Withdrawal Syndrome Following Cessation Of Antihypertensive Drug Therapy». *International Journal of Clinical Practice*, 59(5): 562-570.
17. Según se recoge en Tone, A. (2009). *The Age of Anxiety: A History of America's Turbulent Affair With Tranquilizers*. Philadelphia, PA: Basic Books. Véase la pág. 267 (nota 10).
18. *The New York Times* (7 de septiembre de 1979). Senate Panel is Told of Dangers of Valium Abuse.
19. Véase: http://news.bbc.co.uk/2/hi/programmes/panorama/tranquillisers/1312511.stm.
20. Trethowan, W. H. (1975). «Pills for Personal Problems». *British Medical Journal*, 3(5986): 749-751 (véase la pág. 749). Tyrer, P. (1974). «The Benzodiazepine Bonanza». *Lancet*, 2(7882): 709-710 (véase la pág. 710).
21. Gabe, J. & Bury, M. (1988). «Tranquillisers as a Social Problem». *The Sociological Review*, 36.
22. *Ibid.* Véase también: Tone, A. (2009). *The Age of Anxiety: A History of America's Turbulent Affair With Tranquilizers*. Philadelphia, PA: Basic Books.
23. Véase el análisis de David Healy sobre la transformación de la ansiedad en depresión en Healy, D. (2004). «Shaping the Intimate: Influences on the Experience of Everyday Nerves». *Social Studies in Science*, 34(2): 219-245. Disponible en www.researchgate. net/publication/8413121_Shaping_the_Intimate_Influences_on_the_Experience_of_ Everyday_Nerves.
24. Horwitz, A. V. (2010). «How an Age of Anxiety Became an Age of Depression». *Milbank Quarterly*, 88(1): 112-138. Disponible en https://pmc.ncbi.nlm.nih.gov/articles/ PMC2888013.
25. Fenichel, O. (1945). *The Psychoanalytic Theory of Neurosis*. New York: W. W. Norton & Co.
26. Popper, K. R. (1963). *Conjectures and Refutations: The Growth of Scientific Knowledge*. New York: Routledge & Kegan Paul. Págs. 43-86. Gellner, E. (1985). *The Psychoanalytic Movement*. London: Palladin.
27. Regier, D. A.; Hirschfeld, R. M.; Goodwin, F. K.; Burke Jr, J. D.; Lazar, J. B., & Judd, L. L. (1988). «The NIMH Depression Awareness, Recognition, and Treatment Program: Structure, Aims, and Scientific Basis». *American Journal of Psychiatry*, 145(11): 1351-1357.
28. Según se recoge en Herzberg, D. (2009). *Happy Pills in America. From Milltown to Prozac*. Baltimore, MA: The John Hopkins University Press. (Véase la pág. 269).
29. Según se recoge en Shorter, E. (2021). *The Rise and Fall of the Age of Psychopharmacology* (Oxford: Oxford Medicine Online). Véase el capítulo 16.
30. Wurtzel, E. (1994). *Prozac Nation: Young and Depressed in America*. New York: Penguin Books.
31. Cowley, G. (1990). «The Promise of Prozac». *Newsweek* (26 de marzo de 1990), 38-41. Las citas proceden de las págs. 39 y 40.
32. Kramer, P. (1993). *Listening to Prozac: A Psychiatrist Explores Antidepressants Drugs and the Re-Making of the Self*. New York: Penguin Books Ltd.
33. Según se recoge en Herzberg, D. (2009). *Happy Pills in America. From Milltown to Prozac*. Baltimore, MA: The John Hopkins University Press. (Véase la pág. 183).
34. Kramer, P. (1993). *Listening to Prozac: A Psychiatrist Explores Antidepressants Drugs and the Re-Making of the Self*. New York: Penguin Books Ltd.
35. Newsweek (1994). «The Culture of Prozac». *Newsweek* (6 de febrero de 1994). Disponible en https://www.newsweek.com/culture-prozac-190328 (consultado el 14 de enero de 2024).

36. Viñeta de *The New Yorker* de Huguette Martel (8 de noviembre de 1993). Citado en Wurtzel (1994). *Prozac Nation: Young and Depressed in America*. New York: Penguin Books. Y también en Newsweek (1994). «The Culture of Prozac». *Newsweek* (6 de febrero de 1994).
37. Rimer, S. (1993). «With Millions Taking Prozac. A Legal Drug Culture Arises». *The New York Times* (13 de diciembre de 1993). Disponible en https://www.nytimes.com/1993/12/13/us/with-millions-taking-prozac-a-legal-drug-culture-arises.html (consultado el 14 de enero de 2024).
38. Véase la pág. 304 en Wurtzel, E. (1994). *Prozac Nation: Young and Depressed in America*. New York: Penguin Books.
39. Herzberg, D. (2009). *Happy Pills in America. From Milltown to Prozac*. Baltimore, MA: The John Hopkins University Press. Las citas proceden de la pág. 180.
40. *Ibid.*
41. Según se recoge en la pág. 224 en Healy, D. (2004). «Shaping the Intimate: Influences on the Experience of Everyday Nerves». *Social Studies in Science*, 34(2): 219-245.
42. *Ibid.*, pág. 222.
43. El siguiente libro contiene un valioso registro documental de los materiales promocionales de la época: Valenstein, E. (1988). *Blaming the Brain*. New York: Free Press.
44. *Ibid.*, pág. 182.
45. *Ibid.*, pág. 181.
46. Según se cita en la pág. 185 de Herzberg (2009). *Happy Pills in America. From Milltown to Prozac*. Baltimore, MA: The John Hopkins University Press.
47. Véase: https://www.youtube.com/watch?v=twhvtzd6gXA&list=PLTvB0nT9IGLswtv0lxp9MmsI_Xqo4nWlU&index=2 (consultado el 4 de marzo de 2024).
48. Carta del presidente Robert Kendell a Charles Medawar del 28 de noviembre de 1997.
49. Borrador del desglose de la financiación obtenida para la «Defeat Depression Campaign» (1997).
50. «Defeat Depression Campaign» 1992-97 (sin fecha).
51. Sesión de intercambio de ideas sobre el futuro de la «Defeat Depression Campaign», celebrada el 11 de septiembre de 1996 en Lilly House, 13, Hanover Square, London W1R 0PA (Reino Unido).
52. «Down with Gloom», presentado en *How to defeat depression*. Disponible en https://holeousia.com/in-the-world/a-sunshine-act-for-scotland/british-psychiatry-marketing-as-education/the-defeat-depression-campaign/how-to-defeat-depression/ (consultado el 14 de enero de 2024).
53. Según se recoge en *Defeat Depression Campaign Action Week 3-11 March 1994. Notes for Campaign Lectures*.
54. *Thepharmaletter* (22 de agosto de 1993): UK Campaign to Defeat depression launched. Disponible en https://www.thepharmaletter.com/uk-campaign-to-defeat-depression-launched (consultado el 14 de enero de 2024).
55. *Attitudes Towards Depression*. Estudio de investigación realizado para la «Defeat Depression Campaign» (enero de 1992).
56. Priest, R. G.; Vize, C.; Roberts, A.; Roberts, M., & Tylee, A. (1996). «Lay People's Attitudes to Treatment of Depression: Results of Opinion Poll for Defeat Depression Campaign Just Before its Launch». *British Medical Journal*, 313(7061): 858-859. Disponible en www.ncbi.nlm.nih.gov/pmc/articles/PMC2359082/.
57. Paykel, E. S.; Hart, D., & Priest, R. G. (1998). «Changes in Public Attitudes to Depression During the Defeat Depression Campaign». *British Journal of Psychiatry*, 173: 519-522. Disponible en https://www.cambridge.org/core/journals/the-british-journal-of-psychiatry/article/abs/changes-in-public-attitudes-to-depressionduring-the-defeat-depression-campaign/2B86001C8570A9E9F610417BA763120A.
58. *Attitudes Towards Depression*. Estudio de investigación realizado para la «Defeat Depression Campaign» (enero de 1992).
59. Véase: «Down with Gloom».
60. *Attitudes Towards Depression*. Estudio de investigación realizado para la «Defeat Depression Campaign» (enero de 1992). Los resultados también se recogen en Paykel, E. S.; Hart, D., & Priest, R. G. (1998). «Changes in Public Attitudes to Depression During the Defeat Depression Campaign». *British Journal of Psychiatry*, 173: 519-522.
61. Véase: «Down with Gloom».
62. Priest, R. G.; Vize, C.; Roberts, A.; Roberts, M., & Tylee, A. (1996). «Lay People's Attitudes to Treatment of Depression: Results of Opinion Poll for Defeat Depression Campaign Just

Before its Launch». *British Medical Journal*, 313(7061): 858-859.

63.	Paykel, E. S. & Priest, R. G. (1992). «Recognition and Management of Depression in General Practice: Consensus Statement». *British Medical Journal*, 305(6863): 1198-1202. Disponible en https://pmc.ncbi.nlm.nih.gov/articles/PMC1883802/ (véase la pág. 1200).

64.	Véase: «Down with Gloom» (mayúsculas en el original).

65.	Priest, R. G.; Vize, C.; Roberts, A.; Roberts, M., & Tylee, A. (1996). «Lay People's Attitudes to Treatment of Depression: Results of Opinion Poll for Defeat Depression Campaign Just Before its Launch». *British Medical Journal*, 313(7061): 858-859 (véase la pág. 859).

66.	Carta del presidente Robert Kendell a Charles Medawar del 28 de noviembre de 1997.

67.	Según se recoge en la pág. 178 de Valenstein, E. (1988). *Blaming the Brain*. New York: Free Press.

68.	*Ibid.*, pág. 177.

69.	*Depression: A Guide to its Recognition and Management in General Practice*: elaborado por Neurolink y financiado por Wyeth Pharmaceuticals.

70.	Véase en https://www.theguardian.com/politics/2009/feb/09/ecstasy-horse-riding#:~:text =Jacqui%20Smith%20today%20hit%20out,families%20of%20victims%22%20of%20 ecstasy.

71.	Paykel, E. S.; Hart, D., & Priest, R. G. (1998). «Changes in Public Attitudes to Depression During the Defeat Depression Campaign». *British Journal of Psychiatry*, 173: 519-522.

72.	National Institute for Health & Clinical Excellence (2004). «Depression: Management of Depression in Primary and Secondary Care». *Clinical Practice Guideline Number 23*. London: NICE.

73.	Mukherjee, S. (2012). «Post-Prozac Nation». *The New York Times* (19 de abril de 2012). Disponible en https://www.nytimes.com/2012/04/22/magazine/the-science-and-history-of-treating-depression.html.

74.	Murray, C. J. L. & Lopez, A. D. (1996). *Global Health Statistics: A Compendium of Mortality and Disability from Diseases, Injuries, and Risk Factors in 1990 and Projected to 2020*. Cambridge, MA: Harvard University Press.

75.	Organización de las Naciones Unidas (2017). «UN Health Agency Reports Depression Now "Leading Cause of Disability Worldwide"». *UN News*. Disponible en https://news. un.org/en/story/2017/02/552062 (consultado el 14 de enero de 2024).

76.	Roser, M. (2016). «Proof That Life is Getting Better for Humanity, in 5 Charts». *Vox*, 23 (diciembre de 2016). Disponible en https://www.vox.com/the-big-idea/2016/12/23/14062168/history-global-conditions-charts-life-span-poverty (consultado el 4 de marzo de 2024).

77.	Véase, por ejemplo: Moynihan, R.; Heath, I., & Henry, D. (2002). «Selling Sickness: The Pharmaceutical Industry and Disease Mongering». *British Medical Journal*, 324(7342): 886-891.

78.	Reunión organizada por la British Medical Association en 2016. Las recomendaciones de la reunión se recogen aquí: https://www.gponline.com/bma-calls-new-support-prescription-drug-dependency/article/1413165.

79.	Véase la pág. 223 en Healy, D. (2004). «Shaping the Intimate: Influences on the Experience of Everyday Nerves». *Social Studies in Science*, 34(2): 219-245.

Capítulo 8

1.	Jones, B. E. (2020). «Arousal and Sleep Circuits». *Neuropsychopharmacology*, 45(1): 6-20.

2.	Cabe citar los siguientes ejemplos: https://www.psychologytoday.com/gb/blog/ your-neurochemical-self/201802/the-neurochemistry-love (consultado el 14 de enero de 2024); https://www.reuters.com/article/%203.us-depression-serotonin-idUSL0579946320080605/, y también: https://www.bbc.com/news/uk-wales-14467942 (consultado el 14 de enero de 2024).

3.	Véase en https://www.news-medical.net/health/What-is-Serotonin.aspx#:~:text=Chemis try%20of%20Serotonin&text=It%20was%20first%20discovered%20by,the%20 Cleveland%20Clinic%20in%201948 (consultado el 14 de enero de 2024).

4.	Choi, W.; Moon, J. H., & Kim, H. (2020). «Serotonergic Regulation of Energy Metabolism in Peripheral Tissues». *Journal of Endocrinology*, 245(1): R1-R10.

5.	Li, M. F. & Cheung, B. M. (2011). «Rise and Fall of Anti-Obesity Drugs». *World Journal of Diabetes*, 2(2): 19-23.

6.	Faraone, S. V. (2018). «The Pharmacology of Amphetamine and Methylphenidate:

Relevance to the Neurobiology of Attention-Deficit/Hyperactivity Disorder and Other Psychiatric Comorbidities». *Neuroscience & Biobehavioral Reviews*, 87: 255-270.

7. Hull, E. M. & Dominguez, J. M. (2007). «Sexual Behavior in Male Rodents». *Hormones & Behavior*, 52(1): 45-55.

8. Hull, E. M.; Muschamp, J. W., & Sato, S. (2004). «Dopamine and Serotonin: Influences on Male Sexual Behavior». *Physiology & Behavior*, 83(2): 291-307.

9. Yilmaz, U.; Tatlisen, A.; Turan, H.; Arman, F., & Ekmekcioglu, O. (1999). «The Effects of Fluoxetine on Several Neurophysiological Variables in Patients With Premature Ejaculation». *Journal of Urology*, 161(1): 107-111. Kara, H.; Aydin, S.; Yucel, M.; Agargun, M. Y.; Odabas, O., & Yilmaz, Y. (1996). «The Efficacy of Fluoxetine in the Treatment of Premature Ejaculation: A Double-Blind Placebo-Controlled Study». *Journal of Urology*, 156(5): 1631-1632.

10. Roberts, C.; Sahakian, B. J., & Robbins, T. W. (2020). «Psychological Mechanisms and functions of 5-HT and SSRIs in Potential Therapeutic Change: Lessons from the Serotonergic Modulation of Action Selection, Learning, Affect, and Social Cognition». *Neuroscience and Biobehavioral Reviews*, 119: 138-167. Disponible en https://pubmed.ncbi. nlm.nih.gov/32931805/.

11. *Ibid.*, pág. 140.

12. *Ibid.*, pág. 142.

13. Berger, M.; Gray, J. A., & Roth, B. L. (2009). «The expanded biology of serotonin». *Annual Review of Medicine*, 60, 355-366 (véase la pág. 356).

14. Renoir, T. (2013). «Selective Serotonin Reuptake Inhibitor Antidepressant Treatment Discontinuation Syndrome: A Review of the Clinical Evidence and the Possible Mechanisms Involved». *Frontiers in Pharmacology*, 4: 45. Y Gray, N. A.; Milak, M. S.; De Lorenzo, C.; Ogden, R. T.; Huang, Y. Y.; Mann, J. J., & Parsey, R. V. (2013). «Antidepressant Treatment Reduces Serotonin-1A Autoreceptor Binding in Major Depressive Disorder». *Biological Psychiatry*, 74(1): 26-31.

15. En caso de que no consiga encontrar la referencia anterior al artículo, véase: Moncrieff, J.; Cooper, R. E.; Stockmann, T.; Amendola, S.; Hengartner, M. P., & Horowitz, M. A. (2022). «The Serotonin Theory of Depression: A Systematic Umbrella Review of the Evidence». *Molecular Psychiatry*. DOI: 10.1038/s41380-022-01661-0. Disponible en https://www. nature.com/articles/s41380-022-01661-0.

16. Cowen, P. J. & Browning, M. (2015). «What has Serotonin to do with Depression?». *World Psychiatry*, 14(2): 158-160.

17. Richard, D. M.; Dawes, M. A.; Mathias, C. W.; Acheson, A.; Hill-Kapturczak, N., & Dougherty, D. M. (2009). «L-Tryptophan: Basic Metabolic Functions, Behavioral Research and Therapeutic Indications». *International Journal of Tryptophan Research*, 2: 45-60.

18. Young, S. N. (2013). «Acute Tryptophan Depletion in Humans: A Review of Theoretical, Practical and Ethical Aspects». *Journal of Psychiatry & Neuroscience*, 38(5): 294-305 (véase la pág. 295).

19. Ruhe, H. G.; Mason, N. S., & Schene, A. H. (2007). «Mood is Indirectly Related to Serotonin, Norepinephrine and Dopamine Levels in Humans: A Meta-Analysis of Monoamine Depletion Studies». *Molecular Psychiatry*, 12(4): 331-359.

20. Moreno, F. A.; Erickson, R. P.; Garriock, H. A.; Gelernter, J.; Mintz, J.; Oas-Terpstra, J., *et al.* (2015). «Association Study of Genotype by Depressive Response During Tryptophan Depletion in Subjects Recovered from Major Depression». *Molecular Neuropsychiatry*, 1(3): 165-174.

21. Le Poul, E.; Boni, C.; Hanoun, N.; Laporte, A. M.; Laaris, N., & Chauveau, J. (2000). «Differential Adaptation of Brain 5-HT1A and 5-HT1B Receptors and 5-HT Transporter in Rats Treated Chronically with Fluoxetine». *Neuropharmacology*, 39(1): 110-122.

22. Collier, D. A.; Stober, G.; Li, T.; Heils, A.; Catalano, M.; Di Bella, D., *et al.* (1996). «A Novel Functional Polymorphism Within the Promoter of the Serotonin Transporter Gene: Possible Role in Susceptibility to Affective Disorders». *Molecular Psychiatry*, 1(6): 453-460.

23. Este es el artículo: Caspi, A.; Sugden, K.; Moffitt, T. E.; Taylor, A.; Craig, I. W.; Harrington, H., *et al.* (2003). «Influence of Life Stress on Depression: Moderation by a Polymorphism in the 5-HTT Gene». *Science*, 301(5631): 386-389. Disponible en https://pubmed.ncbi. nlm.nih.gov/12869766/. Véase también una explicación histórica de esta investigación en Ocklenburg, S. (2019). «The Serotonin Transporter Gene and Depression». *Psychology Today* (13 de mayo de 2019). Disponible en https://www.psychologytoday.com/gb/blog/the-asymmetric-brain/201905/the-serotonin-transporter-gene-and-depression (consultado el 14 de enero de 2024).

24. Border, R.; Johnson, E. C.; Evans, L. M.; Smolen, A.; Berley, N.; Sullivan, P. F., & Keller, M. C. (2019). «No Support for Historical Candidate Gene or Candidate Gene-by-Interaction Hypotheses for Major Depression Across Multiple Large Samples». *American Journal of Psychiatry*, 176(5): 376-387. Culverhouse, R. C.; Saccone, N. L.; Horton, A. C.; Ma, Y.; Anstey, K. J.; Banaschewski, T., *et al.* (2018). «Collaborative Meta-Analysis Finds No Evidence of a Strong Interaction Between Stress and 5-HTTLPR Genotype Contributing to the Development of Depression». *Molecular Psychiatry*, 23(1): 133-142.

25. Ninguno de los estudios que analizaron esta cuestión distinguió entre los inhibidores selectivos de la recaptación de la serotonina y otros tipos de antidepresivos, pero cabe suponer que la mayoría de los participantes que tomaban antidepresivos en los estudios recientes recurrían a los ISRS. Sin embargo, otros antidepresivos afectan también al sistema serotoninérgico, por lo que los resultados también podrían aplicarse a otros tipos de antidepresivos.

26. La figura 3 del artículo ilustra las diferencias con respecto a los niveles normales de la serotonina y otras sustancias químicas del organismo en las personas que toman antidepresivos, y no en las personas que padecen depresión *per se*. Véase: Huang, T.; Balasubramanian, R.; Yao, Y.; Clish, C. B.; Shadyab, A. H.; Liu, B., *et al.* (2021). «Associations of Depression Status with Plasma Levels of Candidate Lipid and Amino Acid Metabolites: A Meta-Analysis of Individual Data from Three Independent Samples of US Postmenopausal Women». *Molecular Psychiatry*, 26(7): 3315-3327. Disponible en https://pmc.ncbi.nlm.nih.gov/articles/PMC7914294/.

27. Huang, T.; Balasubramanian, R.; Yao, Y.; Clish, C. B.; Shadyab, A. H., Liu, B., *et al.* (2021). «Associations of depression status with plasma levels of candidate lipid and amino acid metabolites: a meta-analysis of individual data from three independent samples of US postmenopausal women». *Molecular Psychiatry*, 26(7): 3315-3327.

28. Yoon, H. S.; Hattori, K.; Ogawa, S.; Sasayama, D.; Ota, M.; Teraishi, T., & Kunugi, H. (2017). «Relationships of Cerebrospinal Fluid Monoamine Metabolite Levels with Clinical Variables in Major Depressive Disorder». *Journal of Clinical Psychiatry*, 78(8): e947-e956. El estudio se señala en la revisión de Pech, J.; Forman, J.; Kessing, L. V., & Knorr, U. (2018). «Poor Evidence for Putative Abnormalities in Cerebrospinal Fluid Neurotransmitters in Patients with Depression Versus Healthy Non-Psychiatric Individuals: A Systematic Review and Meta-Analyses of 23 Studies». *Journal of Affective Disorders*, 240: 6-16.

29. Bosker, F. J.; Tanke, M. A.; Jongsma, M. E.; Cremers, T. I.; Jagtman, E.; Pietersen, C. Y., *et al.* (2010). «Biochemical and Behavioral Effects of Long-Term Citalopram Administration and Discontinuation in Rats: Role of Serotonin Synthesis». *Neurochemistry International*, 57(8): 948-957. Véase también el siguiente artículo, donde también se citan otros muchos estudios: Carpenter, L. L.; Anderson, G. M.; Siniscalchi, J. M.; Chappell, P. B., & Price, L. H. (2003). «Acute Changes in Cerebrospinal Fluid 5-HIAA Following Oral Paroxetine Challenge in Healthy Humans». *Neuropsychopharmacology*, 28(2): 339-347.

30. Velayudhan, A.; Bellingham, G., & Morely-Forster, P. (2014). «Opioid-Induced Hyperalgesia». *Continuing Education in Anaesthesia, Critical Care and Pain*, 14(3): 125-129.

31. Healy, D. (2015). «Serotonin and Depression». *British Medical Journal*, 350: h1771.

32. Chou, R.; Cantor, A.; Dana, T.; Wagner, J.; Ahmed, A. Y.; Fu, R., & Ferencik, M. (2022). «Statin Use for the Primary Prevention of Cardiovascular Disease in Adults: Updated Evidence Report and Systematic Review for the US Preventive Services Task Force». *Journal of the American Medical Association* (JAMA), 328(8): 754-771.

Capítulo 9

1. Véase: https://theconversation.com/depression-low-serotonin-may-not-be-the-cause-but-antidepressants-still-work-187477. Y también: https://theconversation.com/the-chemical-imbalance-theory-of-depression-is-dead-but-that-doesnt-mean-antidepressants-dont-work-187769.

2. Posternak, M. A. & Zimmerman, M. (2007). «Therapeutic Effect of Follow-Up Assessments on Antidepressant and Placebo Response Rates in Antidepressant Efficacy Trials: Meta-Analysis». *British Journal of Psychiatry*, 190: 287-292.

3. Se dice que un efecto o una diferencia es «estadísticamente significativo» cuando es poco probable que se produzca por casualidad. Convencionalmente, una probabilidad inferior

al 5 % de que el efecto sea aleatorio o fortuito se considera un resultado «estadísticamente significativo», si bien en algunas circunstancias el umbral se fija en menos del 1 % o del 0,1 %.

4. Hamilton, M. (1960). «A Rating Scale for Depression». *Journal of Neurology, Neurosurgery & Psychiatry*, 23: 56-62.
5. Stone, M. B.; Yaseen, Z. S.; Miller, B. J.; Richardville, K.; Kalaria, S. N., & Kirsch, I. (2022). «Response to Acute Monotherapy for Major Depressive Disorder in Randomized, Placebo Controlled Trials Submitted to the US Food and Drug Administration: Individual Participant Data Analysis». *British Medical Journal*, 378: e067606. Disponible en https://www.bmj.com/content/378/bmj-2021-067606.
6. Véase el capítulo 10 para un comentario más detallado sobre este artículo.
7. Hieronymus, F.; Emilsson, J. F.; Nilsson, S., & Eriksson, E. (2016). «Consistent Superiority of Selective Serotonin Reuptake Inhibitors Over Placebo in Reducing Depressed Mood in Patients With Major Depression». *Molecular Psychiatry*, 21(4): 523-530.
8. Montgomery, S. A. & Asberg, M. (1979). «A New Depression Scale Designed to be Sensitive to Change». *British Journal of Psychiatry*, 134: 382-389.
9. Hengartner, M. P.; Jakobsen, J. C.; Sorensen, A., & Ploderl, M. (2020). «Efficacy of New-Generation Antidepressants Assessed With the Montgomery-Asberg Depression Rating Scale, the Gold Standard Clinician Rating Scale: A Meta-Analysis of Randomised Placebo-Controlled Trials». *PLoS One*, 15(2): e0229381.
10. Guy, W. (1976). «The Clinical Global Impression Scale». *ECDEU Assessment Manual for Psychopharmacology. Revised*. Rockville, MD: US Department of Education, Health and Welfare. Pág. 218-222.
11. El artículo original es Leucht, S.; Fennema, H.; Engel, R.; Kaspers-Janssen, M.; Lepping, P., & Szegedi, A. (2013). «What Does the HAMD Mean?». *Journal of Affective Disorders*, 148(2-3): 243-248. Disponible en https://pubmed.ncbi.nlm.nih.gov/23357658/. Irving Kirsch y yo aplicamos sus datos a las diferencias entre antidepresivos y placebos en Moncrieff, J. & Kirsch, I. (2015). «Empirically Derived Criteria Cast Doubt on the Clinical Significance of Antidepressant-Placebo Differences». *Contemporary Clinical Trials*, 43: 60-62. Disponible en https://www.sciencedirect.com/science/article/pii/S1551714415300033?via%3Dihub.
12. Hengartner, M. P. & Ploderl, M. (2022). «Estimates of the Minimal Important Difference to Evaluate the Clinical Significance of Antidepressants in the Acute Treatment of Moderate-to-Severe Depression». *British Medical Journal Evidence Based Medicine*, 27(2): 69-73.
13. Thomson, R. (1982). «Side Effects and Placebo Amplification». *British Journal of Psychiatry*, 140: 64-68. Disponible en https://pubmed.ncbi.nlm.nih.gov/7037102/.
14. Moncrieff, J.; Wessely, S., & Hardy, R. (1998). «Meta-Analysis of Trials Comparing Antidepressants With Active Placebos». *British Journal of Psychiatry*, 172: 227-231.
15. Faria, V.; Gingnell, M.; Hoppe, J. M.; Hjorth, O.; Alaie, I., & Frick, A., *et al.* (2017). «Do You Believe It? Verbal Suggestions Influence the Clinical and Neural Effects of Escitalopram in Social Anxiety Disorder: A Randomized Trial». *EBioMedicine*, 24: 179-188. Disponible en https://www.sciencedirect.com/science/article/pii/S2352396417303857?via%3Dihub.
16. Chen, J. A.; Papakostas, G. I.; Youn, S. J.; Baer, L.; Clain, A. J.; Fava, M., & Mischoulon, D. (2011). «Association Between Patient Beliefs Regarding Assigned Treatment and Clinical Response: Reanalysis of Data from the Hypericum Depression Trial Study Group». *Journal of Clinical Psychiatry*, 72(12): 1669-1676. Disponible en https://pubmed.ncbi.nlm.nih.gov/22053942/.
17. Scott, A. J.; Sharpe, L., & Colagiuri, B. (2022). «A Systematic Review and Meta-Analysis of the Success of Blinding in Antidepressant RCTs». *Psychiatry Research*, 307: 114297.
18. Kranzler, H. R.; Burleson, J. A.; Korner, P.; Del Boca, F. K.; Bohn, M. J.; Brown, J., & Liebowitz, N. (1995). «Placebo-Controlled Trial of Fluoxetine as an Adjunct to Relapse Prevention in Alcoholics». *American Journal of Psychiatry*, 152(3): 391-397.
19. March, J.; Silva, S.; Petrycki, S.; Curry, J.; Wells, K.; Fairbank, J., *et al.* (2004). «Fluoxetine, Cognitive-Behavioral Therapy, and their Combination for Adolescents With Depression: Treatment for Adolescents With Depression Study (TADS) Randomized Controlled Trial». *Journal of the American Medical Academy (JAMA)*, 292(7): 807-820.
20. El artículo es Jureidini, J.; Moncrieff, J.; Klau, J.; Aboustate, N., & Raven, M. (2023). «Treatment Guesses in the Treatment for Adolescents with Depression Study: Accuracy, Unblinding and Influence on Outcomes». *Australian and New Zealand Journal of Psychiatry*, 48674231218623. Disponible en https://pmc.ncbi.nlm.nih.gov/articles/PMC10960316/.
21. Quitkin, F. M.; Rabkin, J. G.; Gerald, J.; Davis, J. M., & Klein, D. F. (2000). «Validity of

Clinical Trials of Antidepressants». *American Journal of Psychiatry*, 157(3): 327-337.

22. Los ensayos clínicos aleatorizados de otros tipos de medicamentos para la depresión se recogen en una tabla de mi libro anterior: Moncrieff, J. (2009). *The Myth of the Chemical Cure: A Critique of Psychiatric Drug Treatment*. Edición revisada (Basingstoke, UK), págs. 145-46. Véase también el capítulo 5 para una descripción de los primeros ensayos clínicos en los que se compararon los antidepresivos con la clorpromazina y el Drinamyl.

23. Wagstaff, A. J.; Ormrod, D., & Spencer, C. M. (2001). «Tianeptine: A Review of its Use in Depressive Disorders». *CNS Drugs*, 15(3): 231-259.

24. Slee, A.; Nazareth, I.; Bondaronek, P.; Liu, Y.; Cheng, Z., & Freemantle, N. (2019). «Pharmacological Treatments for Generalised Anxiety Disorder: A Systematic Review and Network Meta-Analysis». *Lanceti*, 393(10173): 768-777. Disponible en https://discovery. ucl.ac.uk/id/eprint/10070219/1/Freemantle_Slee_GAD_Meta_Text%20R1_20180627%20 clean.pdf.

25. Soomro, G. M.; Altman, D.; Rajagopal, S., & Oakley-Browne, M. (2008). «Selective Serotonin Re-Uptake Inhibitors (Ssris) Versus Placebo for Obsessive Compulsive Disorder (OCD)». *Cochrane Database Systematic Reviews* (1): CD001765. Disponible en https://pmc. ncbi.nlm.nih.gov/articles/PMC7025764/.

26. Soomro, G. M.; Altman, D.; Rajagopal, S., & Oakley-Browne, M. (2008). «Selective Serotonin Re-Uptake Inhibitors (Ssris) Versus Placebo for Obsessive Compulsive Disorder (OCD)». *Cochrane Database Systematic Reviews* (1): CD001765.

27. Bourin, M.; Fiocco, A. J., & Clenet, F. (2001). «How Valuable are Animal Models in Defining Antidepressant Activity?». *Human Psychopharmacology*, 16(1): 9-21.

28. Véase: https://www.understandinganimalresearch.org.uk/news/researching-new-anti depressants-with-swimming-mice.

29. NICE (2022). *Depression in Adults: Treatment and Management NICE Guideline [NG 222]*. London: National Institute for Health and Care Excellence.

Capítulo 10

1. Este análisis reveló una diferencia de 1,7 puntos entre los antidepresivos y el placebo en la escala de Hamilton para la evaluación de la depresión. Véase: Kirsch, I.; Moore, T. J.; Scoboria, A., & Nicholls, S. S. (2002). «The Emperor's New Drugs: An Analysis of Antidepressant Medication Data Submitted to the US Food and Drug Administration». *Prevention and Treatment*, 5. Disponible en https://psycnet.apa.org/record/2002-14079-003. Y también de manera gratuita en https://www.researchgate.net/publication/228550299_ The_Emperor%27s_New_Drugs_An_Analysis_of_Antidepressant_Medication_Data_ Submitted_to_the_US_Food_and_Drug_Administration (consultado el 8 de febrero de 2024).

2. Scott, A. J.; Sharpe, L., & Colagiuri, B. (2022). «A Systematic Review and Meta-Analysis of the Success of Blinding in Antidepressant RCTs». *Psychiatry Research*, 307: 114297.

3. Turner, E. H.; Matthews, A. M.; Linardatos, E.; Tell, R. A., & Rosenthal, R. (2008). «Selective Publication of Antidepressant Trials and its Influence on Apparent Efficacy». *New England Journal of Medicine*, 358(3): 252-260. Disponible en https://www.nejm.org/ doi/full/10.1056/NEJMsa065779.

4. Ioannidis, J. P. (2008). «Effectiveness of Antidepressants: An Evidence Myth Constructed from a Thousand Randomized Trials?». *Philosophy, Ethics and Humanities in Medicine*, 3: 14.

5. Este material fue resumido por David Healy (2014) en «Zoloft Efficacy», un informe redactado el 30 de julio de 2014. Disponible en https://samizdathealth.org/wp-content/ uploads/2020/12/Holmes-Appendix-1-Efficacy-Data.pdf.

6. La publicación principal del estudio es Keller, M. B.; Ryan, N. D.; Strober, M.; Klein, R. G.; Kutcher, S. P.; Birmaher, B., *et al.* (2001). «Efficacy of Paroxetine in the Treatment of Adolescent Major Depression: A Randomized, Controlled Trial». *Journal of the American Academy of Child and Adolescent Psychiatry*, 40(7): 762-772. La acusación de que lo había redactado un escritor anónimo la hizo Peter Doshi, editor asociado de la revista científica *British Medical Journal*, entre otros. Véase: Doshi, P. (2015). «No Correction, No Retraction, No Apology, No Comment: Paroxetine Trial Reanalysis Raises Questions About Institutional Responsibility». *British Medical Journal*, 351: h4629.

7. Esta campaña se relata en Doshi, P. (2015). «No Correction, No Retraction, No Apology, No Comment: Paroxetine Trial Reanalysis Raises Questions About Institutional

Responsibility». *British Medical Journal*, 351: h4629.

8. El proceso se describe en Jureidini, J. N.; McHenry, L. B., & Mansfield, P. R. (2008). «Clinical Trials and Drug Promotion: Selective Reporting of Study 329». *International Journal of Risk and Safety in Medicine*, 20: 73-81. Disponible en https://www.researchgate.net/publication/228649054_Clinical_Trials_and_Drug_Promotion_Selective_Reporting_of_Study_329.

9. Le Noury, J.; Nardo, J. M.; Healy, D.; Jureidini, J.; Raven, M.; Tufanaru, C., & Abi-Jaoude, E. (2015). «Restoring Study 329: Efficacy and Harms of Paroxetine and Imipramine in Treatment of Major Depression in Adolescence». *British Medical Journal*, 351: h4320.

10. El titular es de *The Guardian*. Véase: Boseley, S. (2018). «The Drugs Do Work: Antidepressants Are Effective, Study Shows». *The Guardian* (21 de febrero de 2018). Disponible en https://www.theguardian.com/science/2018/feb/21/the-drugs-do-work-antidepressants-are-effective-study-shows (consultado el 12 de marzo de 2024). La publicación científica es Cipriani, A.; Furukawa, T. A.; Salanti, G.; Chaimani, A.; Atkinson, L. Z., Ogawa, Y., *et al.* (2018). «Comparative Efficacy and Acceptability of 21 Antidepressant Drugs for the Acute Treatment of Adults with Major Depressive Disorder: A Systematic Review and Network Meta-Analysis». *Lancet*, 391(10128): 1357-1366. Disponible en https://pmc.ncbi.nlm.nih.gov/articles/PMC5889788/.

11. Las probabilidades, como ocurre en las apuestas, se prefieren frente a las proporciones en muchos estudios porque tienen propiedades estadísticas ventajosas.

12. El siguiente artículo explica esto con más detalle: Kirsch, I. & Moncrieff, J. (2007). «Clinical Trials and the Response Rate Illusion». *Contemporary Clinical Trials*, 28: 348-351. Disponible en https://www.researchgate.net/publication/6618603_Clinical_trials_and_the_response_rate_illusion.

13. Véase, por ejemplo: Royston, P.; Altman, D. G., & Sauerbrei, W. (2006). «Dichotomizing Continuous Predictors in Multiple Regression: A Bad Idea». *Statistics in Medicine*, 25(1): 127-141.

14. Munkholm, K.; Paludan-Muller, A. S., & Boesen, K. (2019). «Considering the Methodological Limitations in the Evidence Base of Antidepressants for Depression: A Reanalysis of a Network Meta-Analysis». *British Medical Journal Open*, 9(6): e024886. Disponible en https://bmjopen.bmj.com/content/9/6/e024886.

15. Furukawa, T. A.; Maruo, K.; Noma, H.; Tanaka, S.; Imai, H.; Shinohara, K., *et al.* (2018). «Initial Severity of Major Depression and Efficacy of New Generation Antidepressants: Individual Participant Data Meta-Analysis». *Acta Psychiatrica Scandinavica*, 137(6): 450-458.

16. Stone, M. B.; Yaseen, Z. S.; Miller, B. J.; Richardville, K.; Kalaria, S. N., & Kirsch, I. (2022). «Response to Acute Monotherapy for Major Depressive Disorder in Randomized, Placebo Controlled Trials Submitted to the US Food and Drug Administration: Individual Participant Data Analysis». *British Medical Journal*, 378: e067606.

17. Chen, J. A.; Papakostas, G. I.; Youn, S. J.; Baer, L.; Clain, A. J.; Fava, M., & Mischoulon, D. (2011). «Association Between Patient Beliefs Regarding Assigned Treatment and Clinical Response: Reanalysis of Data From the Hypericum Depression Trial Study Group». *Journal of Clinical Psychiatry*, 72(12): 1669-1676.

18. Medical Research Council (1965). «Clinical Trial of the Treatment of Depressive Illness». *British Medical Journal*, 1: 881-886.

19. Joyce, P. R. & Paykel, E. S. (1989). «Predictors of Drug Response in Depression». *Archives of General Psychiatry*, 46(1): 89-99.

20. En el tercer capítulo de este libro abordo el tema de la terapia electroconvulsiva: Moncrieff, J. (2008). *The Myth of the Chemical Cure: A Critique of Psychiatric Drug Treatment.* Basingstoke, Reino Unido, Palgrave Macmillan. Véase también: Read, J. & Moncrieff, J. (2022). «Depression: Why Drugs and Electricity Are Not the Answer». *Psychological Medicine* 52(8): 1401-1410. Disponible en https://discovery.ucl.ac.uk/id/eprint/10149120/.

21. Zhang, Y.; Yang, H.; Yang, S.; Liang, W.; Dai, P.; Wang, C., & Zhang, Y. (2013). «Antidepressants for Bipolar Disorder: A Meta-Analysis of Randomized, Double-Blind, Controlled Trials». *Neural Regeneration Research*, 8(31): 2962-2974. Y Sidor, M. M. & Macqueen, G. M. (2011). «Antidepressants for the Acute Treatment of Bipolar Depression: A Systematic Review and Meta-Analysis». *Journal of Clinical Psychiatry*, 72(2): 156-167.

22. Cavendish, L. (2023). «You can't just cheer up people who have depression. There's a key role for antidepressants». *The Guardian* (5 de marzo de 2023). Disponible en https://www.theguardian.com/commentisfree/2023/mar/05/you-cant-just-cheer-up-people-who-have-

depression-theres-a-key-role-for-antidepressants.

23. Cipriani, A.; Furukawa, T. A.; Salanti, G.; Chaimani, A.; Atkinson, L. Z., Ogawa, Y., *et al.* (2018). «Comparative Efficacy and Acceptability of 21 Antidepressant Drugs for the Acute Treatment of Adults with Major Depressive Disorder: A Systematic Review and Network Meta-Analysis». *Lancet*, 391(10128): 1357-1366.

24. Geddes, J. R.; Carney, S. M.; Davies, C.; Furukawa, T. A.; Kupfer, D. J.; Frank, E., & Goodwin, G. M. (2003). «Relapse Prevention With Antidepressant Drug Treatment in Depressive Disorders: A Systematic Review». *Lancet*, 361(9358): 653-661.

25. Horowitz, M. A. & Taylor, D. (2022). «Distinguishing Relapse From Antidepressant Withdrawal: Clinical Practice and Antidepressant Discontinuation Studies». *British Journal of Psychiatry Advances*, 28: 297-311.

26. Lewis, G.; Marston, L.; Duffy, L.; Freemantle, N.; Gilbody, S.; Hunter, R., *et al.* (2021). «Maintenance or Discontinuation of Antidepressants in Primary Care». *New England Journal of Medicine*, 385(14): 1257-1267. Disponible en https://www.nejm.org/doi/full/10.1056/NEJMoa2106356.

27. Véase: Horowitz, M. A. & Taylor, D. (2019). «Tapering of SSRI Treatment to Mitigate Withdrawal Symptoms. *Lancet Psychiatry*, 6(6): 538-546. Y también Horowitz, M. A. & Taylor, D. (2022). «Distinguishing Relapse From Antidepressant Withdrawal: Clinical Practice and Antidepressant Discontinuation Studies». *British Journal of Psychiatry Advances*, 28: 297-311.

28. Véase: https://www.bbc.com/news/health-58735841.

29. Las cartas pueden consultarse en Liang, C. S.; Tseng, P. T., & Chen, M. H. (2021). *New England Journal of Medicine*, 385(27): 2586-2587. Kuschpel, M. S. (2021). *New England Journal of Medicine* 385(27): 2587. Disponible (junto con la respuesta de los autores) en https://www.nejm.org/doi/10.1056/NEJMc2117168?url_ver=Z39.88-2003&rfr_.

30. Entrevista con Allen Frances en la CNN, como se recoge en el siguiente enlace: https://behaviorismandmentalhealth.com/posts/allen-frances-and-the-increasing-use-of-antidepressants/ (consultado el 12 de marzo de 2024).

31. Rush, A. J.; Trivedi, M. H.; Wisniewski, S. R.; Nierenberg, A. A.; Stewart, J. W.; Warden, D., *et al.* (2006). «Acute and Longer-Term Outcomes in Depressed Outpatients Requiring One or Several Treatment Steps: A STAR*D Report». *American Journal of Psychiatry*, 163(11): 1905-1917. Disponible en https://pubmed.ncbi.nlm.nih.gov/17074942/.

32. Pigott, H. E.; Kim, T.; Xu, C.; Kirsch, I., & Amsterdam, J. (2023). «What are the Treatment Remission, Response and Extent of Improvement Rates After up to Four Trials of Antidepressant Therapies in Real-World Depressed Patients? A Reanalysis of the STAR*D Study's Patient-Level Data With Fidelity to the Original Research Protocol». *British Medical Journal Open*, 13(7): e063095. Disponible en https://pmc.ncbi.nlm.nih.gov/articles/PMC10373710/.

33. Pigott, E. (2011). «An Introduction: The Story of Bias in the STAR*D Trial and More». Disponible en https://www.madinamerica.com/2011/03/%EF%BB%BFan-introduction-the-story-of-bias-in-the-stard-trial-more/ (consultado el 16 de enero de 2024).

34. El artículo es Pigott, H. E.; Leventhal, A. M.; Alter, G. S., & Boren, J. J. (2010). «Efficacy and Effectiveness of Antidepressants: Current Status Of Research». *Psychotherapy and Psychosomatics*, 79(5): 267-279. Disponible en https://www.researchgate.net/publication/45114131_Efficacy_and_Effectiveness_of_Antidepressants_Current_Status_of_Research. Es posible leer una explicación detallada de todos los problemas de este estudio en la entrada de blog de Pigott (2011), citada en la nota anterior.

35. Pigott, H. E.; Kim, T.; Xu, C.; Kirsch, I., & Amsterdam, J. (2023). «What are the Treatment Remission, Response and Extent of Improvement Rates After up to Four Trials of Antidepressant Therapies in Real-World Depressed Patients? A Reanalysis of the STAR*D Study's Patient-Level Data With Fidelity to the Original Research Protocol». *British Medical Journal Open*, 13(7): e063095. Disponible en https://pmc.ncbi.nlm.nih.gov/articles/PMC10373710/.

36. Posternak, M. A.; Solomon, D. A.; Leon, A. C.; Mueller, T. I.; Shea, M. T.; Endicott, J., & Keller, M. B. (2006). «The Naturalistic Course of Unipolar Major Depression in the Absence of Somatic Therapy». *Journal of Nervous & Mental Diseases*, 194(5): 324-329.

37. Wang, J. (2004). «A Longitudinal Population-Based Study of Treated and Untreated Major Depression». *Medical Care*, 42(6): 543-550.

38. Pigott, H. E.; Kim, T.; Xu, C.; Kirsch, I., & Amsterdam, J. (2023). «What are the Treatment Remission, Response and Extent of Improvement Rates After up to Four Trials of Antidepressant Therapies in Real-World Depressed Patients? A Reanalysis of the STAR*D

Study's Patient-Level Data With Fidelity to the Original Research Protocol». *British Medical Journal Open*, 13(7): e063095. Disponible en https://pmc.ncbi.nlm.nih.gov/articles/PMC10373710/.

39. Hengartner, M. P.; Angst, J., & Rossler, W. (2018). «Antidepressant Use Prospectively Relates to a Poorer Long-Term Outcome of Depression: Results from a Prospective Community Cohort Study over 30 Years». *Psychotherapy & Psychosomatics*, 87(3): 181-183. Disponible en https://www.researchgate.net/profile/Michael-Hengartner/publication/324729020_Anti depressant_Use_Prospectively_Relates_to_a_Poorer_Long-Term_Outcome_of_ Depression_Results_from_a_Prospective_Community_Cohort_Study_over_30_Years/ links/5b8e3b0045851540d1c44f48/Antidepressant-Use-Prospectively-Relates-to-a- Poorer-Long-Term-Outcome-of-Depression-Results-from-a-Prospective-Community- Cohort-Study-over-30-Years.pdf.

40. Véase: Fishwick, C. (2013). «Your Experiences of Antidepressants». *The Guardian* (21 de noviembre de 2013). Disponible en https://www.theguardian.com/society/2013/nov/21/ your-experiences-antidepressants-responses.

41. Las intervenciones con placebo consistieron en una pastilla de placebo y en un procedimiento de acupuntura falso. El artículo es Wechsler, M. E.; Kelley, J. M.; Boyd, I. O.; Dutile, S.; Marigowda, G.; Kirsch, I., *et al.* (2011). «Active Albuterol or Placebo, Sham Acupuncture, Or No Intervention in Asthma». *New England Journal of Medicine*, 365(2): 119-126. Disponible en https://pmc.ncbi.nlm.nih.gov/articles/PMC3154208/.

42. La información del National Health Service (el servicio público de salud británico) indica que los antidepresivos, en general, tardan entre una y dos semanas en hacer efecto: https://www.nhs.uk/medicines/antidepressants/#:~:text=Antidepressants%20usually %20need%20to%20be,effects%20usually%20wear%20off%20quickly (consultado el 7 de febrero de 2024), y entre dos y cuatro semanas en el caso de los inhibidores selectivos de la recaptación de la serotonina: https://www.nhs.uk/medicines/antidepress ants/#:~:text=Doses%20and%20duration%20of%20 (consultado el 7 de febrero de 2024). El sitio web estadounidense WebMD especifica un periodo de entre cuatro y seis semanas: https://www.webmd.com/depression/ssris-myths-and-facts-about-antidepressants (consultado el 7 de febrero de 2024).

43. Este supuesto está basado vagamente en varias personas que he conocido en mi ámbito profesional y personal, pero no se refiere a ningún individuo en particular.

44. Kirsch, I.; Moore, T. J.; Scoboria, A., & Nicholls, S. S. (2002). «The Emperor's New Drugs: An Analysis of Antidepressant Medication Data Submitted to the US Food and Drug Administration». *Prevention and Treatment*, 5(1), Article 23: https://psycnet.apa.org/ doi/10.1037/1522-3736.5.1.523a. Véase también el trabajo del epidemiólogo de renombre John Ioannidis: Ioannidis, J. (2008). «Effectiveness of Antidepressants: An Evidence Myth Constructed From a Thousand Randomized Trials?». *Philosophy, Ethics & Humanities in Medicine*, 3: 14.

45. Fue uno de los varios factores mencionados por los médicos generales en este estudio: Hyde, J.; Calnan, M.; Prior, L.; Lewis, G.; Kessler, D., & Sharp, D. (2005). «A Qualitative Study Exploring How GPs Decide to Prescribe Antidepressants». *British Journal of General Practice*, 55(519): 755-762.

Capítulo 11

1. Moncrieff, J.; Cohen, D., & Mason, J. P. (2009). «The Subjective Experience of Taking Antipsychotic Medication: A Content Analysis of Internet Data». *Acta Psychiatrica Scandinavica*, 120(2): 102-111.

2. Goldsmith, L. & Moncrieff, J. (2011). «The Psychoactive Effects of Antidepressants and Their Association With Suicidality». *Current Drug Safety*, 6(2): 115-121. El artículo se encuentra disponible en el siguiente enlace: https://openaccess.city.ac.uk/id/eprint/31252/3/ Goldsmith%20and%20Moncrieff%202011%20The%20Psychoactive%20Effects%20of%20 Antidepressants%20and%20their%20Association%20with%20Suicidality%20Protected. pdf.

3. Price, J.; Cole, V., & Goodwin, G. M. (2009). «Emotional Side-Effects of Selective Serotonin Reuptake Inhibitors: Qualitative Study». *British Journal of Psychiatry*, 195(3): 211-217. Disponible en https://www.cambridge.org/core/journals/the-british-journal-of- psychiatry/article/emotional-sideeffects-of-selective-serotonin-reuptake-inhibitors-quali tativestudy/88C72E9EA0961CDE777C2FDCDBCE1CA9 (la cita es de la pág. 211).

4.   *Ibid.* Las citas proceden de la pág. 213.
5.   *Ibid.*
6.   Read, J.; Grigoriu, M.; Gee, A.; Diggle, J., & Butler, H. (2020). «The Positive and Negative Experiences of 342 Antidepressant Users». *Community Mental Health Journal*, 56(4): 744-752 (la cita es de la pág. 749).
7.   Padala, P. R.; Padala, K. P.; Majagi, A. S.; Garner, K. K.; Dennis, R. A., & Sullivan, D. H. (2020). «Selective Serotonin Reuptake Inhibitors-Associated Apathy Syndrome: A Cross-Sectional Study». *Medicine (Baltimore)*, 99(33): e21497. Disponible en https://pmc.ncbi. nlm.nih.gov/articles/PMC7437849/ (consultado el 17 de enero de 2024).
8.   Read, J.; Cartwright, C., & Gibson, K. (2014). «Adverse Emotional and Interpersonal Effects Reported by 1,829 New Zealanders While Taking Antidepressants». *Psychiatry Research*, 216(1): 67-73. Disponible en https://www.sciencedirect.com/science/article/abs/ pii/S0165178114000833 (la cita es de la pág. 70).
9.   Las cifras están extraídas de Read, J.; Cartwright, C., & Gibson, K. (2014). «Adverse Emotional and Interpersonal Effects Reported by 1,829 New Zealanders While Taking Antidepressants». *Psychiatry Research*, 216(1): 67-73.
10. En el artículo se informó de que la proporción de personas que experimentaron embotamiento emocional fue del 46 %, pero aquellas que tomaban más de un antidepresivo fueron excluidas por razones poco claras. Si se tiene en cuenta al grupo completo, la proporción es del 47 %. El artículo es Goodwin, G. M.; Price, J.; De Bodinat, C., & Laredo, J. (2017). «Emotional Blunting With Antidepressant Treatments: A Survey Among Depressed Patients». *Journal of Affective Disorders*, 221: 31-35. Disponible en https://ora.ox.ac.uk/objects/uuid:8a7067a3-7b21-481f-ac80-32f1929d3ff7/files/m36d 35fac5273c3389dfd4036795d061d (la cita es de la pág. 32).
11. Opbroek A; Delgado P. L.; Laukes C; McGahuey, C.; Katsanis, J., *et al.* (2002). «Emotional blunting associated with SSRI-induced sexual dysfunction. Do SSRIs inhibit emotional responses?». *International Journal of Neuropsychopharmacol*, 5: 147-151. Goldsmith & Moncrieff (2011). «The Psychoactive Effects of Antidepressants and Their Association With Suicidality». *Current Drug Safety*, 6(2): 115-121.
12. Langley, C.; Armand, S.; Luo, Q.; Savulich, G.; Segerberg, T.; Sondergaard, A., *et al.* (2023). «Chronic Escitalopram in Healthy Volunteers has Specific Effects on Reinforcement Sensitivity: A Double-Blind, Placebo-Controlled Semi-Randomised Study». *Neuropsychopharmacology*, 48(4): 664-670. Disponible en https://www.nature. com/articles/s41386-022-01523-x.
13. Masdrakis, V. G.; Markianos, M., & Baldwin, D. S. (2023). «Apathy Associated With Antidepressant Drugs: A Systematic Review». *Acta Neuropsychiatrica*, 35(4): 189-204. Disponible en https://www.cambridge.org/core/journals/acta-neuropsychiatrica/article/ apathy-associated-with-antidepressant-drugs-asystematic-review/438BB4416FA8A4 D7C83A8EC97DA477F9 (las citas proceden de la pág. 189). La apatía se define como una «disminución de la capacidad de respuesta a circunstancias que normalmente desencadenarían reacciones intensas en el estado de ánimo de forma previa al tratamiento farmacológico» (pág. 189).
14. *'Do Antidepressants Dull Emotions?' An interview with Ron Pies, M. D.* Disponible en https://www.beliefnet.com/columnists/beyondblue/2009/05/when-does-grief-turn-into-depr.html (consultado el 17 de enero de 2024).
15. Dawson, G. & Pies, R. W. (2022). «Antidepressants Do Not Work by Numbing Emotions». *Psychiatric Times*. Disponible en https://www.psychiatrictimes.com/view/antidepressants-do-not-work-by-numbing-emotions (consultado el 17 de enero de 2024).
16. Price, J.; Cole, V., & Goodwin, G. M. (2009). «Emotional Side-Effects of Selective Serotonin Reuptake Inhibitors: Qualitative Study». *British Journal of Psychiatry*, 195(3): 211-217.
17. Fornaro, M.; Anastasia, A.; Valchera, A.; Carano, A.; Orsolini, L.; Vellante, F., *et al.* (2019). «The FDA "Black Box" Warning on Antidepressant Suicide Risk in Young Adults: More Harm Than Benefits?». *Frontiers in Psychiatry*, 10: 294. Soumarai, S. & Koppel, R. (2018). «FDA's Continuing Use of "Black Box" for Antidepressants Ignores the Harms of this Warning». *Statnews* (29 de agosto de 2018). Disponible en https://www.statnews. com/2018/08/29/fda-antidepressants-black-box-warnings-harms/ (consultado el 17 de enero de 2024).
18. Healy describe estas primeras pruebas en Healy, D. (2004). *Let Them Eat Prozac: The Unhealthy Relationship between the Pharmaceutical Industry and Depression*. New York: New York University Press. La cita es de la pág. 15.
19. *Ibid.*

20. Healy, D. (2000). «Emergence of Antidepressant Induced Suicidality». *Primary Care Psychiatry*, 6: 23-28.
21. Véase: http://news.bbc.co.uk/2/hi/programmes/panorama/2310197.stm (consultado el 17 de enero de 2024).
22. Noel, C. (2015). «Antidepressants and Suicidality: History, the Black-Box Warning, Consequences, and Current Evidence». *Mental Health Clinician*, 5: 202-211. Disponible en https://mhc.kglmeridian.com/view/journals/mhcl/5/5/article-p202.xml (consultado el 17 de enero de 2024).
23. *Ibid.*
24. Por ejemplo, véase: Dubicka, B.; Hadley, S., & Roberts, C. (2006). «Suicidal Behaviour in Youths With Depression Treated with New-Generation Antidepressants: Meta-Analysis». *British Journal of Psychiatry*, 189: 393-398. Y también Sharma, T.; Guski, L. S.; Freund, N., & Gotzsche, P. C. (2016). «Suicidality and Aggression During Antidepressant Treatment: Systematic Review and Meta-Analyses Based on Clinical Study Reports». *British Medical Journal*, 352: i65. Disponible en https://pmc.ncbi.nlm.nih.gov/articles/PMC4729837/.
25. *Ibid.*
26. Por ejemplo, véase: Lagerberg, T.; Fazel, S.; Molero, Y.; Franko, M. A.; Chen, Q.; Hellner, C.; Lichtenstein, P., & Chang, Z. (2020). «Associations Between Selective Serotonin Reuptake Inhibitors and Violent Crime in Adolescents, Young, and Older Adults: A Swedish Register-Based Study». *European Neuropsychopharmacology*, 36: 1-9.
27. Sharma, T.; Guski, L. S.; Freund, N., & Gotzsche, P. C. (2016). «Suicidality and Aggression During Antidepressant Treatment: Systematic Review and Meta-Analyses Based on Clinical Study Reports». *British Medical Journal*, 352: i65.
28. Spear, L. P. (2000). «The Adolescent Brain and Age-Related Behavioral Manifestations». *Neuroscience & Biobehavioral Reviews*, 24(4): 417-463.
29. Safer, D. J. & Zito, J. M. (2006). «Treatment-Emergent Adverse Events From Selective Serotonin Reuptake Inhibitors by Age Group: Children Versus Adolescents». *Journal of Child and Adolescent Psychopharmacology*, 16(1-2): 159-169.
30. Garcia, F. D.; Delavenne, H. G.; Assumpcao Ade, F., & Thibaut, F. (2013). «Pharmacologic Treatment of Sex Offenders With Paraphilic Disorder». *Current Psychiatry Reports*, 15(5): 356.
31. Healy, D.; Le Noury, J., & Mangin, D. (2018). «Enduring Sexual Dysfunction After Treatment With Antidepressants, 5alpha-Reductase Inhibitors and Isotretinoin: 300 Cases». *International Journal of Risk and Safety in Medicine*, 29(3-4): 125-134. Disponible en https://pmc.ncbi.nlm.nih.gov/articles/PMC6004900/.
32. Healy, D. (2020). «Antidepressants and Sexual Dysfunction: A History». *Journal of the Royal Society of Medicine*, 113(4): 133-135. Disponible en https://pmc.ncbi.nlm.nih.gov/articles/PMC7160790/.
33. Este fue uno de los primeros artículos sobre la disfunción sexual persistente: Csoka, A. B.; Bahrick, A., & Mehtonen, O. P. (2008). «Persistent Sexual Dysfunction After Discontinuation of Selective Serotonin Reuptake Inhibitors». *Journal of Sexual Medicine*, 5(1): 227-233. Disponible en https://www.researchgate.net/publication/5675798_Persistent_Sexual_Dysfunction_after_Discontinuation_of_Selective_Serotonin_Reuptake_Inhibitors.
34. Farnsworth, K. D. & Dinsmore, W. W. (2009). «Persistent Sexual Dysfunction in Genitourinary Medicine Clinic Attendees Induced by Selective Serotonin Reuptake Inhibitors». *International Journal of STD and AIDS*, 20(1): 68-69 (las citas son de la pág. 69).
35. Healy, D. (2024). «Post-SSRI Sexual Dysfunction (PSSD)». Disponible en https://rxisk.org/post-ssri-sexual-dysfunction-pssd/ (consultado el 17 de enero de 2024).
36. Healy, D. (2020). «Antidepressants and Sexual Dysfunction: A History». *Journal of the Royal Society of Medicine*, 113(4): 133-135.
37. *Ibid.*
38. De Jong, T. R.; Snaphaan, L.J.; Pattij, T.; Veening, J. G.; Waldinger, M. D.; Cools, A. R., & Olivier, B. (2006). «Effects of Chronic Treatment With Fluvoxamine and Paroxetine During Adolescence on Serotonin-Related Behavior in Adult Male Rats». *European Neuropsychopharmacology*, 16(1): 39-48. Iniguez, S. D.; Warren, B. L., & Bolanos-Guzman, C. A. (2010). «Short- and Long-Term Functional Consequences of Fluoxetine Exposure During Adolescence in Male Rats». *Biological Psychiatry*, 67(11): 1057-1066.
39. Maciag, D.; Simpson, K. L.; Coppinger, D.; Lu, Y.; Wang, Y.; Lin, R. C., & Paul, I. A. (2006). «Neonatal Antidepressant Exposure has Lasting Effects on Behavior and Serotonin Circuitry». *Neuropsychopharmacology*, 31(1): 47-57.

40. Simonsen, A. L.; Danborg, P. B., & Gotzsche, P. C. (2016). «Persistent Sexual Dysfunction After Early Exposure to SSRIs: Systematic Review of Animal Studies». *International Journal of Risk and Safety in Medicine*, 28(1): 1-12.

41. Healy, D.; Le Noury, J., & Mangin, D. (2018). «Enduring Sexual Dysfunction After Treatment With Antidepressants, 5alpha-Reductase Inhibitors and Isotretinoin: 300 Cases». *International Journal of Risk and Safety in Medicine*, 29(3-4): 125-134.

42. Waraich, A.; Clemons, C.; Ramirez, M.; Yih, J.; Goldstein, S., & Goldstein, I. (2020). «Post-SSRI Sexual Dysfunction: Ten Year Retropsective Chart Review». *Journal of Urology*, 203: e1179.

43. Ben-Sheetrit, J.; Hermon, Y.; Birkenfeld, S.; Gutman, Y.; Csoka, A. B., & Toren, P. (2023). «Estimating the Risk Of Irreversible Post-SSRI Sexual Dysfunction (PSSD) Due to Serotonergic Antidepressants». *Annals of General Psychiatry*, 22(1): 15.

44. Peleg, L. C.; Rabinovitch, D.; Lavie, Y;, Rabbie, D. M.; Horowitz, I.; Fruchter, E., & Gruenwald, I. (2022). «Post-SSRI Sexual Dysfunction (PSSD): Biological Plausibility, Symptoms, Diagnosis, and Presumed Risk Factors». *Sex Med Rev*, 10(1): 91-98 (véase la pág. 94).

45. Véase: https://www.pssdnetwork.org/patient-spotlight/roy (consultado el 9 de febrero de 2024).

46. Ghorayshi, A. (2023). «After Antidepressants a Loss of Sexuality». *New York Times* (9 de noviembre de 2023). Disponible en https://www.nytimes.com/2023/11/09/health/antidepressants-ssri-sexual-dysfunction.html (consultado el 17 de enero de 2024).

47. BBC (2023). *Panorama*. Recuperado de https://www.bbc.co.uk/programmes/m001n39z.

48. *Ibid.*

49. Véase: https://www.pssdnetwork.org/patient-spotlight/roy.

50. El tema se ha tratado ya en *The New York Times*, el programa *Panorama* de BBC, *The Daily Mail, The Telegraph* y *The Guardian*, entre otros medios de comunicación británicos.

51. Healy, D.; Le Noury, J., & Mangin, D. (2019). «Post-SSRI Sexual Dysfunction: Patient Experiences of Engagement With Healthcare Professionals». *International Journal of Risk and Safety in Medicine*, 30(3): 167-178. Disponible en https://rxisk.org/wp-content/uploads/2019/09/PSSD-Patient-Experiences-2019-Manuscript.pdf (las citas proceden de la pág. 172).

52. Ghorayshi, A. (2023). «After Antidepressants a Loss of Sexuality». *New York Times* (9 de noviembre de 2023). Disponible en https://www.nytimes.com/2023/11/09/health/antidepressants-ssri-sexual-dysfunction.html.

53. Véase: https://real-psychiatry.blogspot.com/2023/07/post-ssri-sexual-dysfunction-pssd.html?spref=tw (consultado el 17 de enero de 2024).

54. Beeder, L. A. & Samplaski, M. K. (2020). «Effect of Antidepressant Medications on Semen Parameters and Male Fertility». *International Journal of Urology*, 27(1): 39-46. Bataineh, H. N. & Daradka, T. (2007). «Effects of Long-Term Use of Fluoxetine on Fertility Parameters in Adult Male Rats». *NeuroEndocrinology Letters*, 28(3): 321-325.

55. Akasheh, G.; Sirati, L.; Noshad Kamran, A. R., & Sepehrmanesh, Z. (2014). «Comparison of the Effect of Sertraline with Behavioral Therapy on Semen Parameters in Men with Primary Premature Ejaculation». *Urology*, 83(4): 800-804. Koyuncu, H.; Serefoglu, E. C.; Yencilek, E.; Atalay, H.; Akbas, N. B., & Sarica, K. (2011). «Escitalopram Treatment for Premature Ejaculation has a Negative Effect on Semen Parameters». *International Journal of Impotence Research*, 23(6): 257-261.

56. Véase en: https://rxisk.org/wp-content/uploads/2024/01/Fertility-Labels-0502012.pdf (consultado el 10 de febrero de 2024).

57. Evans-Hoeker, E. A.; Eisenberg, E.; Diamond, M. P.; Legro, R. S.; Alvero, R.; Coutifaris, C., *et al.* (2018). «Major Depression, Antidepressant Use, and Male and Female Fertility». *Fertility & Sterility*, 109(5): 879-887. Rahimi, R.; Nikfar, S., & Abdollahi, M. (2006). «Pregnancy Outcomes Following Exposure to Serotonin Reuptake Inhibitors: A Meta-Analysis of Clinical Trials». *Reproductive Toxicology*, 22(4): 571-575.

58. Jiang, H. Y.; Xu, L. L.; Li, Y. C.; Deng, M.; Peng, C. T., & Ruan, B. (2016). «Antidepressant Use During Pregnancy and Risk of Postpartum Hemorrhage: A Systematic Review and Meta-Analysis». *Journal of Psychiatric Research*, 83: 160-167.

59. Chang, Q.; Ma, X. Y.; Xu, X. R.; Su, H.; Wu, Q. J., & Zhao, Y. H. (2020). «Antidepressant Use in Depressed Women During Pregnancy and the Risk of Preterm Birth: A Systematic Review and Meta-Analysis of 23 Cohort Studies». *Frontiers in Pharmacology*, 11: 659.

60. Berard, A.; Levin, M.; Sadler, T., & Healy, D. (2019). «Selective Serotonin Reuptake Inhibitor Use During Pregnancy and Major Malformations: The Importance of Serotonin for Embryonic Development and the Effect of Serotonin Inhibition on the Occurrence of Malformations». *Bioelectricity*, 1(1): 18-29.

61. Las complicaciones para el bebé se detallan en Hendson, L.; Shah, V., & Trkulja, S. (2021). «Selective Serotonin Reuptake Inhibitors Or Serotonin-Norepinephrine Reuptake Inhibitors in Pregnancy: Infant and Childhood Outcomes». *Paediatric Child Health*, 26(5): 321-322. Disponible en https://cps.ca/en/documents/position/selective-serotonin.

62. Urato, A. (2012). *A New Epidemic: Antidepressants During Pregnancy* (9 de julio de 2012). Disponible en https://davidhealy.org/a-new-epidemic/ (consultado el 28 de mayo de 2024).

63. NHS South East London. *Antidepressant in Pregnancy and Breastfeeding: Guidance for GPs.* Disponible en https://www.selondonics.org/wp-content/uploads/dlm_uploads/2022/11/Antidepressant-in-Pregnancy-Guidance-August-2022.pdf (consultado el 28 de mayo de 2024).

64. Su, J-A.; Chang, C-C.; Yang, Y-H.; Lee, C-P.; Chen, K-J., & Lin, C-Y. (2023). «Neonatal and pregnancy complications following maternal depression or antidepressant exposure: A population-based, retrospective birth cohort study». *Asian Journal of Psychiatry*, 24, 103545.

65. Willingham, E. (2022). «People Have Been Having Less Sex — Whether They're Teenagers or 40-Somethings». *Scientific American* (3 de enero de 2022). Disponible en https://www.scientificamerican.com/article/people-have-been-having-less-sex-whether-theyre-teenagers-or-40-somethings/ (consultado el 2 de marzo de 2024).

Capítulo 12

1. Healy, D. (2019). «Post-SSRI Sexual Dysfunction & Other Enduring Sexual Dysfunctions». *Epidemiology and Psychiatric Science*, 29: e55.

2. Waddington, J. L.; Youssef, H. A., & Kinsella, A. (1990). «Cognitive Dysfunction in Schizophrenia Followed Up Over 5 Years, and its Longitudinal Relationship to the Emergence of Tardive Dyskinesia». *Psychological Medicine*, 20(4): 835-842.

3. Gardos, G.; Cole, J. O.; Haskell, D.; Marby, D.; Paine, S. S., & Moore, P. (1988). «The Natural History of Tardive Dyskinesia». *Journal of Clinical Psychopharmacology*, 8(4 Suppl): 31S-37S.

4. Carey, B. (2018). «Many People Taking Antidepressants Discover They Cannot Quit». *The New York Times* (7 de abril de 2018). Disponible en https://www.nytimes.com/2018/04/07/health/antidepressants-withdrawal-prozac-cymbalta.html (consultado el 17 de enero de 2024).

5. Carey, B. (2018). «Antidepressants and Withdrawal: Readers Tell Their Stories». *The New York Times* (17 de abril de 2018). Disponible en https://www.nytimes.com/2018/04/17/health/antidepressants-withdrawal-readers.html (consultado el 17 de enero de 2024).

6. James Davies es el autor de *Cracked: Why Psychiatry is Doing More Harm Than Good* (London: Icon Books, 2013), entre otros títulos.

7. American Psychiatric Association (2010). *American Psychiatric Association Practice Guideline for the Treatment of Patients with Major Depressive Disorder*, 3.ª edición. Washington, DC: APA. Disponible en https://psychiatryonline.org/pb/assets/raw/sitewide/practice_guidelines/guidelines/mdd.pdf (consultado el 17 de enero de 2024). Véase la pág. 39.

8. National Institute for Health and Clinical Excellence (2009). «Depression: Management of Depression in Primary and Secondary Care». *Revised Clinical Practice Guideline Number 23*. London: National Institute for Health and Clinical Excellence. Disponible en https://www.nice.org.uk/guidance/ng222 (consultado en junio de 2018).

9. Cowan, P. J. (2020). «Management and Treatment of Depressive Disorders». En Geddes, J. R.; Andreasen, N. C., & Goodwin, G. M. *New Oxford Textbook of Psychiatry*. Oxford: Oxford University Press. (Véase el capítulo 77, pág. 812).

10. La referencia de la revisión es Davies, J. & Read, J. (2019). «A Systematic Review Into the Incidence, Severity and Duration of Antidepressant Withdrawal Effects: Are Guidelines Evidence-Based?». *Addictive Behaviors*, 97: 111-121. Disponible en https://www.sciencedirect.com/science/article/pii/S0306460318308347?via%3Dihub.

11. Read, J.; Cartwright, C., & Gibson, K. (2014). «Adverse Emotional and Interpersonal Effects Reported by 1,829 New Zealanders While Taking Antidepressants». *Psychiatry Research*, 216(1): 67-73.

12. Horowitz, M. A.; Buckman, J.; Saunders, R.; Aguirre, E.; Davies, J;. & Moncrieff, J. (2025). «Antidepressants withdrawal effects and duration of use: a survey of patients enrolled in primary care psychotherapy services». *Psychiatry Research*, 350, 116497.

13. Dilsaver, S. C. & J. F. Greden (1984). «Antidepressant Withdrawal Phenomena». *Biological Psychiatry*, 19(2): 237-256.

14. Luo, Y.; Kataoka, Y.; Ostinelli, E. G.; Cipriani, A., & Furukawa, T. A. (2020). «National Prescription Patterns of Antidepressants in the Treatment of Adults With Major Depression in the US Between 1996 and 2015: A Population Representative Survey Based Analysis». *Frontiers in Psychiatry*, 11: 35.

15. Framer, A. (2021). «What I Have Learnt From Helping Thousands of People Taper Off Antidepressants and Other Psychotropic Medications». *Therapeutic Advances in Psychopharmacology*, 11: 2045125321991274.

16. Pope, C. (2022). «Drug Half-Life Explained». Disponible en https://www.drugs.com/article/drug-half-life.html (consultado el 22 de enero de 2024).

17. Ashton, C. H. (2002). *Benzodiazepines: How They Work and How to Withdraw*. Newcastle upon Tyne: Newcastle University. Disponible en https://www.benzo.org.uk/manual/ (consultado el 22 de enero de 2024).

18. Ashton, H. (1991). «Protracted Withdrawal Syndromes From Benzodiazepines». *Journal of Substance Abuse Treatment*, 8(1-2): 19-28. Disponible en https://pubmed.ncbi.nlm.nih.gov/1675688/ (las citas proceden de la pág. 19).

19. Center for Substance Abuse Treatment (2010). «Protracted Withdrawal». *Substance Abuse Treatment Advisory*, 9(1): 1-8.

20. Véase: Moncrieff, J. & Horowitz, M. A. (2023). «Designing Withdrawal Support Services for Antidepressant Users: Patients' Views on Existing Services and What They Really Need». *Journal of Psychiatric Research*, 161: 298-306.

21. Moncrieff, J.; Read, J., & Horowitz, M. (2024). «The Nature and Impact of Antidepressant Withdrawal Symptoms and Proposal of the Discriminatory Antidepressant Withdrawal Symptoms Scale (DAWSS)». *Journal of Affective Disorder Reports*, 16, 100765. Disponible en https://www.sciencedirect.com/science/article/pii/S2666915324000519.

22. Taylor, S.; Annand, F.; Burkinshaw, P.; Greaves, F.; Kelleher, M.; Knight, J., et al. (2019). *Dependence and Withdrawal Associated With Some Prescribed Medicines: An Evidence Review*. London: Public Health England.

23. Vine, S. (2018). «My Agony Hooked on Anxiety Pills». *Daily Mail* (3 de octubre de 2018). Carey, B. & Gebeloff, R. (2018). «Many People Taking Antidepressants Discover They Cannot Quit». *The New York Times* (7 de abril de 2018).

24. Royal College of Psychiatrists (2020). «Stopping Antidepressants». Disponible en https://www.rcpsych.ac.uk/mental-health/treatments-and-wellbeing/stopping-antidepressants (consultado el 22 de enero de 2024).

25. Hayes, J. & Jauhar, S. (2019). «Antidepressants Withdrawal: Reviewing the Paper Behind the Headlines». *Mental Elf* (18 de octubre de 2018). Disponible en https://www.nationalelfservice.net/treatment/antidepressants/antidepressant-withdrawal-reviewing-the-paper-behind-the-headlines/ (consultado el 22 de enero de 2024). Véase también: Jauhar, S. & Hayes, J. (2019). «The War on Antidepressants: What We Can and Can't Conclude from the Systematic Review of Antidepressant Withdrawal Effects by Davies and Read». *Addictive Behaviors*, 97: 122-125. Disponible en https://pubmed.ncbi.nlm.nih.gov/30732861/. Las citas proceden del artículo en el blog de internet.

26. Davies, J. & Read, J. (2019). «Authors' Response to a Critique by Jauhar and Hayes of "A systematic review into the incidence, severity and duration of antidepressant withdrawal effects: Are guideline evidence-based?"». *Addictive Behaviors*, 97: 127-30. Disponible en https://repository.uel.ac.uk/item/844x2.

27. Testimonio personal proporcionado por una de las personas implicadas.

28. El artículo es Henssler, J.; Schmidt, Y.; Schmidt, U.; Schwarzer, G.; Bschor, T., & Baethge, C. (2024). «Incidence of Antidepressant Discontinuation Symptoms: A Systematic Review and Meta-Analysis». *Lancet Psychiatry*, DOI: 10.1016/S2215-0366(24)00133-0. Nuestra respuesta se recoge en Horowitz, M. & Moncrieff, J. (2024). «Study Claiming Antidepressant Withdrawal is Less Common Than Thought Fails to Account for Risks in Long-Term Users». *The Conversation*. Disponible en https://theconversation.com/study-claiming-antidepressant-withdrawal-is-less-common-than-thought-fails-to-account-for-risks-in-long-term-users-231728 (consultado el 11 de junio de 2024).

29. Las citas de Jauhar y Keedwell proceden de *Expert Reaction to Systematic Review and Meta-Analysis of Discontinuation Symptoms After Stopping Antidepressants* 5 de junio de 2024). Disponible en https://www.sciencemediacentre.org/expert-reaction-to-systematic-review-and-meta-analysis-of-discontinuation-symptoms-after-stopping-antidepressants/ (consultado el 11 de junio de 2024).

30. Pariante, C. (2024). «The Myth That Antidepressants are Addictive has been Debunked – They are a Vital Tool in Psychiatry». *The Guardian* (8 de junio de 2024). Disponible en https://www.theguardian.com/commentisfree/article/2024/jun/08/antidepressants-addictive-has-been-debunked-psychiatry-depression-withhdrawal-symptoms (consultado el 11 de junio de 2024).

31. Véase, por ejemplo, la publicación de @lauredelano en X el 6 de junio, que reza: «Tal y como yo lo veo, revisiones como esta nueva en *Lancet Psychiatry* son recordatorios de que nosotros, los que tomamos ahora o en el pasado fármacos psiquiátricos, debemos mirar hacia el interior y unos a otros para reforzar la confianza que tenemos en la realidad —y en la profunda sabiduría— de nuestras experiencias personales y colectivas con estos productos farmacéuticos. Nuestras historias de daños iatrogénicos (tanto por tomar como por dejar estas sustancias) son la mejor prueba —y, en mi opinión, la más fiable— de que existen. ¡SIGAMOS ADELANTE!».

32. Schraer, R.; Hix, C., & Harris, L. (2023). «Antidepressants: Two Million Taking Them for Five Years or More». *BBC News* (19 de junio de 2023). Disponible en https://www.bbc.com/news/uk-65825012 (consultado el 11 de junio de 2024).

33. Brown, M. & Lewis, S. (2021). «The Patient Voice: Antidepressant Withdrawal, Medically Unexplained Symptoms, and Functional Neurological Disorders». *Journal of Critical Psychology, Counselling, and Psychotherapy*, 20: 14-20.

34. Véase el capítulo 2.

35. White, E. (2021). «Antidepressant Withdrawal: Avoid Doctors?» (15 de febrero de 2021). Disponible en https://rxisk.org/antidepressant-withdrawal-avoid-doctors/ (consultado el 22 de enero de 2024).

36. Ashton, H. (1991). «Protracted Withdrawal Syndromes From Benzodiazepines». *Journal of Substance Abuse Treatment*, 8(1-2): 19-28. Disponible en https://pubmed.ncbi.nlm.nih.gov/1675688/ (véase la pág. 19).

37. Horowitz, M. & Talor, D. M. (2024). *The Maudsley Deprescribing Guidelines: Antidepressants, Benzodiazepines, Gabapentinoids and Z-drugs*. The Maudsley Prescribing Guidelines Series. Oxford: Wiley Blackwell. Este recurso no está disponible de forma gratuita, pero en caso de estar experimentando problemas de abstinencia, consulte a su doctor para ver si le puede facilitar un ejemplar.

Capítulo 13

1. Véase: https://www.sciencemediacentre.org/about-us/funding/.

2. Science Media Centre (2022). *Expert Reaction to a Review Paper on the «Serotonin Theory of Depression»* (20 de julio de 2022). Disponible en https://www.sciencemediacentre.org/expert-reaction-to-a-review-paper-on-the-serotonin-theory-of-depression/ (consultado el 14 de enero de 2024).

3. Freud, S. (1911). *The Interpretation of Dreams*, 3.ª edición. Disponible en inglés en https://psychclassics.yorku.ca/Freud/Dreams/dreams.pdf (consultado el 2 de marzo de 2024). Véase la pág. 42 [Nota de la traductora: En español se ha traducido y publicado como *La interpretación de los sueños*].

4. Todas las citas proceden de Science Media Centre (2022). *Expert Reaction to a Review Paper on the "Serotonin Theory of Depression"* (20 de julio de 2022). Disponible en https://www.sciencemediacentre.org/expert-reaction-to-a-review-paper-on-the-serotonin-theory-of-depression/.

5. American Psychiatric Association (2024). *What is Depression?* Disponible en https://www.psychiatry.org/patients-families/depression/what-is-depression (consultado el 8 de febrero de 2024).

6. Pies, R. W. (2011). «Doctor, Is My Mood Disorder Due to a Chemical Imbalance?». *Psychiatric Times* (12 de agosto de 2011). Disponible en https://www.psychiatrictimes.com/view/doctor-my-mood-disorder-due-chemical-imbalance (consultado el 1 de mayo de 2023).

7. Pies, R. & Dawson, G. (2022). «The Serotonin Fixation: Much Ado About Nothing New». *Psychiatric Times* (3 de agosto de 2022). Disponible en https://www.psychiatrictimes.com/view/the-serotonin-fixation-much-ado-about-nothing-new (consultado el 14 de enero de 2024).

8. Según se cita en Dickson, E. (2022). «Who is the Psychiatrist Behind the Antidepressant Study Taking Over Right-Wing Media?». *Rolling Stone* (30 de julio de 2022). Disponible

en https://www.rollingstone.com/culture/culture-news/ssri-right-wing-attack-joanna-moncrieff-1388067/.

9. Tal y como documentamos en el siguiente artículo: Ang, B.; Horowitz, M., & Moncrieff, J. (2022). «Is the Chemical Imbalance an "Urban Legend"? An Exploration of the Status of the Serotonin Theory of Depression in the Scientific Literature». *Social Science & Medicine – Mental health*, 2: 1-9. Disponible en https://www.sciencedirect.com/science/article/pii/S266656032200038X (consultado el 8 de febrero de 2024).

10. Véase el apéndice 1, así como American Psychiatric Association (2024). *What is Depression?* Disponible en https://www.psychiatry.org/patients-families/depression/what-is-depression.

11. Kirkey, S. (2022). «Doctors Have Stopped Believing that "Chemical Imbalance" Causes Depression. They Didn't Tell Us». *National Post* (16 de septiembre de 2022). Disponible en https://nationalpost.com/health/serotonin-chemical-imbalance-depression (consultado el 8 de febrero de 2024).

12. Véase el capítulo 2.

13. Pies, R. W. & Dawson, G. (2022). «Serotonin or Not, Antidepressants Work». *Psychiatric Times* (6 de septiembre de 2022). Disponible en https://www.psychiatrictimes.com/view/serotonin-or-not-antidepressants-work (consultado el 14 de enero de 2024).

14. Pies, R. & Dawson, G. (2022). «The Serotonin Fixation: Much Ado About Nothing New». *Psychiatric Times* (3 de agosto de 2022). Disponible en https://www.psychiatrictimes.com/view/the-serotonin-fixation-much-ado-about-nothing-new.

15. Science Media Centre (2022). *Expert Reaction to a Review Paper on the «Serotonin Theory of Depression»* (20 de julio de 2022). Disponible en https://www.sciencemediacentre.org/expert-reaction-to-a-review-paper-on-the-serotonin-theory-of-depression/.

16. *Ibid.*

17. Rihmer, Z.; Dome, P., & Katona, C. (2022). «Serotonin and Depression – A Riposte to Moncrieff *et al.* (2022)». *Neuropsychopharmacologia Hungarica*, 24(3): 120-125.

18. Bartova, L.; Lanzenberger, R.; Rujescu, D., & Kasper, S. (2023). «Reply to: "The serotonin theory of depression: a systematic umbrella review of the evidence"», published by Moncrieff J., Cooper R. E., Stockmann T., Amendola S., Hengartner M. P., Horowitz M. A. in *Molecular Psychiatry* (2022 Jul 20. doi: 10.1038/s41380-022-01661-0). *Molecular Psychiatry*, 28(8): 3153-3154.

19. Arnone, D.; Wise, T.; Fitzgerald, P. B.; Harmer, C. J. (2024). «The Involvement of Serotonin in Major Depression: Nescience in Disguise?». *Molecular Psychiatry*, 29: 200-202. DOI: 10.1038/s41380-024-02459-y.

20. Pueden encontrarse más detalles y las referencias a los estudios individuales sobre los antidepresivos y el procesamiento de las emociones en nuestra segunda «respuesta de los autores» a las cartas sobre el artículo de la serotonina: Moncrieff, J.; Cooper, R. E.; Stockmann, T.; Amendola, S.; Hengartner, M. P., & Horowitz, M. A. (2024). «Difficult Lives Explain Depression Better Than Broken Brains». *Molecular Psychiatry*, 29(1): 206-209. Disponible en https://www.nature.com/articles/s41380-024-02462-3.

21. Hamish McAllister-Williams en *Naked Scientist* (18 de julio de 2023). Disponible en https://www.thenakedscientists.com/podcasts/naked-scientists-podcast/antidepressants-ongoing-debate.

22. Devlin, H. (2022). «Study Claims to Find First Direct Evidence of a Link Between Low Serotonin and Depression». *The Guardian* (5 de noviembre de 2022). Disponible en https://www.theguardian.com/society/2022/nov/05/study-finds-first-evidence-of-link-between-low-serotonin-levels-and-depression.

23. Erritzoe, D.; Godlewska, B. R.; Rizzo, G.; Searle, G. E.; Agnorelli, C., *et al.* (2023). «Brain Serotonin Release Is Reduced in Patients With Depression: A [(11)C]Cimbi-36 Positron Emission Tomography Study With a d-Amphetamine Challenge». *Biological Psychiatry*, 93(12): 1089-1098. Disponible en https://www.sciencedirect.com/science/article/abs/pii/S0006322322017048. Las citas proceden de la pág. 5 (la cursiva es nuestra).

24. En el estudio participaron once cerdos en total, pero solo se emplearon cuatro para este análisis concreto. El artículo es Jorgensen, L. M.; Weikop, P.; Villadsen, J.; Visnapuu, T.; Ettrup, A.; Hansen, H. D., *et al.* (2017). «Cerebral 5-HT Release Correlates With [(11)C] Cimbi36 PET Measures of 5-HT2A Receptor Occupancy in the Pig Brain». *Journal of Cerebral Blood Flow & Metabolism*, 37(2): 425-434.

25. Politis, M. & Niccolini, F. (2015). «Serotonin in Parkinson's Disease». *Behavioral Brain Research*, 277: 136-45.

26. Una prueba estadística unilateral supone que el efecto solo puede ir en una dirección; por

ejemplo, que la serotonina solo puede ser más baja. Esto solo es aceptable en situaciones excepcionales en las que se tiene la certeza de que el efecto no puede ser el contrario. Claramente, este no era el caso de este estudio, donde no existen precedentes en seres humanos y los datos en animales son escasos. Una prueba bilateral es lo habitual.

27. Este artículo de blog contiene una detallada crítica del siguiente estudio: Fried, E. (2022). *"Clear evidence" for serotonin hypothesis of depression?* Disponible en https://eiko-fried. com/clear-evidence-for-serotonin-hypothesis-of-depression/ (consultado el 15 de enero de 2024).

28. Hengartner, M. P. & Ploderl, M. (2023). «No Clear Evidence of Reduced Brain Serotonin Release Capacity in Patients With Depression». *Biological Psychiatry*, 93(12): e61.

29. Véase: https://x.com/dawso007/status/1549784664566628360 (publicado el 20 de julio de 2022; consultado el 12 de enero de 2024).

30. Por ejemplo, Awais Aftab, como se cita en Spichak, S. (2022). «How the Debate Over Antidepressants Puts Millions in Danger». *The Daily Beast*. Disponible en https://www. thedailybeast.com/the-debate-over-how-antidepressants-work-is-putting-millions-of-people-in-danger/ (consultado el 26 de enero de 2024).

31. En el siguiente enlace puede comprobarse que el centro John Hopkins Drug Discovery recibe financiación de Janssen: https://drugdiscovery.jhu.edu/about-us/funding/ (consultado el 8 de febrero de 2024). Y en este otro, que Adam Kaplin, profesor de Psiquiatría en esta misma universidad, recibió financiación de Janssen: https://www.hopkinsmedicine.org/news/newsroom/news-releases/2019/07/ketamine-isnt-an-opioid-and-treats-depression-in-a-unique-way (consultado el 8 de febrero de 2024).

32. Véase en: https://www.hopkinsmedicine.org/health/treatment-tests-and-therapies/eske tamine-for-treatment-resistant-depression (consultado el 15 de enero de 2024).

33. Eriksson, P. S.; Perfilieva, E.; Bjork-Eriksson, T.; Alborn, A. M.; Nordborg, C.; Peterson, D. A., & Gage, F. H. (1998). «Neurogenesis in the Adult Human Hippocampus». *Nature Medicine*, 4(11): 1313-1317.

34. Malberg, J. E.; Eisch, A. J.; Nestler, E. J., & Duman, R. S. (2000). «Chronic Antidepressant Treatment Increases Neurogenesis in Adult Rat Hippocampus». *Journal of Neuroscience*, 20(24): 9104-9110.

35. Geerlings, M. I. & Gerritsen, L. (2017). «Late-Life Depression, Hippocampal Volumes, and Hypothalamic-Pituitary-Adrenal Axis Regulation: A Systematic Review and Meta-analysis». *Biological Psychiatry*, 82(5): 339-350.

36. Teicher, M. H.; Anderson, C. M.; Ohashi, K.; Khan, A.; McGreenery, C. E.; Bolger, E. A., *et al.* (2018). «Differential Effects of Childhood Neglect and Abuse During Sensitive Exposure Periods on Male and Female Hippocampus». *Neuroimage*, 169: 443-452. Lu, H.; Li, X.; Wang, Y.; Song, Y., & Liu, J. (2018). «The Hippocampus Underlies the Association Between Self-Esteem and Physical Health». *Scientific Reports*, 8(1): 17141. Los efectos de los antidepresivos se demuestran en este estudio: Geerlings, M. I.; Brickman, A. M.; Schupf, N.; Devanand, D. P.; Luchsinger, J. A.; Mayeux, R., & Small, S. A. (2012). «Depressive Symptoms, Antidepressant Use, and Brain Volumes on MRI in a Population-Based Cohort of Old Persons Without Dementia». *Journal of Alzheimers Disease*, 30(1): 75-82.

37. Winter, N. R.; Leenings, R.; Ernsting, J.; Sarink, K.; Fisch, L.; Emden, D., *et al.* (2022). «Quantifying Deviations of Brain Structure and Function in Major Depressive Disorder Across Neuroimaging Modalities». *JAMA Psychiatry*, 79(9): 879-888. Disponible en https:// pmc.ncbi.nlm.nih.gov/articles/PMC9330277/ (las citas proceden de la pág. 879).

38. La interpretación de los autores fue que las pruebas eran «más sutiles». Véase: Lino de Oliveira, C.; Bolzan, J. A.; Surget, A., & Belzung, C. (2020). «Do Antidepressants Promote Neurogenesis in Adult Hippocampus? A Systematic Review and Meta-Analysis on Naive Rodents». *Pharmacology & Therapeutics*, 210: 107515. Disponible en https://pubmed.ncbi. nlm.nih.gov/32109488/.

39. Choe, Y. M.; Kim, K. W.; Jhoo, J. H.; Ryu, S. H.; Seo, E. H.; Sohn, B. K., *et al.* (2016). «Multicenter, Randomized, Placebo-Controlled, Double-Blind Clinical Trial of Escitalopram on the Progression-Delaying Effects in Alzheimer's Disease». *International Journal of Geriatric Psychiatry*, 31(7): 731-739. Chataway, J.; De Angelis, F.; Connick, P.; Parker, R.; Plantone, D.; Doshi, A., *et al.* (2020). «Efficacy of Three Neuroprotective Drugs in Secondary Progressive Multiple Sclerosis (MS-SMART): A Phase 2b, Multiarm, Double-Blind, Randomised Placebo-Controlled Trial». *Lancet Neurology*, 19(3): 214-225.

40. Zamproni, L. N.; Mundim, M. T. V. V., & Porcionatto, M. A. (2021). «Neurorepair and Regeneration of the Brain: A Decade of Bioscaffolds and Engineered Microtissue». *Front in Cell & Developmental Biology*, 9: 649891.

41. Convencionalmente, esto se interpreta como una prueba de que la terapia electroconvulsiva corrige una anomalía subyacente en la neurogénesis de las personas con depresión y se considera que respalda la idea de que existe dicha anomalía. Véase: An, X. & Wang, Y. (2022). «Electroconvulsive Shock Increases Neurotrophy and Neurogenesis: Time Course and Treatment Session Effects». *Psychiatry Research*, 309: 114390. Disponible en https://www.sciencedirect.com/science/article/abs/pii/S016517812200004X?via%3Dihub

42. Este estudio detectó falta de pruebas para la neurogénesis en seres humanos adultos: Sorrells, S. F.; Paredes, M. F.; Cebrian-Silla, A.; Sandoval, K.; Qi, D.; Kelley, K. W., *et al.* (2018). «Human Hippocampal Neurogenesis Drops Sharply in Children to Undetectable Levels in Adults». *Nature*, 555(7696): 377-381. Este artículo trata sobre las pruebas en general: Snyder, J. S. (2019). «Recalibrating the Relevance of Adult Neurogenesis». *Trends in Neuroscience*, 42(3): 164-178.

43. Bullmore, E. (2018). *The Inflamed Mind: A Radical New Approach to Depression*. London: Short Books Ltd.

44. O'Connor, M. F.; Bower, J. E.; Cho, H. J.; Creswell, J. D.; Dimitrov, S.; Hamby, M. E., *et al.* (2009). «To Assess, to Control, to Exclude: Effects of Biobehavioral Factors on Circulating Inflammatory Markers». *Brain Behavior & Immunity*, 23(7): 887-897. A propósito de los antidepresivos, véase: Mosiolek, A.; Pieta, A.; Jakima, S.; Zborowska, N.; Mosiolek, J., & Szulc, A. (2021). «Effects of Antidepressant Treatment on Peripheral Biomarkers in Patients with Major Depressive Disorder (MDD)». *Journal of Clinical Medicine*, 10(8).

45. Horowitz, M. A.; Wertz, J.; Zhu, D.; Cattaneo, A.; Musaelyan, K.; Nikkheslat, N., *et al* (2014). «Antidepressant Compounds Can Be Both Pro- and Anti-Inflammatory in Human Hippocampal Cells». *International Journal of Neuropsychopharmacology*, 18(3).

46. Miller, J. J. (2019). «Depression's Journey From Monoamines to Glutamate». *Psychiatric Times*, 36(5): 21 de mayo de 2019. Disponible en https://www.psychiatrictimes.com/view/esketamine-depressions-journey-monoamines-glutamate (consultado el 8 de febrero de 2024).

47. Véase en: https://www.hopkinsmedicine.org/health/treatment-tests-and-therapies/esketamine-for-treatment-resistant-depression.

48. Moriguchi, S.; Takamiya, A.; Noda, Y.; Horita, N.; Wada, M.; Tsugawa, S., *et al.* (2019). «Glutamatergic Neurometabolite Levels in Major Depressive Disorder: A Systematic Review and Meta-Analysis of Proton Magnetic Resonance Spectroscopy Studies». *Molecular Psychiatry*, 24(7): 952-964.

49. Iro, C. M.; Hamati, R.; El Mansari, M., & Blier, P., *et al.* (2021). «Repeated but Not Single Administration of Ketamine Prolongs Increases of the Firing Activity of Norepinephrine and Dopamine Neurons». *International Journal of Neuropsychopharmacology*, 24(7): 570-579. Liebe, T.; Li, M.; Colic, L.; Munk, M. H. J.; Sweeney-Reed, C. M.; Woelfer, M., *et al.* (2018). «Ketamine Influences the Locus Coeruleus Norepinephrine Network, With a Dependency on Norepinephrine Transporter Genotype – A Placebo-Controlled Fmri Study». *Neuroimage: Clinical*, 20: 715-723.

50. Esta respuesta se recoge en Moncrieff, J.; Cooper, R. E.; Stockmann, T.; Amendola, S.; Hengartner, M. P.; Ploderl, M., & Horowitz, M. A. (2023). «The Serotonin Hypothesis of Depression: Both Long Discarded and Still Supported?». *Molecular Psychiatry*, 28(8): 3160-3163. Disponible en https://www.nature.com/articles/s41380-023-02094-z (la cita se encuentra en la pág. 3160).

Capítulo 14

1. Extraído de una conversación mantenida el 22 de julio de 2022.

2. Correo electrónico recibido el 20 de julio de 2022. Se ha cambiado el nombre para preservar el anonimato.

3. Extraído de correos electrónicos recibidos entre el 20 y el 25 de julio de 2022.

4. Según se cita en Love, S. (2022). «The New Study on Serotonin and Depression Isn't About Antidepressants». *Vice* (22 de julio de 2022). Disponible en https://www.vice.com/en/article/the-new-study-on-serotonin-and-depression-isnt-about-antidepressants-chemical-imbalance/ (consultado el 28 de enero de 2024).

5. La noticia apareció en *Sky News*: https://news.sky.com/story/antidepressants-called-into-questionas-researchers-find-no-convincing-evidence-depression-is-caused-by-chemical-imbalance-12655342 (consultado el 7 de junio de 2023); así como en el programa *Today* de la BBC y en la BBC de Escocia, entre otros medios.

6. Un canal de televisión de centroderecha de Reino Unido.

7. Una organización creada para llevar a los medios de comunicación las perspectivas menos representadas en el ámbito de la salud mental: https://www.safelyheldspaces.org/.

8. El artículo en *The Conversation* sobre el estudio es Moncrieff, J. & Horowitz, M. (2022). «Depression is Probably Not Caused By a Chemical Imbalance in the Brain – New Study» (20 de julio de 2022). Disponible en https://theconversation.com/depression-is-probably-not-caused-by-a-chemical-imbalance-in-the-brain-new-study-186672 (consultado el 28 de enero de 2024). Las cifras de los lectores se proporcionan en un segundo artículo que escribimos para *The Conversation*: Horowitz, M. & Moncrieff, J. (2022). «Chemical Imbalance Theory of Depression: Clearing Up Some Misconceptions» (23 de agosto de 2022). Disponible en https://theconversation.com/chemical-imbalance-theory-of-depression-clearing-up-some-misconceptions-188921 (consultado el 28 de enero de 2024). Las cifras proceden del sitio web de Altmetric en julio de 2022: https://www.altmetric.com/details/132834624?src=bookmarklet#score.

9. En cualquier caso, es posible visionarlo en el siguiente enlace: https://www.youtube.com/watch?v=d65J2Kqv4xQ.

10. El *Daily Mail* es conocido recientemente por cuestionar la ortodoxia médica sobre varios temas. Véase, por ejemplo: https://www.dailymail.co.uk/health/article-2620866/From-psychiatrist-whod-never-anti-depressants-heart-doctor-steers-clear-statins-reveal-medical-treatments-experts-refuse-themselves.html.

11. Gornall, J. (2022). «Have millions been taking antidepressants with harmful side-effects for decades - when there's no scientific evidence they do what they claim? Some experts have suspected it for years. Now patients have been left reeling by a groundbreaking study». *The Daily Mail* (20 de julio de 2022). Disponible en https://www.dailymail.co.uk/news/article-11033517/Have-millions-taking-antidepressants-harmful-effects-decades-no-reason.html (consultado el 28 de enero de 2024). Ely, J. (2022). «Depression "is NOT caused by low serotonin levels": Study casts doubt over widespread use of potent drugs designed to treat chemical imbalance in brain». *The Daily Mail* (20 de julio de 2022). Disponible en https://www.dailymail.co.uk/health/article-11027847/Depression-NOT-caused-low-serotonin-levels-study.html (consultado el 28 de enero de 2024). Andrews, L. (2022). «A $15 billion hustle? Expert says pill-prescribing psychiatrists KNEW that depression isn't caused by low serotonin levels – as landmark study shows that pricy drugs do little to help mental health». *The Daily Mail* (21 de julio de 2022). Disponible en https://www.dailymail.co.uk/news/article-11035903/Expert-says-psychiatrists-KNOW-theory-low-serotonin-levels-cause-depression-incomplete.html (consultado el 28 de enero de 2024). Ennals, E. (2022). «Antidepressants do work, insist top doctors as they hit back at bombshell study which found there was no "convincing evidence" of a link between low serotonin and mental illness». *The Mail on Sunday* (23 de julio de 2022). Disponible en https://www.dailymail.co.uk/health/article-11042143/Joanne-Moncrieff-University-College-London-disproves-link-low-serotonin-depression.html (consultado el 28 de enero de 2024).

12. Véase en: https://www.nbcnews.com/news/us-news/epoch-times-falun-gong-growth-rcna111373.

13. El programa y la transcripción están disponibles en https://www.foxnews.com/opinion/tucker-carlson-drugs-not-answer-every-human-problem.

14. Schraer, R. (2022). «Did we all believe a myth about depression?». *BBC News website* (5 de agosto de 2022). Disponible en https://www.bbc.com/news/health-62286093 (consultado el 27 de mayo de 2024).

15. Cleverley, E. (2022). «Depression myths: "Stopping medication made me twice as bad"». *BBC News website* (5 de agosto de 2022). Disponible en https://www.bbc.com/news/newsbeat-62390763 (consultado el 27 de mayo de 2024).

16. WBUR On Point (2022). «Behind the New Study Changing How Doctors View Depression» (1 de agosto de 2022). El programa y la transcripción están disponibles en https://www.wbur.org/onpoint/2022/08/01/inside-the-new-study-changing-home-doctors-view-depression (consultado el 28 de enero de 2024).

17. *Weekend Prime* (2022), «Newsnation» (13 de agosto de 2022).

18. Dickson, E. (2022). «Who Is the Psychiatrist Behind the Antidepressant Study Taking Over Right-Wing Media?». *Rolling Stone* (30 de julio de 2022). Disponible en https://www.rollingstone.com/culture/culture-news/ssri-right-wing-attack-joanna-moncrieff-1388067/ (consultado el 28 de enero de 2024).

19. Levine, B. E. (2022). «Behind Rolling Stone's Hatchet Job on a Psychiatrist Critical of Neoliberal Capitalism». *Counter Punch* (11 de agosto de 2022). Disponible en https://

www.counterpunch.org/2022/08/11/behind-rolling-stones-hatchet-job-on-a-psychiatrist-critical-of-neoliberal-capitalism/ (consultado el 16 de febrero de 2024).

20. Dickson, E. (2019). »Marianne Williamson Is Dangerously Wrong About Antidepressants». *Rolling Stone* (2 de agosto de 2019). Disponible en https://www.rollingstone.com/culture/culture-news/marianne-williamson-wrong-about-antidepressants-866807/.

21. Se puede leer mi respuesta completa aquí: Moncrieff, J. (2022). «First they ignore you. Then they ridicule you. And then they attack you...» (3 de agosto de 2022). Disponible en https://joannamoncrieff.com/2022/08/03/first-they-ignore-you-then-they-ridicule-you-and-then-they-attack-you/ (consultado el 28 de mayo de 2024).

22. McKeigue, P. M.,; Kennedy, S.; Weir, A.; Bishop, J.; McGurnaghan, S. J.; McAllister, D., *et al.* (2021). «Relation of Severe COVID-19 to Polypharmacy and Prescribing of Psychotropic Drugs: The REACT-SCOT Case-Control Study». *BMC Medicine*, 19(1): 51.

23. Ruddick, G. (2017). «Rolling Stone, rock'n'roll magazine turned liberal cheerleader, up for sale». *The Guardian* (18 de septiembre de 2017). Disponible en https://www.theguardian.com/us-news/2017/sep/18/rolling-stone-magazine-up-for-sale (consultado el 28 de enero de 2024).

24. Véase: Moncrieff, J. (2016). «Misrepresenting Harms in Antidepressant Trials». *British Medical Journal*, 352: i217. Y también: Moncrieff, J. (2016). «Further evidence of the adverse effects of antidepressants, and why these have taken so long to be confirmed» (2 de febrero de 2016). Disponible en https://joannamoncrieff.com/2016/02/02/further-evidence-of-the-adverse-effects-of-antidepressants-and-why-these-have-taken-so-long-to-be-confirmed/ (consultado el 28 de enero de 2024).

25. Véase la nota n.º 21.

26. Un ejemplo procedente de un destacado psiquiatra: Frances, A. (2013). *Saving Normal: An Insider's Revolt Against Out-Of-Control Psychiatric Diagnosis, DSM-5, Big Pharma, and the Medicalization of Ordinary Life*. New York: Mariner Books.

27. Kirkey, S. (2022). «Doctors have stopped believing that "chemical imbalance" causes depression. They didn't tell us». *National Post* (16 de septiembre de 2022). Disponible en https://nationalpost.com/health/serotonin-chemical-imbalance-depression (consultado el 28 de enero de 2024).

28. Love, S. (2022). «The New Study on Serotonin and Depression Isn't About Antidepressants». *Vice* (22 de julio de 2022). Disponible en https://www.vice.com/en/article/the-new-study-on-serotonin-and-depression-isnt-about-antidepressants-chemical-imbalance/.

29. Conrad, P. (1992). «Medicalisation and Social Control». *Annual Review of Sociology*, 18: 209-232.

30. Ratnayake, S. (2022). «Why Has the Misleading "Chemical Imbalance" Theory of Mental Illness Persisted for So Long?». *Slate* (4 de agosto de 2022). Disponible en https://slate.com/technology/2022/08/ssris-chemical-imbalance-depression.html (consultado el 28 de enero de 2024).

31. Jackson se cita en Love, S. (2022). «The New Study on Serotonin and Depression Isn't About Antidepressants». *Vice* (22 de julio de 2022). Disponible en https://www.vice.com/en/article/the-new-study-on-serotonin-and-depression-isnt-about-antidepressants-chemical-imbalance/. Y también en Ratnayake, S. (2022). «Why Has the Misleading "Chemical Imbalance" Theory of Mental Illness Persisted for So Long?». *Slate* (4 de agosto de 2022). Disponible en https://slate.com/technology/2022/08/ssris-chemical-imbalance-depression.html.

32. Bulik, B. S. (2019). «Hey, big spender: Pharma's $6.6B TV ad outlay outranks most other industries, report says». *Fierce Pharma* (15 de mayo de 2019). Disponible en https://www.fiercepharma.com/marketing/hey-big-spenders-pharma-ranks-top-five-industries-for-tv-media-spending-says-report.

33. Véase en: https://www.mediaradar.com/blog/blog/medical-and-pharma-advertisers (consultado el 2 de marzo de 2024).

34. Willis, E.; Friedel, K.; Heisten, M.; Pickett, M., & Bhowmick, A. (2023). «Communicating Health Literacy on Prescription Medications on Social Media: In-depth Interviews With "Patient Influencers"». *Journal of Medical Internet Research*, 25: e41867. Véase también: Castronuovo, C. (2023). «TikTokers Put Consumers at Risk as Drug Ads Go Unchecked by FDA». *Bloomberg Law* (14 de diciembre de 2023). Disponible en https://news.bloomberglaw.com/health-law-and-business/tiktokers-put-consumers-at-risk-as-drug-ads-go-unchecked-by-fda (consultado el 2 de marzo de 2024).

Capítulo 15

1. El destacado psiquiatra británico Michael Shepherd fue un conocido escéptico de este nuevo fármaco. Véase, por ejemplo: Shepherd, M. (1994). «Neurolepsis and the Psychopharmacological Revolution: Myth and Reality». *Hist Psychiatry*, 5(17 Pt 1): 89-96. Véanse también el capítulo 5 y las notas n.º 15 y 16 para más referencias a los escépticos sobre los antidepresivos.

2. Véase: https://www.ucl.ac.uk/brain-sciences/psychiatry/our-research/pharmacological-treatments-depression-and-bipolar-disorder. Los estudios que se destacaron fueron el estudio ANTLER sobre la interrupción con antidepresivos (véase el capítulo 2) y el estudio PANDA sobre el tratamiento con sertralina para la depresión. Este no detectó ningún efecto sobre el resultado principal de los síntomas depresivos, efectos leves en otros resultados y que los participantes podían adivinar qué se les había asignado tomar mejor que si fuera por azar, lo que apunta a la posibilidad de un efecto placebo amplificado. El estudio es Lewis, G., *et al.* (2019). «The Clinical Effectiveness of Sertraline in Primary Care and the Role of Depression Severity and Duration (PANDA): A Pragmatic, Double-Blind, Placebo-Controlled Randomised Trial». *Lancet Psychiatry*, 6(11): 903-914. Disponible en https://pmc.ncbi.nlm.nih.gov/articles/PMC7029306/.

3. Pawlikowska, B. (2023). *Heal From Depression. The Mind, Body and Soul Solution: A Personal Journey*. Mysiadlo, Poland: Adventure Unlimited Beata Pawlikowska.

4. Véase: https://www.youtube.com/watch?v=jpUCxE2MkdM (consultado el 21 de febrero de 2024).

5. Véase en: https://www.madinamerica.com/2023/01/threatened-polish-journalist/ (consultado el 21 de febrero de 2024).

6. Véase: https://www.youtube.com/watch?v=xjIX4rPWxiw.

7. Se puede ver en el siguiente enlace: https://www.youtube.com/watch?v=xjIX4rPWxiw.

8. Véase en: https://www.madinamerica.com/2023/01/threatened-polish-journalist/ (consultado el 21 de febrero de 2024).

9. Véase: https://socialbites.ca/politics/157982 (consultado el 21 de febrero de 2021).

10. Las citas proceden de comunicaciones personales, reproducidas con permiso (15 de agosto de 2023).

11. Un comunicado de prensa de Johnson & Johnson (la empresa matriz de Janssen) del 5 de mayo de 2018 señaló «el potencial del aerosol nasal de esketamina para abordar una necesidad importante y no satisfecha en más del 30 % de las personas que padecen trastorno depresivo mayor y que no responden a dos o más de los antidepresivos disponibles actualmente». Véase: https://www.jnj.com/media-center/press-releases/new-phase-3-data-show-esketamine-nasal-spray-demonstrated-rapid-improvements-in-depressive-symptoms-in-patients-with-treatment-resistant-depression (consultado el 2 de marzo de 2024).

12. Es posible leer más sobre esto en Horowitz, M. A. & Moncrieff, J. (2021). «Are We Repeating Mistakes of the Past? A Review of the Evidence for Esketamine». *British Journal of Psychiatry*, 219(5): 614-617. Disponible en https://discovery.ucl.ac.uk/id/eprint/10125093/.

13. Jauhar, S. & Morrison, P. (2019). «Esketamine for Treatment Resistant Depression». *British Medical Journal*, 366: 15572.

14. Horowitz, M. A. & Moncrieff, J. (2021). «Are We Repeating Mistakes of the Past? A Review of the Evidence for Esketamine». *British Journal of Psychiatry*, 219(5): 614-617.

15. Véase en: https://scientific-publishing.webshop.elsevier.com/research-process/paper-retraction-meaning-and-main-reasons/ (consultado el 21 de febrero de 2024).

16. Se pueden leer las versiones en línea de las cartas y nuestras respuestas en el siguiente enlace: https://www.cambridge.org/core/journals/the-british-journal-of-psychiatry/article/are-we-repeating-mistakes-of-the-pasta-review-of-the-evidence-for-esketamine/C4BDC70050164FD9D88DF40967C2853A#comments. La referencia completa a la versión impresa de nuestra respuesta es Horowitz, M. & Moncrieff, J. (2021). «Esketamine: Uncertain Safety and Efficacy Data in Depression». *British Journal of Psychiatry*, 219(5): 621-622. Disponible en https://pubmed.ncbi.nlm.nih.gov/35048830/.

17. Ennals, E. (2023). «Demands for "flawed" study that cast doubts on the effectiveness of antidepressants to be AXED». *The Daily Mail* (17 de junio de 2023). Disponible en https://www.dailymail.co.uk/health/article-12206165/Demands-flawed-study-cast-doubts-effectiveness-antidepressants-AXED.html.

18. Nutt, D. J. & Malizia, A. L. (2008). «Why Does the World Have Such a "Down" on Antidepressants?». *Journal of Psychopharmacology*, 22(3): 223-226. Nutt también avaló

la guía *Depression: A Guide to its Recognition and management in General Practise* (desarrollada por Neurolink y financiada por Wyeth Laboratories, sin fecha).

19. Wise, J. (2023). «Review That Questioned Serotonin Theory of Depression was». *British Medical Journal*, 381 (20 de junio de 2023): 1419.
20. Wilkinson, R. & Jauhar, S. (2023). «Serotonin Hypothesis of Depression: Balance (and Imbalance) is in the Eye of the Beholder». Disponible en https://www.nationalelfservice.net/treatment/antidepressants/serotonin-hypothesis-depression/ (consultado el 21 de febrero de 2024).
21. Según X: «Los *hashtags* (escritos con el signo "#" antepuesto) se usan para indexar palabras clave o temas en X. Esta función es una invención de X y permite que los usuarios puedan seguir fácilmente los temas que les interesan». Véase: https://help.x.com/es/using-x/how-to-use-hashtags.
22. Tuit de Joanna Moncrieff (24 de junio de 2023).
23. Tuit de Robert Howard (24 de junio de 2023).
24. Tuit de Bert (27 de junio ed 2023).
25. Tuit de Peter Sterling (26 de junio de 2023).
26. Tuit de Bert (27 de junio de 2023).
27. La referencia al «comentario» es Jauhar, S.; Arnone, D.; Baldwin, D. S.; Bloomfield, M.; Browning, M.; Cleare, A. J., *et al.* (2023). «A Leaky Umbrella Has Little Value: Evidence Clearly Indicates the Serotonin System is Implicated in Depression». *Molecular Psychiatry*, 28(8): 3149-3152. Disponible en https://www.nature.com/articles/s41380-023-02095-y.
28. Nuestra respuesta (que también era una respuesta a otras cartas) se encuentra en Moncrieff, J.; Cooper, R. E.; Stockmann, T.; Amendola, S.; Hengartner, M. P.; Ploderl, M., & Horowitz, M. A. (2023). «The Serotonin Hypothesis of Depression: Both Long Discarded and Still Supported?». *Molecular Psychiatry*, 28(8): 3160-3163. Disponible en https://www.nature.com/articles/s41380-023-02094-z.
29. Las siglas GRADE vienen de «Grading of Recommendations, Assessment, Development, and Evaluations» (es decir, «Clasificación de recomendaciones, evaluación, desarrollo y valoraciones»). Véase: Siemieniuk, R. & Guyatt, G. (2024). «What is Grade?». *BMJ (British Medical Journal) Best Practice*. Disponible en https://dev-bestpractice.bmjgroup.com/info/toolkit/learn-ebm/what-is-grade/ (consultado el 2 de marzo de 2024).
30. Todas las referencias a esta investigación pueden encontrarse en Moncrieff, J.; Cooper, R. E.; Stockmann, T.; Amendola, S.; Hengartner, M. P.; Ploderl, M., & Horowitz, M. A. (2023). «The Serotonin Hypothesis of Depression: Both Long Discarded and Still Supported?». *Molecular Psychiatry*, 28(8): 3160-3163.
31. Una de estas revisiones afirmó que no existía sesgo de publicación, pero recurrió a un método poco habitual para evaluarlo. Cuando lo reanalizamos usando el método convencional, descubrimos que sí había sesgo de publicación. Esto se explica en Moncrieff, J.; Cooper, R. E.; Stockmann, T.; Amendola, S.; Hengartner, M. P.; Ploderl, M., & Horowitz, M. A. (2023). «The Serotonin Hypothesis of Depression: Both Long Discarded and Still Supported?». *Molecular Psychiatry*, 28(8): 3160-3163.
32. *Ibid.*
33. Jauhar, S.; Arnone, D.; Baldwin, D. S.; Bloomfield, M.; Browning, M.; Cleare, A. J., *et al.* (2023). «A Leaky Umbrella Has Little Value: Evidence Clearly Indicates the Serotonin System is Implicated in Depression». *Molecular Psychiatry*, 28(8): 3149-3152 (véase la pág. 3).
34. Los tuits son de Michael Hengartner y Sameer Jauhar (27 de junio de 2023).
35. Por ejemplo, véase el tuit de Robert Howard del 20 de junio de 2023.
36. Puede consultarse mi relato sobre esta historia en Moncrieff, J. (2009). *The Myth of the Chemical Cure: a critique of psychiatric drug treatment*. Edición revisada. Basingstoke, UK: Palgrave Macmillan. Págs. 47-51.
37. *Ibid.*
38. El libro del historiador Andrew Skull informa bien sobre este tema: Scull, A. (2022). *Desperate Remedies: Psychiatry and the Mysteries of Mental Illness*. London: Allen Lane.
39. Healy, D. (2004). «Shaping the Intimate: Influences on the Experience of Everyday Nerves». *Social Studies in Science*, 34(2): 219-245.
40. Ella fue una de las firmantes de esta carta abierta, por ejemplo: Davies, J.; Horowitz, M.; Montagu, L.; Hollins, S.; Read, J.; Moncrieff, J., *et al.* (2023). «The Government has a Moral Duty to Help Those Harmed by Prescribed Dependence Forming Drugs». *British Medical Journal*, 381: 1417.
41. Bell, J. (2020). «Big Pharma Backed Away From Brain Drugs. Is a Return in Sight?». *BiopharmaDive* (29 de enero de 2020). Disponible en https://www.biopharmadive.com/

news/pharma-neuroscience-retreat-return-brain-drugs/570250/ (consultado el 11 de marzo de 2024).

42. Whitaker, R. (2021). «Anatomy of an Industry: Commerce, Payments to Psychiatrists and Betrayal of the Public Good». *Mad in America* (18 de septiembre de 2021). Disponible en https://www.madinamerica.com/2021/09/anatomy-industry-commerce-payments-psychiatrists-betrayal-public-good/ (consultado el 29 de mayo de 2024).
43. Demasi, M. (2022). «From FDA to MHRA: Are Drug Regulators for Hire?». *British Medical Journal*, 377: o1538.
44. Das, S. & Ungoed-Thomas, J. (2023). «Revealed: Drug Firms Funding UK Patient Groups That Lobby for NHS Approval of Medicines». *The Guardian* (22 de julio de 2023). Disponible en https://www.theguardian.com/science/2023/jul/22/revealed-drug-firms-funding-uk-patient-groups-that-lobby-for-nhs-approval-of-medicines (consultado el 11 de marzo de 2024).
45. Esta es una revisión de estudios que muestra que el comportamiento de los médicos está influido por los incentivos de las empresas farmacéuticas: Mitchell, A. P.; Trivedi, N. U.; Gennarelli, R. L.; Chimonas, S.; Tabatabai, S. M.; Goldberg, J., *et al.* (2021). «Are Financial Payments From the Pharmaceutical Industry Associated With Physician Prescribing? A Systematic Review». *Annals of Internal Medicine*, 174(3): 353-361.

Capítulo 16

1. Utilizaré el término *psicodélico* de manera laxa para incluir a los psicodélicos clásicos, como el LSD y la psilocibina, y a sustancias como la ketamina, la esketamina y el MDMA (comúnmente conocido como «éxtasis»), que producen algunos efectos similares a los psicodélicos.
2. Chen, J. (2022). «How Ketamine Drug Helps with Depression». *Yale Medicine* (9 de marzo de 2022). Disponible en https://www.yalemedicine.org/news/ketamine-depression (consultado el 14 de febrero de 2024).
3. Cavarra, M.; Falzone, A.; Ramaekers, J. G.; Kuypers, K. P. C., & Mento, C. (2022). «Psychedelic-Assisted Psychotherapy: A Systematic Review of Associated Psychological Interventions». *Frontiers in Psychology*. Disponible en https://pmc.ncbi.nlm.nih.gov/articles/PMC9226617/.
4. Además de esta anécdota, Greenberg ofrece un exhaustivo análisis de la depresión en Greenberg, G. (2010). *Manufacturing Depression: The Secret History of a Modern Disease*. London: Bloomsbury Publishing.
5. Véase: https://theintercept.com/2022/07/26/mdma-psilocybin-fda-ptsd/ (consultado el 14 de febrero de 2024).
6. Por ejemplo, véase esta exhaustiva revisión crítica sobre la metodología de los estudios sobre psicodélicos: Van Elk, M. & Fried, E. I (2023). «History Repeating: Guidelines to Address Common Problems in Psychedelic Science». *Therapeutic Advances in Psychopharmacology*, 13: 20451253231198466. Disponible en https://pmc.ncbi.nlm.nih.gov/articles/PMC10521293/.
7. Sumner, R. L.; McMillan, R.; Spriggs, M. J.; Campbell, D.; Malpas, G.; Maxwell, E., *et al.* (2020). «Ketamine Enhances Visual Sensory Evoked Potential Long-term Potentiation in Patients With Major Depressive Disorder». *Biological Psychiatry: Cognitive Neuroscience & Neuroimaging*, 5(1): 45-55.
8. Szigeti, B.; Weiss, B.; Rosas, F. E.; Erritzoe, D.; Nutt, D., & Carhart-Harris, R. (2024). «Assessing Expectancy and Suggestibility in a Trial of Escitalopram v. Psilocybin for Depression». *Psychological Medicine*, 54(8): 1717-1724. DOI: 10.1017/S0033291723003653. Disponible en https://pubmed.ncbi.nlm.nih.gov/38247730/.
9. Marcantoni, W. S.; Akoumba, B. S.; Wassef, M.; Mayrand, J.; Lai, H.; Richard-Devantoy, S., & Beauchamp, S. (2020). «A Systematic Review and Meta-Analysis of the Efficacy of Intravenous Ketamine Infusion for Treatment Resistant Depression: January 2009–January 2019». *Journal of Affective Disorders*, 277: 831-841.
10. Goodwin, G. M.; Aaronson, S. T.; Alvarez, O.; Arden, P. C.; Baker, A.; Bennett, J. C., *et al.* (2022). «Single-Dose Psilocybin for a Treatment-Resistant Episode of Major Depression». *New England Journal of Medicine*, 387(18): 1637-1648. Carhart-Harris, R.; Giribaldi, B.; Watts, R.; Baker-Jones, M.; Murphy-Beiner, A.; Murphy, R., *et al.* (2021). «Trial of Psilocybin Versus Escitalopram for Depression». *New England Journal of Medicine*, 384(15): 1402-1411.

11. Horowitz, M. & Moncrieff, J. (2021). «Esketamine: Uncertain Safety and Efficacy Data in Depression». *British Journal of Psychiatry*, 219(5): 621-622.

12. Cueto, I. & Goldhill, O. (2023). «Ketamine Clinics' Bust Serves as Warning of Business Challenge Facing Psychedelic Therapy». *Statnews* (16 de mayo de 2023). Disponible en https://www.statnews.com/2023/05/16/ketamine-clinics-show-struggle-making-psychedelic-therapy-profitable/ (consultado el 14 de febrero de 2024).

13. Según se informa en este debate entre destacados psiquiatras estadounidenses: Strakowski, S. M.; Sanacora, G., & Nemeroff, C. B. (2022). «Does Ketamine Live Up to the Hype in Depression?». *Medscape Psychiatry* (11 de agosto de 2022). Disponible en https://www.medscape.com/viewarticle/976364.

14. Busby, M. (2023). «Ketamine Clinics Have Emerged Across the US. They're Already Going Bust». *The Guardian* (11 de abril de 2023). Disponible en https://www.theguardian.com/society/2023/apr/11/ketamine-clinics-us-business-safety-mental-health (consultado el 14 de febrero de 2024).

15. Petrow, S. (2023). «I Tried Ketamine to Treat My Depression: It was Terrifying». *Washington Post* (12 de febrero de 2023). Disponible en https://www.washingtonpost.com/wellness/2023/02/12/ketamine-depression-treatment-failure/ (consultado el 14 de febrero de 2024).

16. Véase: https://www.oxfordhealth.nhs.uk/ips/ketamine-trd/ (consultado el 14 de febrero de 2024).

17. Busby, M. (2023). «Ketamine Clinics Have Emerged Across the US. They're Already Going Bust». *The Guardian* (11 de abril de 2023). Disponible en https://www.theguardian.com/society/2023/apr/11/ketamine-clinics-us-business-safety-mental-health.

18. Mullard, A. (2021). «Will Psychedelics be "a Revolution in Psychiatry"?». *Nature Reviews: Drug Discovery*, 20(6): 418-419. Disponible en https://www.nature.com/articles/d41573-021-00087-7.

19. Peters, A. (2021). «Inside the UK's First Ketamine Therapy Clinic». *Dazed* (24 de marzo de 2021). Disponible en https://www.dazeddigital.com/science-tech/article/52274/1/inside-the-uks-first-ketamine-therapy-clinic-psychedelic-psychotherapy (consultado el 14 de febrero de 2024).

20. Véase en: https://www.hopkinsmedicine.org/health/treatment-tests-and-therapies/eske tamine-for-treatment-resistant-depression.

21. Petrow, S. (2023). «I Tried Ketamine to Treat My Depression: It was Terrifying». *Washington Post* (12 de febrero de 2023). Disponible en https://www.washingtonpost.com/wellness/2023/02/12/ketamine-depression-treatment-failure/.

22. Pueden consultarse referencias sobre los efectos secundarios y los riesgos de la ketamina y la esketamina en Horowitz, M. A. & Moncrieff, J. (2021). «Are We Repeating Mistakes of the Past? A Review of the Evidence for Esketamine». *British Journal of Psychiatry*, 219(5): 614-617. Para más información sobre la asociación entre la esketamina y el suicidio y la ideación suicida, véase: Gastaldon, C.; Raschi, E.; Kane, J. M.; Barbui, C., & Schoretsanitis, G. (2021). «Post-Marketing Safety Concerns with Esketamine: A Disproportionality Analysis of Spontaneous Reports Submitted to the FDA Adverse Event Reporting System». *Psychotherapy & Psychosomatics*, 90(1): 41-48.

23. Véase: https://nida.nih.gov/publications/drugfacts/over-counter-medicines (consultado el 14 de febrero de 2024), y también: www.dea.gov/sites/default/files/2020-06/DXM-2020.pdf (consultado el 6 de marzo de 2024). Para más información sobre la dependencia, véase: https://www.justice.gov/archive/ndic/pubs11/11563/11563p.pdf, y también: Mutschler, J.; Koopmann, A.; Grosshans, M.; Hermann, D.; Mann, K., & Kiefer, F. (2010). «Dextromethorphan Withdrawal and Dependence Syndrome». *Deutsches Arzteblatt International*, 107(30): 537-540.

24. Esta información de Medscape indica que el bupropión triplica la concentración de DXM: https://reference.medscape.com/drug/auvelity-dextromethorphan-bupropion-400 0211#10 (consultado el 6 de marzo de 2024). Este estudio anterior señala que podría incrementarla mucho más (más de treinta veces): Kotlyar, M.; Brauer, L. H.; Tracy, T. S.; Hatsukami, D. K.; Harris, J.; Bronars, C. A., & Adson, D. E. (2005). «Inhibition of CYP2D6 Activity by Bupropion». *Journal of Clinical Psychopharmacology*, 25(3): 226-229.

25. Véase: https://www.auvelity.com/how-auvelity-works (consultado el 14 de febrero de 2024).

26. Clayton, A. H.; Lasser, R.; Parikh, S. V.; Iosifescu, D. V.; Jung, J.; Kotecha, M., *et al.* (2023). «Zuranolone for the Treatment of Adults With Major Depressive Disorder: A Randomized, Placebo-Controlled Phase 3 Trial». *American Journal of Psychiatry*, 180(9): 676-684.

27. Deligiannidis, K. M.; Meltzer-Brody, S.; Maximos, B.; Peeper, E. Q.; Freeman, M.; Lasser, R., *et al.* (2023). «Zuranolone for the Treatment of Postpartum Depression». *American Journal of Psychiatry*, 80(9): 668-675.

28. Pecina, M.; Karp, J. F.; Mathew, S.; Todtenkopf, M. S.; Ehrich, E. W., & Zubieta, J. K. (2019). «Endogenous Opioid System Dysregulation in Depression: Implications for New Therapeutic Approaches». *Molecular Psychiatry*, 24(4), 576-587.

29. Fava, M.; Stahl, S. M.; De Martin, S.; Mattarei, A.; Bettini, E.; Comai, S., *et al.* (2023). «Esmethadone-HCl (REL-1017): A Promising Rapid Antidepressant». *European Archives of Psychiatry & Clinical Neuroscience*, 273(7): 1463-1476.

30. Nemeroff, C. B. (2022). «Back to the Future: Esmethadone, the (Maybe) Nonopiate Opiate, and Depression». *American Journal of Psychiatry*, 179(2): 83-84.

31. La campaña se describe en Goldman, L. S.; Nielsen, N. H., & Champion, H. C. (1999). «Awareness, Diagnosis, and Treatment of Depression». *Journal of General Internal Medicine*, 14(9): 569-580. Los productos se venden en Etsy (en inglés, el eslogan es «Depression is a flaw in chemistry not character»).

32. La investigación es extraordinariamente coherente. Una de las síntesis más recientes es Loughman, A. & Haslam, N. (2018). «Neuroscientific Explanations and the Stigma of Mental Disorder: A Meta-Analytic Study». *Cognitive Research: Principles & Implications*, 3(1): 43. Disponible en https://pubmed.ncbi.nlm.nih.gov/30426319/.

33. Conneely, M.; Higgs, P., & Moncrieff, J. (2021). «Medicalising the Moral: The Case of Depression as Revealed in Internet Blogs». *Social Theory & Health*, 19: 380-398. Disponible en https://discovery.ucl.ac.uk/id/eprint/10104085/ (la cita es de la pág. 391).

34. Kroenke, K.; Spitzer, R. L., & Williams, J. B. (2001). «The PHQ-9: Validity of a Brief Depression Severity Measure». *Journal of General Internal Medicine*, 16(9): 606-613.

35. Véase: https://reconnectwellnessclub.com/ (consultado el 14 de febrero de 2024). Parte del texto ha sido proporcionado por Joe Tudor en comunicaciones personales.

36. Bowden, G.; Holttum, S.; Shankar, R.; Cooke, A., & Kinderman, P. (eds.) (2020). *Understanding Depression: Why Adults Experience Depression and What Can Help.* London: British Psychological Society.

37. Véase: https://www.england.nhs.uk/personalisedcare/social-prescribing/.

38. Para más información sobre la prescripción social, véase: https://www.gov.uk/government/publications/social-prescribing-applying-all-our-health/social-prescribing-applying-all-our-health (consultado el 29 de mayo de 2024).

39. NICE (2022). *Depression in Adults: Treatment and Management NICE Guideline [NG 222].* London: National Institute for Health and Care Excellence, NICE. Disponible en https://www.nice.org.uk/guidance/ng222.

40. Véase, por ejemplo: Noetel, M.; Sanders, T.; Gallardo-Gómez, D.; Taylor, P.; Del Pozo Cruz, B.; Van den Hoek, D., *et al.* (2024). «Effect of Exercise for Depression: Systematic Review and Network Meta-Analysis of Randomised Controlled Trials». *British Medical Journal*, 384: e075847. Disponible en https://www.bmj.com/content/384/bmj-2023-075847.long.

41. Hari, J. (2018). *Lost Connections: Uncovering the Real Causes of Depression and the Unexpected Solutions.* London: Bloomsbury. Joe se inspiró en la importancia que da Hari a la conexión con otras personas.

42. Entre las publicaciones de estos autores se incluyen: James, O. (2006), «Selfish Capitalism is Bad for Our Mental Health», *The Guardian* (3 de enero de 2008) (disponible en https://www.theguardian.com/commentisfree/2008/jan/03/comment.mentalhealth [consultado el 14 de febrero de 2024]); Davies, J. (2021), *Sedated: How Modern Capitalism Created Our Mental Health Crisis* (London: Atlantic Books); Davies, W. (2015), *The Happiness Industry: How the Government and Big Business Sold Us Well-Being* (London: Verso

Books); Fisher, M. (2009), *Capitalist Realism: Is There No Alternative?* (Alresford, UK: Zero Books).

43. Davies, J. (2017). «Political Pills: Psychopharmaceuticals and Neoliberalism as Mutually Supporting». *The Sedated Society* (London: Palgrave Macmillan), 189-225 (la cita es de la pág. 205).

44. Rose, N. (2006). «Disorders without Borders? The Expanding Scope of Psychiatric Practice». *Biosocieties*, 1(4): 465-484 (la cita es de la pág. 479).

Capítulo 17

1. En este libro, describo con más detalle la interacción entre los intereses de poder y el conocimiento: Moncrieff, J. (2008). *The Myth of the Chemical Cure: A Critique of Psychiatric Drug Treatment.* Basingstoke, UK: Palgrave Macmillan.

2. American Psychiatric Association (2024). *What is Depression?* Disponible en https://www.psychiatry.org/patients-families/depression/what-is-depression (consultado el 8 de febrero de 2024). En el siguiente vídeo de abril de 2023, la expresidenta de la APA, Rebeca Brendel, afirma que se ha demostrado que la depresión se debe a un desequilibrio químico: https://www.youtube.com/watch?v=b2Gbjbj8FOg&t=689s (consultado el 28 de febrero de 2024).

Epílogo

1. La neurodiversidad es un concepto utilizado para referirse al TDAH y a los «trastornos del espectro autista». Suele entenderse como la existencia de diferencias en el cerebro de las personas con estos trastornos, que no deberían considerarse defectos. Sin embargo, es importante señalar que no se han demostrado tales diferencias. Se puede encontrar más información y referencias en Timimi, S. (2021). *Insane Medicine: How the Mental Health Industry Creates Damaging Treatment Traps and How You Can Escape Them* (autopublicación).

2. Sobre el trastorno bipolar, véase: Moncrieff, J. (2014). «The Medicalisation of "Ups and Downs": The Marketing of the New Bipolar Disorder». *Transcultural Psychiatry.* Sobre el TDAH en adultos, véase: Moncrieff, J.; Rapley, M., & Timimi, S. (2014). «The Construction of Psychiatric Diagnoses: The Case of Adult ADHD», en Speed, E.; Moncrieff, J., & Rapley; M. (eds.). *De-medicalizing Misery II.* Basingstoke, UK: Palgrave Macmillan. Págs. 76-88.

Apéndice 1

1. Folk, J. & Folk, M. (2021). «Chemical Imbalance Theory False». Disponible en https://www.anxietycentre.com/articles/%20chemical-imbalance/ (consultado el 17 de marzo de 2024).

2. *Ibid.*

3. Véase: www.prozac.com/how_prozac/how_it_works.jsp?reqNavId=2.2 (consultado el 10 de febrero de 2007).

4. Véase: www.effexorxr.com/condition.asp (consultado el 21 de septiembre de 2006).

5. Según se cita en Lacasse, J. R. & Leo, J. (2005). «Serotonin and Depression: A Disconnect between the Advertisements and the Scientific Literature». *PLoS.Med*, 2(12): e392. También disponible en https://www.youtube.com/watch?v=twhvtzd6gXA&list=PLTvB0nT9IGLswtv0lxp9MmsI_Xqo4nWlU&index=2 (consultado el 4 de marzo de 2024).

6. Según se cita en Lacasse, J. R. & Leo, J. (2005). «Serotonin and Depression: A Disconnect between the Advertisements and the Scientific Literature». *PLoS.Med*, 2(12): e392.

7. Véase en: www.hpra.ie/img/uploaded/swedocuments/2f50c532-bff8-4bfe-be8b-cfd253f09815.pdf (consultado el 17 de marzo de 2024).

8. Véase: https://www.verywellhealth.com/serotonin-8682041 (consultado el 28 de abril de 2023).

9. Véase: https://my.clevelandclinic.org/health/articles/22572-serotonin (consultado el 17 de marzo de 2024).
10. Véase:https://www.nhs.uk/medicines/antidepressants/#:~:text=Antidepressants%20usua lly%20need%20to%20be,effects%20usually%20wear%20off%20quickly (consultado el 17 de marzo de 2024); https://www.nhs.uk/medicines/antidepressants/#:~:text=Doses%20 and%20duration%20of%20treatment&text=SSRIs%20usually%20need%20to%20 be,t%20stop%20taking%20the%20medicine (consultado el 17 de marzo de 2024).
11. Véase: www.healthyminds.org/multimedia/depression.pdf (consultado el 13 de febrero de 2006).
12. Véase: www.psychiatry.org/patients-families/depression/what-is-depression (consultado el 8 de febrero de 2024).
13. Véase en: https://www.rcpsych.ac.uk/mental-health/mental-illnesses-and-mental-health-problems/depression (consultado el 22 de diciembre de 2006).
14. Véase en: https://www.rcpsych.ac.uk/mental-health/treatments-and-wellbeing/antide pressants (consultado el 1 de mayo de 2014).
15. Véase: www.yourhealthinmind.org/treatments-medication/medication (consultado el 18 de agosto de 2022).
16. Véase: https://www.cdc.gov/mentalhealth/learn/index.htm (consultado el 17 de marzo de 2024).

Apéndice 2

1. Véase: https://www.rcpsych.ac.uk/mental-health/treatments-and-wellbeing/stopping-antidepressants. Y también: Horowitz, M. & Talor, D. M. (2024). *The Maudsley Deprescribing Guidelines: Antidepressants, Benzodiazepines, Gabapentinoids and Z-drugs*. The Maudsley Prescribing Guidelines Series. Oxford, Wiley Blackwell.